（第三版）

消化内镜窄带显像技术临床应用图谱

主　编　李晓波　戈之铮
副主编　陈晓宇　陈　晔

世界图书出版公司
上海·西安·北京·广州

图书在版编目(CIP)数据

消化内镜窄带显像技术临床应用图谱：第三版 / 李晓波,戈之铮主编 . —上海：上海世界图书出版公司，2023.3
ISBN 978-7-5232-0230-2

Ⅰ.①消… Ⅱ.①李… ②戈… Ⅲ.①消化系统疾病－内窥镜检－医学摄影－图谱 Ⅳ.①R570.4-64

中国国家版本馆 CIP 数据核字(2023)第036632号

书　　名	消化内镜窄带显像技术临床应用图谱（第三版）
	Xiaohua Neijing Zhaidai Xianxiang Jishu Linchuang Yingyong Tupu (Di-san Ban)
主　　编	李晓波　戈之铮
责任编辑	胡　青
版权设计	南京展望文化发展有限公司
出版发行	上海世界图书出版公司
地　　址	上海市广中路 88 号 9-10 楼
邮　　编	200083
网　　址	http://www.wpcsh.com
经　　销	新华书店
印　　刷	苏州彩易达包装制品有限公司
开　　本	889 mm × 1194 mm　1/16
印　　张	17
字　　数	350 千字
版　　次	2023 年 3 月第 1 版　2023 年 3 月第 1 次印刷
书　　号	ISBN 978-7-5232-0230-2/R · 646
定　　价	320.00 元

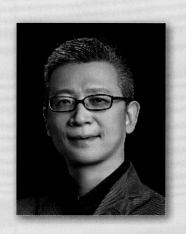

　　李晓波,副教授,主任医师,硕士生导师。现任上海交通大学医学院附属仁济医院消化科副主任、消化内镜中心主任,中国抗癌协会内镜学组委员,中华医学会消化内镜学会早癌协作组委员,上海市医学会消化内镜学会副主任委员、早癌协作组组长,*Journal of Digestive Diseases* 编委,《中华消化内镜杂志》《胃肠病学杂志》编委。共发表论文126篇,其中第一/通信作者(含共同)发表SCI 41篇,累积影响因子147.74。

　　连续举办8届全国性NBI培训班。主持3届国家继续教育项目"胃肠道早癌的内镜诊断与治疗"。编写国内第一本NBI专著《消化内镜窄带显像技术临床应用图谱》两版。牵头仁济医院消化科全国多中心临床课题NICE分型第二阶段。其"NICE分型判断结直肠微小息肉性质及患者随访间期的预测准确性研究"在全国13家非教学医院得到推广应用。

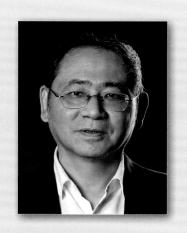

　　戈之铮，博士，博士生导师，现任上海交通大学医学院附属仁济医院消化科主任医师、教授、首席专家。上海市消化疾病研究所副所长、中华医学会消化内镜学分会常委、全国小肠镜与胶囊镜学组组长、中国医师协会内镜医师分会常委、上海市医学会消化内镜学会名誉主任委员。美国消化内镜学会（ASGE）国际会员，并任《Journal of Digestive Diseases》《中华消化内镜杂志》《胃肠病学杂志》《诊断学——理论与实践》《胃肠病学和肝病学杂志》《世界华人消化杂志》《中华现代临床医学杂志》《中华现代内科学杂志》编委。

　　主要研究方向为消化道癌的早期内镜诊断与治疗、小肠疾病和不明原因消化道出血的诊断与治疗。近5年主持国家自然科学基金资助项目2项，国家重大科技仪器设备开发专项1项，国家科技支撑计划1项。研究成果获上海市科技进步二等奖和国家教育部高等学校科学研究优秀成果二等奖。在国内外专业杂志上发表论文100余篇，其中在国际顶级消化和消化内镜杂志 Gastroenterology、AJG、GIE 和 Endoscopy 等发表论文30余篇；主编/副主编专著9部，包括《小肠病学——基础与临床》《幽门螺杆菌研究进展》《消化道出血的诊断和处理》《下消化道内镜学》《小儿消化内镜学》及《肠道疾病》等，参编专著30部。

张训兵(上海中医药大学附属曙光医院消化科)

林燕生(香港大学深圳医院消化科)

李亚其(河南省人民医院消化科)

杨映雪(重庆医科大学附属第二医院消化科)

胡　晓(四川省医学科学院四川省人民医院消化科)

陈珊珊(西南医科大学附属中医医院消化科)

史立伟(重庆市人民医院消化科)

马　欢(山东省青岛市市立医院消化科)

索晓铭(山西省阳泉市第一人民医院消化科)

冯鹏飞(河南省驻马店市中心医院消化科)

燕　麟(天津中医药大学第一附属医院消化科)

张　黎(同济大学附属东方医院病理科)

黄　戬(浙江省余姚市人民医院消化科)

王鹏飞(兰州大学第二医院消化科)

唐昭荣(重庆市中医院消化科)

张海辉(河南省人民医院消化科)

狄连君(遵义医科大学附属医院消化科)

陈振煜(南方医科大学南方医院消化科)

徐勤伟(同济大学附属东方医院消化科)

章庆伟(上海交通大学医学院附属仁济医院消化科)

汪欣媛(上海交通大学医学院附属仁济医院消化科)

赵文婕(山西省煤炭中心医院消化科)

张霹雲(重庆大学附属中心医院消化科)

根据世界卫生组织国际癌症研究机构（IARC）发布的2020年全球最新癌症数据，我国新发癌症病例457万例，死亡300万例，双双"登顶"全球第一。在全球范围内，由于人口老龄化的加剧，预计2040年相比2020年，癌症患者将增加50%，届时全球新发癌症病例数将达到近3 000万。结直肠癌、胃癌和食管癌分别占据我国新发癌症病例数的第2、3和6位，占据我国癌症死亡人数的第5、3和4位。大量研究表明，实现消化道恶性肿瘤的早期诊断与治疗是对抗癌症最有效的手段，许多发达国家已经从中受益。我国消化道肿瘤发病形势严峻，全民早癌筛查刻不容缓。

内镜是目前消化道肿瘤诊断与治疗中最直接和最有利的工具，然而，面对每天繁重的工作量，内镜医师有时会对早癌的筛查感到心有余而力不足。究其原因，其一，是早癌理论知识和实战经验的缺乏，面对许多消化道早癌，往往不认识而导致漏诊或误诊。其二，是手中的仪器不够先进，检查设备的老化往往增加早癌检出的难度。窄带显像技术（narrow band imaging, NBI）自2008年由奥林巴斯公司引入中国市场后，每年举行各种形式的交流活动，极大地推高了国内消化内镜医师对消化道早癌的诊治热情，目前仍方兴未艾。

我院于2006年开始使用该技术，并于2013年编著了《消化内镜窄带显像技术临床应用图谱》，其作为国内相关领域最先发表的著作之一，深受广大内镜医师的欢迎与好评。2017年在第二版中又增选了更为精美的典型病例图谱，同时对当时国际上有关内镜窄带显像技术的最新进展以及消化道早癌的治疗原则进行更新。

在信息时代的大浪潮中,知识迭代的速度远超我们想象,加上近几年中日专家互动频繁,早癌诊治领域的诸多疑惑被阐明。在第三版中,我们重新编排章节,对当前热点问题进行探讨,同时增加相关病理内容。

现将我们取得的一些经验和体会,归纳总结成册,供同道们参考。百密难免一疏,本书内容如有错漏之处,敬请同道批评指正!

李晓波

2022年6月于上海

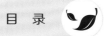

1 > 电子内镜窄带显像技术的原理

全球每年死于癌症的患者中，每4人中就有1人死于包括食管癌、胃癌或结直肠癌在内的消化道恶性肿瘤，约占总体癌症死亡率的25%[1]。而消化道恶性肿瘤患者的早期生存率显著高于进展期。大量研究表明，实现消化道恶性肿瘤的早期诊断与治疗，不仅能够显著提高患者的长期生存率，还能降低手术创伤，避免过度脏器切除，减少并发症的发生，改善患者生活质量[2,3]。内镜是目前消化道恶性肿瘤诊断与治疗中必不可少的工具，也是早期消化道恶性肿瘤检出的关键。然而，国内早期消化道恶性肿瘤（如早期胃癌）的检出率较低，与国外差距明显。因此如何进一步发展内镜新技术，提高早期消化道恶性肿瘤的检出率显得十分迫切和重要。

目前，除常规白光内镜观察外，用于提高消化道恶性肿瘤早期诊断的内镜技术有色素内镜技术、放大内镜、荧光内镜、激光共聚焦内镜和电子染色内镜等。色素内镜较早应用于临床，利用活体喷洒染料亚甲蓝（methylene blue, MB）或靛胭脂（indigo carmine, IC）于消化道黏膜表面，但色素内镜染料宜现配现用，操作繁琐且明显增加检查时间。此外，近年来有越来越多的文献报道部分色素如亚甲蓝等对胃肠道上皮细胞DNA有损伤作用，限制了色素内镜在临床的进一步应用和发展。而其他一些内镜技术如激光共聚焦显微内镜，虽然对观察组织的细微结构有进一步的帮助，但设备昂贵，难以在临床广泛应用。

窄带显像（narrow band imaging, NBI）技术属于电子染色内镜技术的一种，利用窄带光波的显像技术，强调血管和黏膜表面的细微结构，有助于确定病变范围及血管分布。早在20世纪60年代，日本学者就分别采用白光胃镜和紫外光胃镜对手术切除的早期胃癌标本进行拍照后对比研究，结果提示采用紫外光所拍摄的图片能更清晰显示早期胃癌的边缘及形态，如皱襞减少等。这种方法利用紫外线具有穿透性较差、大部分紫外线被黏膜表面所反射的特点，能够清晰显示黏膜表面的精细结构。由于当时色素内镜及活检术均尚未问世，紫外光胃镜曾一时成为有效的诊断手段，但由于紫外光胃镜功率较大，所释放热量有引起组织损伤的风险，随着内镜技术的发展，紫外光胃镜逐渐被淘汰。对NBI的真正研究可追溯到1999年，日本奥林巴斯公司与日本国立癌症中心合作开发了一种新型的、无创性内镜影像强化技术——NBI技术。研究表明，采用415 nm和540 nm窄波长的光，增强了黏膜表层和下层血管的对照度，这种对照向用户提供了比白光镜更加详细的黏膜内血管分布状态图。1999年12月，第一批NBI临床图片产生，但由于当时技术的限制，图片为黑白色，且提供的能用于诊断的信息有限，使得NBI无法真正应用于临床。之后，通过更先进的滤光片及专用于NBI彩色显示器电路板的发明,上述问题才逐渐得以解决,并于2001年首次成功应用于消化道疾病的诊断。随着NBI技术的改进及适用范围的扩大,2006年奥林巴斯公司正式推出了商业化的NBI系统,显示其在诊断食管、胃及结直肠癌前疾病及肿瘤性病变方面的光明前景[4,5]。随着研究及临床应用的深入,近年来在鼻咽癌、膀胱癌、结肠癌、头颈部鳞癌等的诊断领域也逐渐开始体现其独特的优势。当前此诊断技术在全世界都得到了推广,我国于2008年正式引进该设备及技术。

NBI显像原理是基于光对黏膜的吸收和反射,它在内镜红、绿、蓝(red/green/blue, RGB)旋转滤光片和氙灯光源之间另装有415 nm、540 nm两个滤光片,代替了传统内镜的宽带滤光器。通过这两种滤光片过滤掉氙灯光源所发出的红、蓝、绿光中的宽带光谱,选择415 nm、540 nm窄带光作为照明光,即形成了NBI图像[6](图1-1)。研究表明,在可见光谱范围内血红蛋白对波长415 nm和540 nm的光吸收最强。光在黏膜中的穿透深度取决于其波长的长短,波长越短,其穿透深度越浅。415 nm的蓝光可以很好地被血红蛋白吸收,因此可以反映浅层黏膜的微血管结构。而在显示黏膜下层血管方面,比415 nm波长更长的540 nm入射光有着更明显的优势。NBI技术所形成的415 nm和540 nm两

种光波生成的彩色图像通过R、G、B 3个信号通道输入到监视器中。一般而言,对于细微的构造,使用明暗的图案比使用全彩色图案更易被肉眼所识别,而对于较粗糙的构造则呈相反原理。因此,将415 nm分配到B和G通道,对于浅层血管用明暗程度相近的茶色图案表示,将540 nm分配到R通道,对黏膜下层血管用青色系列的色调图案表示[6](图1-2)。

NBI可清晰地显示组织的血管形态,而血管形态的改变被认为与异型增生或肿瘤的发生与进展有直接关系。这一点正是NBI应用的临床依据。普通白光内镜可以很容易地显示消化道黏膜表面隆起型的较大病灶,而平坦型、凹陷型的微小病灶可能不易被发现。利用NBI观察能够突出黏膜表层毛细血管与黏膜肌层下的树状血管的形态,也可显现黏膜的隐窝结构,可由此判断早期疾病的性质范围与浸润深度,从而更易于平坦型、凹陷型、微小型病变的诊断。

与先前诊断早期消化道肿瘤最常用的色素内镜相比,NBI内镜具有以下优点:① 不需要在内镜下使用染色剂,只需对内镜进行简单的按钮操作即可完成切换,因而使用更为方便、快捷。② 可避免色素内镜因染料分布不均或不规则而导致对病变的误判。③ 能够在白光内镜和NBI内镜

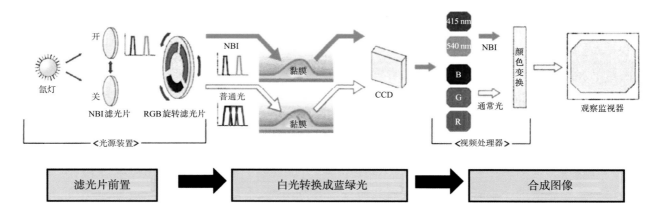

图1-1　前置的滤光片可以将白光转换成蓝光、绿光,滤掉了红光,避免了红光对于血管观察的干扰,从而仅使用蓝光、绿光来合成图像

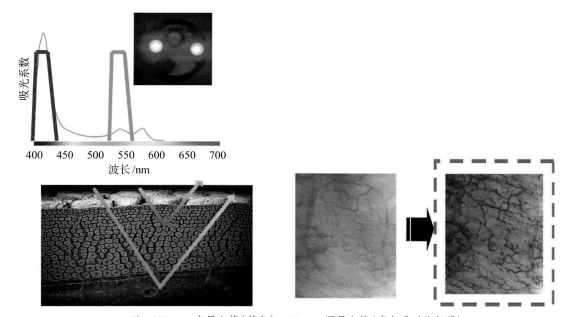

注：415 nm：表层血管（茶色）；540 nm：深层血管（青色系列的色调）

图1-2 NBI使用易被血红蛋白吸收两种窄带光描出血管

之间反复切换对比观察，从远景易于发现病变，至近景有助于确定病变范围，以提高靶向活检的准确性。④ 除轮廓增强外，NBI内镜尚可强调血管，因而对黏膜微血管形态的显示具有独特的优势。小林（Kobayashi）等[7]查阅了1966～2009年发表的有关NBI和色素内镜诊断结肠肿瘤1 342篇文献，纳入了其中的27篇对照研究进行荟萃分析，结果显示NBI内镜和色素内镜在结肠肿瘤检出敏感性（94% vs 94%）、特异性（82% vs 86%）及假阴性（5.7% vs 5.7%）等方面的差异均无统计学意义，提示NBI在结肠肿瘤的内镜诊断中可替代传统色素内镜。平田（Hirata）等[8]通过多个前瞻性的研究表明，NBI通过显示微血管，可更清楚准确地标定早期胃癌的肿瘤边缘，也有利于鉴别结直肠的良、恶性肿瘤，但是在消化道的清洁力度不够、黏膜处有出血时会对结果的判定及准确性有影响。

NBI的实现主要依靠3个关键技术：① 滤光片技术，窄带干涉滤光片是窄带显像技术的核心部件，它是一种带通滤波器，利用电介质多层膜和金属膜的干涉作用，可以从入射光中选取特定的波长，其半峰值带宽（峰值的1/2）为1～40 nm。NBI系统中采用的是带宽为30 nm的蓝、绿滤光片，当氙灯产生的白光照射到滤光片上时，它只允许中心波长分别为390～445 nm及530～550 nm、带宽为30 nm的蓝绿复合光通过，其他波长的光线全被截止。常规白光电子内镜系统采用的是RGB广谱滤光片，允许400～800 nm的RGB三色可见光通过。而窄带显像系统中不仅使RGB三色光的带宽"窄化"，而且完全截止了红色光成分，其主要原因是红光照射到消化道黏膜表面或浅表血管及微血管会发生大量的漫反射，并将被CCD（charge-coupled device，电荷耦合器件）所接收，这样图像的对比度和边界的清晰度就会明显降低。② 放大内镜技术，尽管应用NBI观察消化道病变边界和微血管更加清晰，但是仅仅依靠普通的、不具备放大功能的电子胃肠镜观察早期癌或腺管开口和微血管形态是不够的，它还需要联合放大内镜或具有高清晰分辨率CCD的内镜一并使用。放大内镜的结构和原理类似于显微镜，只是在物镜与导光束或物镜与CCD之间装有不同放大倍数的镜头，同时像素更密集。新型放大内镜为变焦内镜，可放大60～170倍，接近实体显微镜的放大倍数，可重点观察隐窝、腺管开口形态或黏膜下血管形态，对早期黏膜病变的诊断效果明显优于普通内镜。③ 高清晰度电视（high definition television, HDTV）显像技术，HDTV现已广泛应用于高清晰电子内镜系统中。该技术从图像或视频信号的采集、传输、接收处理及显示，全部实现了数字化，同时其信号的抗噪能力也大大加强。HDTV规定了视频至少具备720线非交错式逐行（720p）或1080线交错式隔行（1080i）扫描，而DVD（digital video disc，数字光盘）标准仅为480线。其中以720p为最高格式，需要的行频支持为45 kHz采用的是逐行扫描频率，一幅完整画面将一次显示完成，单次扫描线数可达720线，水平扫描达到1 280点，同时由于场频为60 Hz，画面既稳定清晰又不闪烁。HDTV显像技术拥有普通视频系统2倍以上的扫描线和平行像素，逼真的显像性能可以将毛细血管和细微的黏膜结构准确清晰地显示在屏幕上，从而增加检查效率，减少漏诊率。因此，要实现NBI系统的高清晰数字化，从信号采集开始到显示结束，所有装置或部件都必须与HDTV兼容，否则将难以实现真正的"高清"[9]。

现阶段，附有NBI功能的电子内镜主要有两套系统：① 使用单色彩CCD的连续系统，即OLYMPUS EVIS LUCERA SPECTRUM电子内镜系统。② 使用全彩色CCD的非连续系统，即OLYMPUS EVIS EXERA Ⅱ电子内镜系统（图1-3）。前者主要在日本、韩国、中国及英国应用，而其他地区则使用后者。两个系统在光学原理上是相同的，它们拥有相同光源的滤光片，在观察表层黏膜的微血管形态时，两个系统所产生的对比效果基本相同。主要差别在于彩色图像生成方式上的不同，连续系统将旋转滤光片与光源结合起来，单色彩CCD采集每幅图片，然后将图片分别添上红色、蓝色、绿色，最后输出合成的彩色图片；而非连续彩色CCD系统则是光源发出白光，CCD采集通过每个彩色滤光片的图像，直接生成彩色合成图片。两个系统的不同点如下：① RGB连续系统（即LUCERA SPECTRUM系统）的图片清晰度高于非连续系统（EXERA Ⅱ系统）。图片的清晰度取决于CCD中的像素数目，前者每幅彩色图片独享像素，而后者的红、绿、蓝3种彩色图片共享像素[6]（图1-4）。② EXERA系统拍摄的运动物体的图片看起来更加平滑，从而避免了LUCERA系统的彩虹反射现象。③ LUCERA系统将可以影响内镜图片彩色色调的滤光片和光源整合在一起，而EXERA系统则将CCD的滤光片与CCD的每个像素整合起来，因此前者所拍摄的图片的再现性优于后者（图1-4）。④ LUCERA系统有图片筛选功能，它可以在定格键被按下的1 s前后被镜头所拍下的图片中筛选出效果最优的图片，这个优点尤其适用于NBI放大内镜。EXERA系统则没有此功能[6]。

除此之外，奥林巴斯电子内镜的图片处理系统还具有丰富的构造强调和色彩优化功能。系统默认的模式是A1、A3和A5模式，其他模式需要在使用前重新进行设定[6]。A模式可以通过使线状物体（血管、腺窝等）的宽度增加，更好地显示血管结构和表面结构；而B模式可使物体的边缘显示更加清晰（图1-5）。构造强调有A、B两种模式、每个模式又分别具有8个优化等级。色彩优化键能使内镜医师改变所获得的彩色图片中蓝绿色调所占的比例，模式1、2适用于食道及胃镜的检查，模式3适用于结肠镜检查（图1-6）。

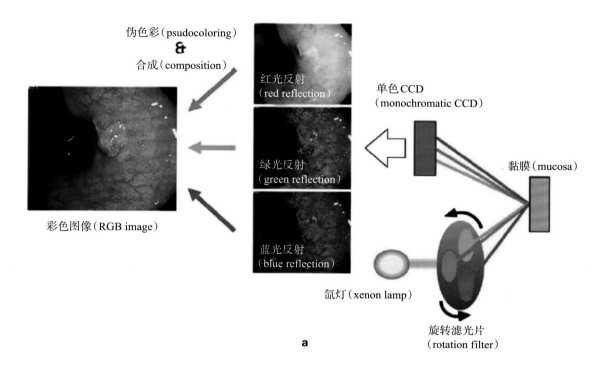

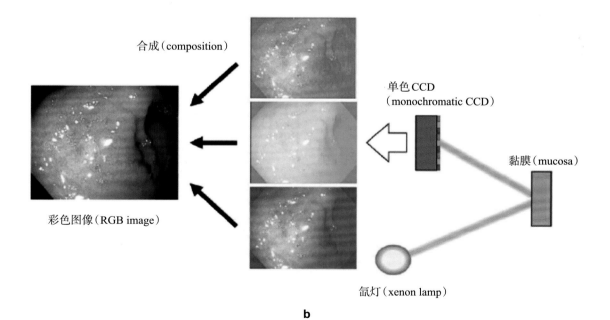

a. RGB连续系统；b. 非连续系统

图 1-3 RGB连续系统与非连续系统的比较

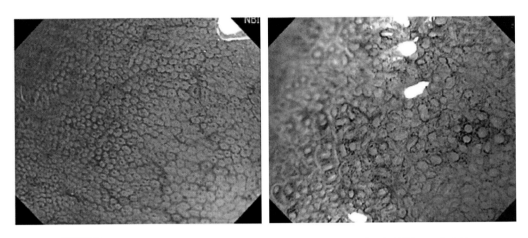

图1-4 LUCERA SPECTRUM系统（左）和EXERA Ⅱ系统（右）拍摄图片比较

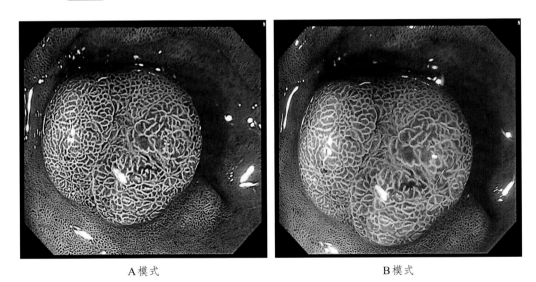

A模式 　　　　　　　　　　　　　B模式

图1-5 A、B两种模式所拍摄图片比较

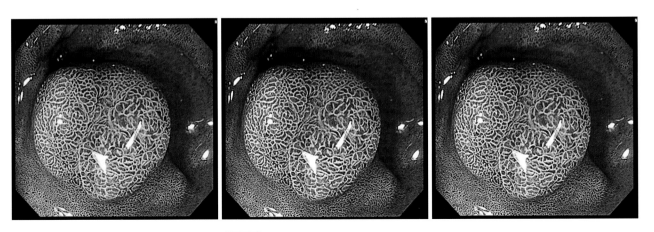

图1-6 3种不同颜色增强模式的比较

（李晓波　薛寒冰）

参 考 文 献

[1] Ferlay J, Bray F, Pisani P, et al. GLOBOCAN 2002 Cancer incidence, mortality and prevalence worldwide, IARC CancerBase No. 5, version 2. 0, 2004. Lyon: IARC Press, 2004.

[2] Koeda K, Nishizuka S, Wakabayashi G. Minimally invasive surgery for gastric cancer: the future standard of care. World J Surg, 2011, 35(7): 1469-1477.

[3] Martrnez-Ramos D, Miralles-Tena JM, Cuesta MA, et al. Laparoscopy versus open surgery for advanced and resectable gastric cancer: a meta-analysis. Rev Esp Enferm Dig, 2011, 103(3): 133-141.

[4] Sano Y, Obi T, Yamaguchi M, et al. Appearance of enhanced tissue features in narrowband endoscopic imaging. J Biomed Opt, 2004, 9: 569-577.

[5] Kara Y, Kobayashi M, Hamamoto Y, et al. Narrowband imaging (NBI) in Bar-rett's esophagus: what features are relevant for detection of high-grade dysplasia (HGD) and early cancer(EC)? Gastroenterology, 2004, 126: A50.

[6] Ueda N, Fujishiro M, Goda K, et al. Role of narrow band imaging for diagno-sis of early-stage esophagogastric cancer: current consensus of experienced endoscopists in Asia-Pacific region. Digestive Endoscopy, 2011, 23 Suppl1: 58-71.

[7] Kobayashi Y, Hayashino Y, Jackson JL, et al. Diagnostic performance of chromoendoscopy and narrow band imaging for colonic neoplasms: a meta-analy-sis. Colorectal Dis, 2012, 14(1): 18-28.

[8] Hirata I, Nakagawa Y, Ohkubo M, et al. Usefulness of magnifying narrow-band imaging endoscopy for the diagnosis of gastric and colorectal lesions. Digestion, 2012, 85(2): 74-79.

[9] 王功华,张平. 电子内镜窄带显像系统的关键技术分析. 中国医疗设备,2011,26: 108-111.

2 放大内镜结合窄带显像技术操作要点及注意事项

2.1 食管

1. 检查前准备

食物、药物以及唾液都可能附着在食管黏膜表面影响观察，因此检查前禁食非常重要。检查前少量饮水和服用祛泡剂可以冲刷食管壁，有利于食管检查，也可以在操作过程中用水冲洗黏膜表面的附着物，保持视野清晰。

2. 检查前用药

患者不自主的呕吐反射，食管痉挛引起食管蠕动，都会导致无法随心所欲地保持病灶与内镜的相对位置，而且NBI检查比常规内镜检查需要更长的时间，因此除了检查前的耐心解释和心理辅导外，必要时可以使用一些药物帮助患者安静地接受检查，并且获得清晰的图像。

3. NBI参数设定

以奥林巴斯公司CV260LS主机为例，NBI色彩设置选择1（共1、2、3三档），表面结构增强模式NBI普通观察时选择B4或者B6模式，NBI放大观察时选择B8模式。

4. NBI观察方法

内镜通过食管第一狭窄进入食管腔时往往很快，容易遗漏食管上段的病变，因此，退镜时，应缓慢操作仔细观察食管上段。结合NBI进行常规内镜检查食管时，推荐进镜时即采用NBI模式，观察部分上段、全部中段和下段食管至食管胃结合部，然后切换成白光模式再次观察食管胃结合部后进入胃腔。当胃部检查结束，胃镜退入食管时通常为白光模式，可以在白光模式下观察下段和中段食管，退至食管上段时切换成NBI模式，缓缓退镜完成整个食管检查。当然，检查发现病灶时不必拘泥于观察顺序，可以随时切换模式，但应避免进镜时擦伤病灶而影响观察。

5. NBI放大观察方法

放大观察时要尽量避免内镜与病灶接触，必须接触时要非常轻柔，通常先从病灶口侧开始观察，然后病灶两侧，最后是病灶中央及肛侧。放大观察时必须先调节放大倍数，然后逐渐接近病灶，定格到清晰的图像时稍稍后撤内镜或脱离接触，保存图像。然后逐渐增加放大倍数，逐渐接近病灶从而依次获得更高倍数的图像。

高倍放大时内镜前端与病灶非常接近，焦平面距镜头仅有2 mm。食管病灶通常有微血管增生、扩张等病理表现，接触时容易破裂出血。而在呼吸，心脏搏动以及食管蠕动的情况下接触性出血往往无法避免，此时可以用冰生理盐水（必要时加肾上腺素）轻轻冲洗后继续观察。

内镜在食管腔内与食管纵轴平行，即使调节弯角钮也无法做到内镜镜面与黏膜既保持平行，又保持一定距离。在内镜前端安装圆柱形先端帽可

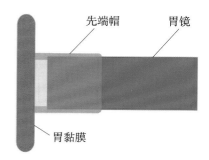

先端帽　胃镜

胃黏膜

图 2-1-1　内镜前端先端帽示意图

以解决这个问题,而且有利于保证内镜与黏膜之间距离的相对稳定,获得更清晰的图像(图2-1-1)。但是需要注意,使用先端帽时必然接触到黏膜,尤其是口侧帽檐压力较大,增加了接触性出血的可能性。

内镜前端装上圆柱形先端帽后黏膜与内镜镜面保持平行,且距离相对稳定,消除了呼吸、心脏搏动和蠕动的影响。

2.2 胃

1. 检查前准备及用药

检查前隔夜开始禁食,防止食物滞留胃腔影响观察。检查前常规口服祛泡剂,去除黏膜表面附着的泡沫。操作过程中冲洗黏膜表面的附着物,保持视野清晰。黄色胆汁在NBI模式下为鲜红色,影响观察,必须冲洗吸引去除干净。

患者的呕吐反射、胃蠕动都会影响内镜图像的清晰程度。而且NBI检查相对于常规内镜检查所需要的时间长,因此同食管检查一样,必要时须使用药物获得患者更好的配合。比如采用无痛内镜技术减少患者不适反应,可以配合长时间检查。应用解痉药使胃腔松弛,蠕动减少,降低漏诊、误诊概率。

2. NBI参数设定

同食管NBI观察模式。

3. NBI观察方法

胃是整个消化道中管腔最大的一段。由于NBI模式下光源以蓝绿色为主,亮度明显比白光弱,不利于筛查过程中发现病灶。尽管290系统增强了NBI的亮度,比260系统改善了可视距离,笔者仍然推荐常规应用白光模式进行胃部检查,并不要求一开始即用NBI模式对整个胃进行检查,而是发现病灶后再考虑切换为NBI模式进行仔细观察。

4. NBI放大观察方法

胃腔较大,不同部位胃镜接近的方法不同。除了常规运用进退旋转镜身和调节弯角钮以外,还可以调节胃腔空气量、改变患者体位等方法使胃镜前端逐渐靠近病灶。如前文所述,必须先调节放大倍数,在接近的过程中定格清晰图像并保存,然后逐渐增加放大倍数,重复由远及近的操作获得图像。这样不仅可以获得一系列逐渐放大的清晰图像,而且可以最大限度地避免接触性出血。

发现病灶后必须遵循先远后近,先周围再中间的顺序进行仔细观察。远景和中景主要观察病灶形态,决定重点观察的部位;近景主要观察局部黏膜的表面结构和黏膜浅层微血管,判断病灶与正常组织的边界,判断病灶的分化程度和浸润深度。

胃蠕动频繁,在呼吸和心脏搏动的影响下保持内镜和黏膜的相对稳定非常困难。在内镜前端安装圆柱形先端帽可以固定黏膜和内镜镜面的距离,使黏膜表面正好位于最大扩大倍数时的焦平面上,从而获得清晰的放大图像,但是动作要轻柔,尽量避免接触性出血,影响后续观察。

使用先端帽接近平坦病灶进行观察时要让帽檐一侧先接触病灶周围相对正常的黏膜,此时一般可以获得病灶边界中度扩大倍数的图像(图2-2-1)。然后通过吸引胃腔内空气,使病灶靠近先端帽，这时就可以得到病灶及周边黏膜的最大扩大倍数图像（图2-2-2）。

当先端帽接触黏膜时，通过送气和吸引帽腔内局部的空气量还可以微调黏膜面和胃镜镜面的距离，获得清晰的放大图像（图2-2-3）。

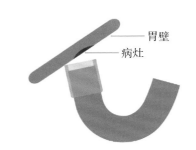

图2-2-1 先端帽一侧帽檐先接触病灶周围黏膜

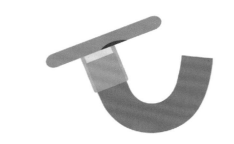

图2-2-2 吸引后病灶接近先端帽另一侧

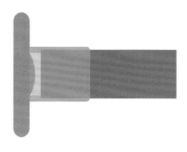

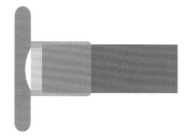

图2-2-3 通过送气和吸引改变黏膜面与镜面的距离

通过注水将病灶浸入水中进行放大观察可以避免图像中出现反光。水的张力可以更好地展开黏膜表面结构，从而获得充气时无法观察到的细节。有活动性出血的情况下，流动的水可以洗去血液，有助于观察出血点附近的黏膜。采用注水观察时要注意注水量，及时吸引多余的积液，密切监测患者，预防误吸。

2.3　十二指肠

1. 检查前准备

参考胃检查前准备。十二指肠常有胆汁潴留，切换NBI模式前要注意冲洗干净。

2. NBI参数设定

同食管NBI观察模式。

3. NBI观察方法

常规NBI观察十二指肠的意义还不明确。可以考虑进镜时采用白光模式检查，然后改NBI模式退镜观察。

4. NBI放大观察方法

参考食管和胃的观察方法。由于十二指肠形态固定，皱襞较多，某些部位比如球部后壁、球降交界以及皱襞肛侧比较难以观察，发现病灶后需要精细调节内镜与病灶的距离和角度，甚至耐心等待并及时定格以获得清晰的图像。

2.4　结肠和直肠

1. 检查前准备和用药

肠道准备的情况直接影响肠镜检查结果。选用合适的清肠药物，重视患者宣教，加用祛泡剂，有助于获得良好的肠道准备效果。NBI模式下，残留的黄色粪便或粪汁显示成红色，影响病灶的识别。检查过程中要随时冲洗，保持视野清晰。

2. NBI参数设定

以奥林巴斯公司CV260LS主机为例，NBI色彩设置选择3（共1、2、3三档），表面结构增强模式NBI普通观察时选择A4或者A6模式，NBI放大观察时选择A8模式。

3. NBI观察方法

由于肠腔较大，260系统的NBI模式的光源亮度较暗，距离内镜镜面稍远的黏膜即无法观察。因此完全采用NBI模式筛查病灶时必须采用螺旋法缓缓退镜（图2-4-1），保证足够亮度的情况下检查尽量多的肠腔黏膜，以免漏诊。也可以先用白光模式检查，发现可疑病灶后切换成NBI模式观察。目前主流的290系统增强了NBI的亮度，比260系统改善了可视距离，使直接采取NBI模式取代白光进行退镜观察成为可能。

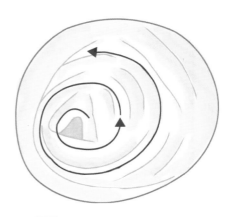

图2-4-1 NBI模式下螺旋法退镜示意图

4. NBI放大观察方法

与上消化道相比，结肠迂曲冗长，插入困难；某些弯曲部位和皱襞口侧的黏膜很难观察；另外肠道蠕动、呼吸、心脏搏动以及粪汁都会影响内镜与黏膜的相对稳定性，影响图像的采集和清晰程度。为了保持病灶与镜面的相对平行和稳定（图2-4-2），可以借助闭合状态的活检钳或专用的无创器械轻轻顶住病灶靠近内镜侧的正常黏膜（图2-4-3），同时调节肠腔内空气量，使病灶表面与焦平面重叠，获得整个视野的清晰图像。

发现需要放大观察的病灶后，必须遵循先远后近，先周围后中央的顺序进行观察。先调节放大倍数，然后逐渐接近病灶获得清晰图像。结肠镜单人操作法可以获得更好的操控灵活性和稳定性。必要时请患者改变体位、助手按压、结合倒镜等手法以期获得更好的观察效果。

2.5 操作要点总结

1. 检查前的消化道准备工作非常重要，直接影响NBI检查的效果。

2. 上消化道和下消化道检查的NBI参数设置不同。

3. 在不同的部位，NBI检查的临床意义不同。比如在食管，结肠可以用NBI模式直接进行筛查观

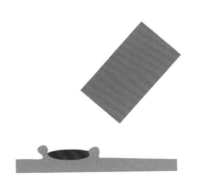

图2-4-2 病灶表面与镜面不平行，容易相对移动，无法获得全视野清晰图像

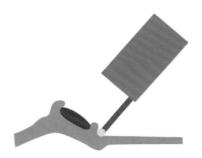

图2-4-3 借助工具不仅可以直视病灶，而且保持距离相对稳定

察，而在胃推荐在白光模式发现病灶后再切换成NBI模式进一步观察。

4. NBI放大观察需要有很好的内镜操控性和稳定性。为了获得清晰的放大图像，除了技巧和一些附件设备，耐心和细心也是非常必要的。

（张　尧）

参 考 文 献

［1］　武藤学,八尾建史,佐野宁. NBI内视镜アトラス. The atlas of endoscopy with narrow band image. 東京：江南堂,2011.

3 > 咽 部 篇

3.1 咽部NBI观察技巧

与普通白光观察相比，NBI观察可明显提高咽癌发现率和准确性[1]。咽部在解剖学上结构复杂，为保持观察视野，需要加强表面麻醉或加用具有抑制吞咽反射作用的药物进行适当的镇静，如进行全身麻醉则更佳。

咽部观察时注意不要碰到会厌和喉面，注水或充气也会引起咽反射。所以不可在咽部进行镜头喷水冲洗，注气也要控制在最小限度内。杓状软骨和会厌喉面由于贴近声带观察难度高，大多采用远景观察。环状软骨后部和下咽喉后壁之间没有充足的空间，尤其是环状软骨后部的观察十分困难，因此熟练的观察技术是很必要的。不要强行插入内镜，一边沿轴向旋转内镜，一边缓慢推入食管口处进行观察。

咽部观察方法和顺序因各医院不尽相同，我们采用以下顺序进行NBI观察：软腭→悬雍垂→中咽后壁→左中右咽侧壁→舌根→左右会厌谷底部→舌会厌襞→咽下部后壁→左杓状软骨→左梨状窝→左环状软骨后部→声带、声门上部→右杓状软骨→右梨状窝→右环状软骨后部（图3-1-1）。

3.2 咽部肿瘤性病变的内镜诊断

大多数中咽、下咽癌在普通白光中呈红色，放大观察可见与表浅型食管鳞状细胞癌类似的异型微血管（IPCL, intraepithelial papillary capillary loop，上皮内乳头状毛细血管襻），NBI诊断时IPCL特征是边界清晰的褐色区域和不规则的微血管形态，因此同样适用于食管AB分型。由于咽部解剖结构复杂，黏膜层结构缺乏黏膜肌层，内镜下浸润深度诊断目前尚未建立，下咽部浸润深度的判断和食管类似，但是目前没有大量数据报道。与表浅食管鳞癌不同，咽部邻近气管，碘染观察时可能因操作不慎，碘液进入气管引起强烈刺激及吸入性肺炎可能，因此一般咽部肿瘤性病变的范围诊断，在NBI及放大内镜下确定即可。在咽部发现NBI下呈褐色、边界清晰、IPCL扭曲扩张的病变时，需同时考虑恶性与良性病变如咽部基底细胞增生的可能。通过观察病变大小、IPCL分布及形态、IPCL间黏膜的透明度可为鉴别诊断提供依据，减少不必要的活检[2]。图3-2-1为右梨状窝病灶的内镜诊断过程。

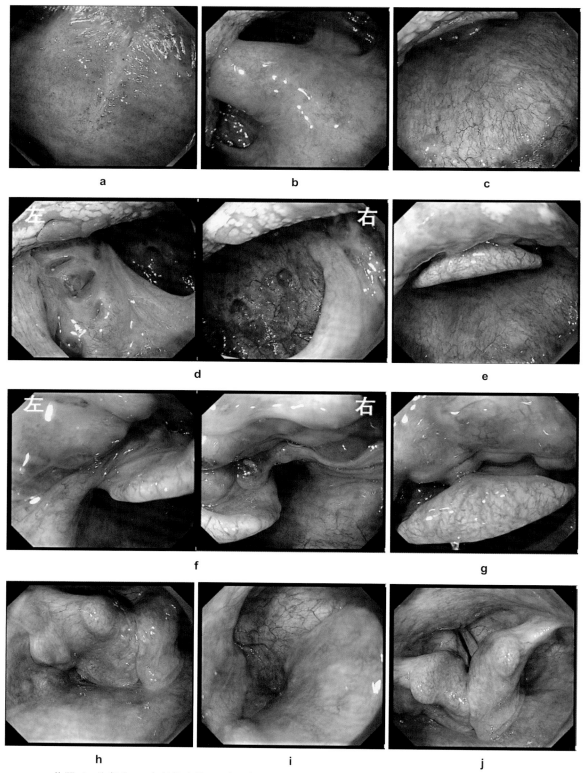

a. 软腭；b. 悬雍垂；c. 中咽部后壁；d. 中咽部侧壁；e. 舌根；f. 会厌谷底部；g. 舌会厌襞；h. 左侧梨状窝；
i. 右侧梨状窝；j. 声带、声门上部

图3-1-1 咽部观察顺序

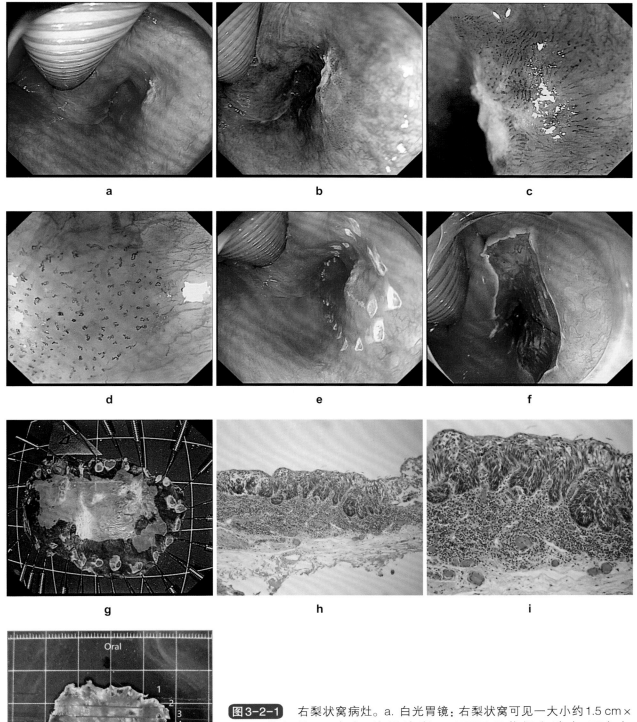

图3-2-1 右梨状窝病灶。a. 白光胃镜：右梨状窝可见一大小约1.5 cm × 2.0 cm发红的 IIb病变，边界清晰；b. NBI下呈茶褐色改变，BC（+）；c、d. ME-NBI可见扭曲、扩张的IPCL呈V 2型（井上），B1型（JES），考虑早期鳞状细胞癌；e、f、g. 右梨状窝 IIb病变ESD治疗，切除标本碘染见不染区及淡染区；h、i. "右侧梨状窝"鳞状细胞癌，大小约20 mm × 16 mm，侵及上皮下层，小脉管内未见癌栓，水平切缘和垂直切缘阴性；j. 右梨状窝ESD标本复原图

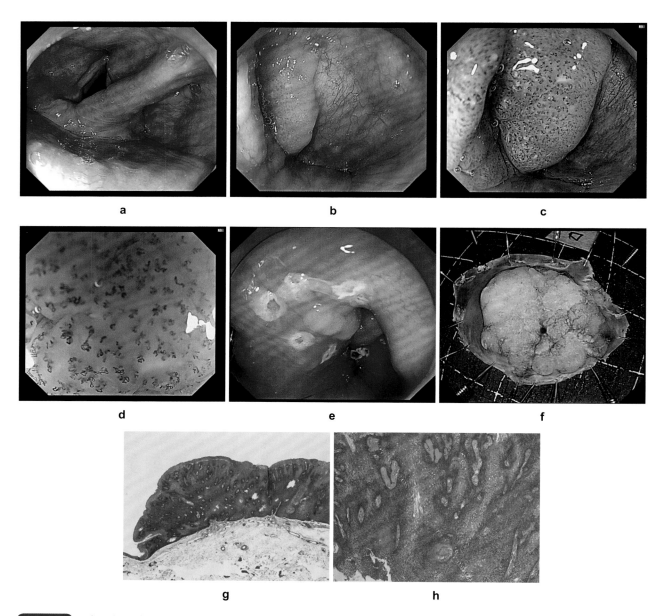

a　　　　　　　　　　　　　b　　　　　　　　　　　　　c

d　　　　　　　　　　　　　e　　　　　　　　　　　　　f

g　　　　　　　　　　　　　h

图3-2-2　右梨状窝疣状癌。a、b. 白光胃镜:右梨状窝可见一大小约1.0 cm×1.0 cm发白的乳头状隆起性病变,边界清晰;c、d. NBI下呈褐色改变,DL(+)。ME-NBI可异常IPCL呈 V 2型(井上),B1型(JES);e、f. 右梨状窝隆起性病变ESD治疗,切除标本边界清楚,呈粗糙的乳突状结构,碘染见不染区及淡染区;g、h. "右侧梨状窝"疣状癌,直径约1.2 cm,水平切缘和基底切缘阴性

(龚　帅)

参 考 文 献

[1]　Muto M, Minashi K, Yano T, et al. Early detection of superficial squamous cell carcinoma in the head and neck region and esophagus by narrow band imaging: a multicenter randomized controlled trial[J]. J Clin Oncol, 2010, 28(9): 1566-1572.

[2]　Yagishita A, Fujii S, Yano T, et al. Endoscopic findings using narrow-band imaging to distinguish between basal cell hyperplasia and carcinoma of the pharynx[J]. Cancer Sci, 2014, 105(7): 857-861.

4 食管篇

4.1 食管NBI及ME-NBI观察技巧

与消化道其他部位不同，食管黏膜为鳞状上皮，没有胃肠道柱状上皮的小凹或绒毛结构，在ME-NBI内镜观察下没有类似的腺管结构。尽管如此，食管上皮乳头内和上皮下血管丰富，ME-NBI可以清晰地呈现黏膜表面的微血管结构，反映出与组织异型性和肿瘤浸润深度相关的各种微血管特征。如图4-1-1所示，正常食管的表层血管结构包括黏膜下层引流静脉、树枝状血管和上皮内乳头状毛细血管襻（intraepithelial papillary capillary loop，IPCL）。血管穿过肌层形成食管黏膜的血管网络，在黏膜下层稀疏排列，在黏膜肌层的上下方分支成树枝状血管，密集排列、水平走

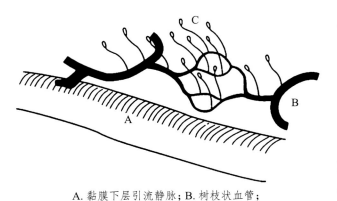

A. 黏膜下层引流静脉；B. 树枝状血管；
C. 上皮内乳头状毛细血管襻

图4-1-1 正常食管黏膜血管结构示意图

行，越接近黏膜表面时，树枝状血管进一步分支形成纤细的血管网络，最后向上派生出IPCL。IPCL位于上皮乳头内，为最接近黏膜表面的血管组织。正常的IPCL管径细而均一，形状一致，排列规则，血管之间的间距在100 μm左右，与氧从血管弥散的最远距离相一致[1]。在非放大NBI观察下（图4-1-2a），可以清晰地看到树枝状血管交错而成的绿色血管网络，而无法看到相对细小的IPCL，在放大内镜观察下，如放大80倍时，可以看到IPCL呈红色圆点状，垂直派生于树枝状血管。在ME-NBI观察下（图4-1-2b），正常的IPCL呈现为位于黏膜浅层的一个个棕褐色的小圆点或小圆圈。

考虑到内镜触碰后可能引起的食管壁变化、对病变的刺激及出血，选择在进镜时做NBI观察。进镜时距门齿20 cm开始，每隔5 cm对胸部食管的上、中、下段及腹部食管（胃食管结合部）各拍摄一张。为了避免食管入口处及颈部食管的漏诊，也可以在退镜时通过注气保持视野来进行NBI观察。

中倍放大观察：从病变的边缘处开始中倍放大观察，慢慢地向中心部推进。由于焦点取决于放大倍率及与病变的距离，不仅要用变焦杆上下调节放大倍率，还要微调内镜前端与病变的距离进行观察。然后，要仔细观察有无疑似B2和B3型的异型血管，无血管区（avascular area，AVA）[2]及无血管区的大小。

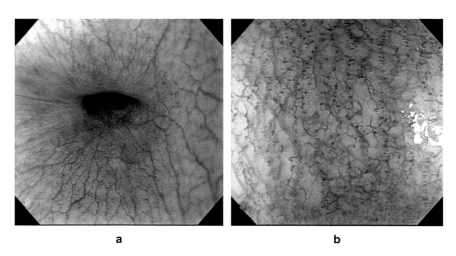

a　　　　　　　　　　　　　　b

图4-1-2　正常食管黏膜NBI表现（上海交通大学医学院附属仁济医院）。a. 非放大NBI下，可见绿色树枝状血管呈水平走行、交错分支；b. 在ME-NBI下，可见圆点状棕褐色IPCL垂直派生于树枝状血管

高倍放大观察：中倍放大充分观察后，对于有凹陷和隆起的区域及怀疑B2和B3型的区域，进行高倍放大观察。在高倍放大过程中，将需要观察的部位置于6点方向，将镜角向下打同时向病变部位接近。用较少的空气量，将放大黑帽轻轻固定在病变外的正常黏膜或没有凹凸的病变处，这样可以减少出血的风险，确保放大视野的稳定。高倍放大观察时，内镜与病变接触的时间越长，出血的风险越大。应尽快完成对焦和观察留图。

4.2　食管癌的分期、形态学及组织学类型

食管癌分期推荐使用美国癌症联合会（AJCC）TNM分期（第8版）[3]（表4-2-1）。早期/表浅食管癌推荐巴黎分型（图4-2-1）（同早期/表浅食管癌日本大体分型，即0型）：隆起型（0-Ⅰ），又可分为有蒂隆起型（0-Ⅰp）和无蒂隆起型（0-Ⅰs）；表浅型（0-Ⅱ）：又可分为表浅隆起型（0-Ⅱa）、表浅平坦型（0-Ⅱb）和表浅凹陷型（0-Ⅱc）。同时具有表浅隆起和表浅凹陷的病灶根据表浅隆起/表浅凹陷的比例分为表浅凹陷+表浅隆起型（0-Ⅱc+Ⅱa型）和表浅隆起+表浅凹陷型（0-Ⅱa+Ⅱc型）。凹陷（溃疡）型（0-Ⅲ）：凹陷和表浅凹陷结合的病灶根据凹陷/表浅凹陷的比例分为表浅凹陷+凹陷型（0-Ⅱc+Ⅲ型）和凹陷+表浅凹陷型（0-Ⅲ+Ⅱc型）。

表4-2-1　食管癌TNM分期（2007年第8版AJCC）

分　　期	食管癌TNM分期中T、N、M的定义
原发肿瘤（T）	
TX	原发肿瘤不能评价
T0	没有原发肿瘤的证据
Tis	高级别上皮内瘤变/异型增生
T1	肿瘤侵及黏膜固有层、黏膜肌层或黏膜下层

续 表

分 期		食管癌TNM分期中T、N、M的定义
		T1a肿瘤侵及黏膜固有层或黏膜肌层
		T1b肿瘤侵及黏膜下层
	T2	肿瘤侵及固有肌层
	T3	肿瘤侵及食管纤维膜
	T4	肿瘤侵及邻近结构
		T4a肿瘤侵及胸膜、心包、奇静脉、膈肌或腹膜
		T4b肿瘤侵及其他邻近结构如主动脉、椎体或气道
区域淋巴结（N）		
	NX	区域淋巴结不能评价
	N0	无区域淋巴结转移
	N1	1～2个区域淋巴结转移
	N2	3～6个区域淋巴结转移
	N3	≥7个区域淋巴结转移
远处转移（M）		
	M0	无远处转移
	M1	有远处转移

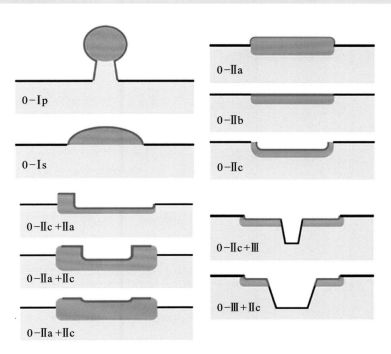

图4-2-1 早期食管癌内镜下分型（巴黎分型，2005年）

进展期食管癌推荐国内分型。髓质型：以食管壁增厚为特点，边缘坡状隆起；蕈伞型：肿瘤边缘隆起，唇状/蘑菇样外翻，表面可伴有浅溃疡；溃疡型：少见，此类型也可见于早期癌。中央有明显溃疡，通常伴有边缘隆起（与 Borrmann 分型的 2 或 3 型对应）；缩窄型：以管腔明显狭窄为特点，患者的吞咽困难症状明显；腔内型：少见，此类型也可见于早期癌。病变像蘑菇样或大息肉样，有细蒂。组织学分型：推荐使用 2010 版消化系统肿瘤 WHO 分类（表 4-2-2）。组织学分级：鳞状细胞癌和腺癌依据分化程度分为高分化、中分化和低分化。

表 4-2-2　食管癌 WHO 组织学类型
（参照 2010 版消化系统肿瘤 WHO 分类）

组织学类型	ICD-O 编码
鳞状细胞癌	8070/3
特殊亚型：	
疣状癌	8051/3
梭形细胞鳞状细胞癌	8074/3
基底细胞样鳞状细胞癌	8083/3
腺癌	8140/3
黏液表皮样癌	8430/3
未分化癌	8020/3
神经内分泌肿瘤：	
神经内分泌瘤（NET）	
NET G1	8240/3
NET G2	8249/3
神经内分泌癌（NEC）	8246/3
小细胞癌	8041/3
大细胞神经内分泌癌	8013/3
混合性腺神经内分泌癌	8244/3

4.3　食管鳞状上皮癌

4.3.1　食管 IPCL 的变化

1996 年，日本内镜专家井上（Inoue）等利用放大内镜，发现 IPCL 的不规则变化与组织的异型性和肿瘤形成密切相关，并随后将 IPCL 分为 5 型。炎症或肿瘤的侵袭，引起上皮乳头的结构变化，继而引起 IPCL 出现一系列特征性改变：扩张、扭曲、单个 IPCL 口径不一、IPCL 之间形状不均一等。在井上的分型中（图 4-3-1 和图 4-3-2），Ⅰ 型即正常的 IPCL 形态，该型黏膜碘染色结果为阳性，代表正常黏膜。Ⅱ 型 IPCL 表现为扩张和延长，黏膜碘染色表现为弱阳性，反映组织再生或炎症引起的变化。Ⅲ 型时黏膜碘染色呈阴性，IPCL 呈现微小的变化，提示临界性的食管病变。此时，食管黏膜形成较明显的病灶区域，病理结果往往与轻度异型增生相关，需进行严密的内科随访。Ⅳ 型黏膜碘染色阴性，IPCL 不规则程度增加，存在"扩张、扭曲、口径不一、形状不均一"4 种变化中的 2～3 个，提示重度异型增生或原位癌，需要行内镜下切除治疗。Ⅴ 型黏膜碘染色阴性，IPCL 的不规则变化包含以上所有 4 个特征，提示病变已发展为食管黏膜内癌或黏膜下癌。

4.3.2　Ⅲ 型和 Ⅳ 型 IPCL 的鉴别

在修订版的维也纳胃肠道上皮肿瘤分型中[4]，低级别上皮内瘤变、轻度异型增生被统一归类为 Ⅲ 型，即低级别黏膜内肿瘤。Ⅲ 型病灶进一步发展成浸润癌的风险很低，临床治疗中我们可以选择局部切除，也可以选择密切随访。高级别上皮内瘤变或重度异型增生（Vienne4.1 型）、原位癌（Vienne4.2 型）、可疑浸润癌（Vienne4.3 型）皆被归为 Ⅳ 型分类中，即高级别黏膜内肿瘤，其发展为浸润癌（Vienne4.4 或 Vienne5 型）和转移的风险均大大提高，需要及时进行局部切除。因此，临床上准确区分 Ⅲ 型和 Ⅳ 型黏膜内肿瘤是很重要的。

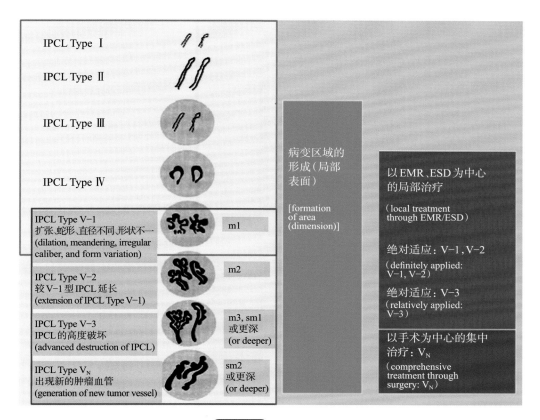

图 4-3-1 井上分型

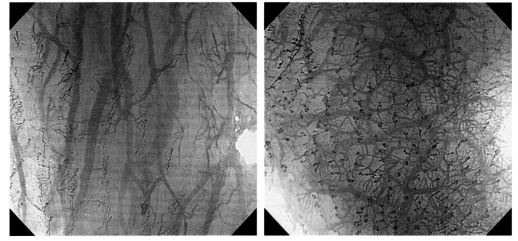

Ⅰ型　　　　　　　　　　　　Ⅱ型

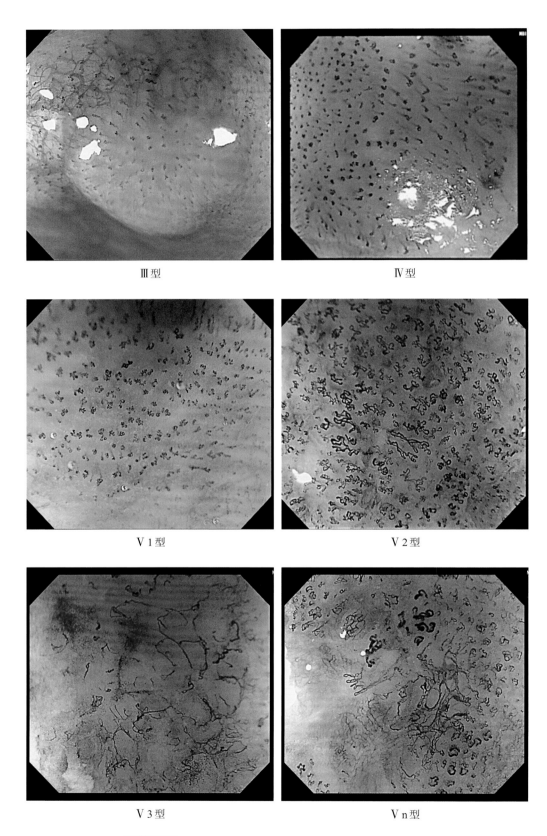

Ⅲ型

Ⅳ型

Ⅴ1型

Ⅴ2型

Ⅴ3型

Ⅴn型

图4-3-2　井上分型（上海交通大学医学院附属仁济医院）

进一步研究各IPCL分型和病理间的关系发现[5]，IPCL呈Ⅲ型的病灶中，约95%的病理结果为低级别黏膜内肿瘤（维也纳Ⅲ型）；IPCL呈Ⅳ型的病灶中，约50%病理结果为高级别黏膜内肿瘤（维也纳Ⅳ型）或以上，其余Ⅳ型病灶可能是炎症或低级别黏膜内肿瘤。因此，在及时治疗和过度治疗的平衡中，可以常规随访IPCL-Ⅲ型病灶，内镜下切除IPCL-Ⅳ型病灶。碘染色下，Ⅲ型和Ⅳ型病灶均不着色；NBI观察下，两者皆形成棕褐色的病灶区域（背景着色，background couloration，BC）。但是，在放大内镜下，两者有着明显的区别：Ⅲ型IPCL形态与周围黏膜IPCL几乎相似；Ⅳ型IPCL则包含轻到中度的异型性，表现为直径扩张、形态轻度扭曲、单个IPCL直径变化。加贺（Kaga）等[5]研究了这两类病灶的病理标本，发现Ⅳ型IPCL的血管直径及血管顶端距离上皮基底膜的距离均与Ⅲ型IPCL有显著差异，这与放大内镜表现下Ⅳ型IPCL扩张、延长的特点相一致。此外，他们还发现这两类病灶

中的上皮层厚度以及IPCL血管间距无显著差异。

4.3.3　有马分型简介

继井上的IPCL分型后，有马（Arima）等人提出了新的食管微血管分型。如图4-3-3所示，放大后的微血管形态分为4型。1型上皮内毛细血管成纤细、线状或不可见；2型毛细血管管径扩张，血管间形态有轻度变化，如毛细血管顶端分支或螺旋状扩大，但毛细血管结构仍保持，排列相对规则；3型毛细血管结构遭到破坏，螺旋状血管间管径不一，或出现斑点状破碎血管，排列不规则；4型原毛细血管结构完全破坏，出现不规则复层微血管、不规则分支状微血管或网状微血管。

在该分型中，1型即正常的IPCL表现。2型常见于炎症病灶，且往往伴有轻度异型性。3型具体可分为四种形式：破坏的丝状血管、斑点状破碎血管、斑点状破碎血管轻度延长和融合、位于乳头状凸起内的微细分支血管或螺旋状血管。在3型中，血管

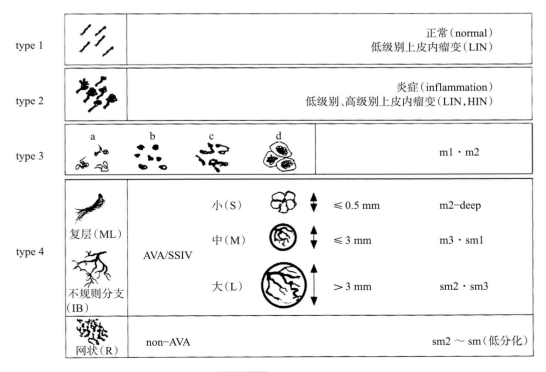

图4-3-3　有马分型

密度增加，血管内径不一、排列不规则，原有的结构遭到破坏，这些特征表明肿瘤性血管开始形成，提示m1和m2食管癌。当肿瘤向下浸润至m2深层或以下时，肿瘤组织浸润前缘出现4型微血管，即粗大延长的复层血管和不规则分支血管，同时可以看到4型血管包绕着无血管区域（avascular area, AVA）。随着肿瘤浸润深度增加，无血管区域的直径增加。m2食管癌AVA直径＜0.5 mm；m3-sm1食管癌AVA直径在0.5～3 mm；sm2及以下浸润的食管癌AVA直径＞3 mm。除此之外，4型微血管还包括不规则的微细网状血管，见于低分化食管癌表面。

当黏膜经常暴露于炎症时，引起的再生性血管变化与肿瘤性血管容易混淆。尽管如此，通过判断血管结构的破坏程度、血管间排列的不规则程度，以上微血管分型可以很好地区分良恶性病灶。3型和4型微血管是判断重度异型增生和食管癌的可靠指标，准确度可达99.0%；AVA直径大小是预测食管癌浸润深度的有效指标，准确度可以达到90.1%。

4.3.4 日本食管学会AB分型

近期，日本食管学会（JES）将上述井上和有马两种分型结合起来，建立了较简便、统一的分型系统[2,6]。该分型将表浅食管病变分成A型和B型，在交界性病变中发现的血管称为A型，在癌中发现的血管称为B型。A型血管形态没有变化或有轻微变化，没有发现IPCL变化或轻微变化。B型血管形态高度变化，根据浸润深度的不同细分为B1、B2和B3三种亚类：B1型为所有扩张、迂曲、管径粗细不均和形态不规则的环状异常血管，提示m1和m2食管癌，即相当于井上分型中的Ⅴ1～Ⅴ2型；B2型为难形成环状的异常血管，提示m3和sm1食管癌，即相当于井上分型中的Ⅴ3型；B3型为高度扩张的不规则血管，提示sm2及以下浸润的食管癌，即相当于井上分型中的Ⅴ$_N$型[2]（表4-3-1和图4-3-4）。将被B型血管包围着的无血管或粗血管的区域作为无血管区域（AVA），AVA-small（＜0.5 mm）提示浸润至m1和m2层，AVA-middle（0.5～3 mm）提示浸润至m3和sm1层，AVA-large（＞3 mm）提示浸润至sm2层或以下[2]（图4-3-5）。仅由B1型血管组成的AVA，不管它的面积有多大，都相当于浸润深度为m1和m2层。

表4-3-1 JES分型

血管分型	定　义		浸润深度	组织学
A	正常IPCL或IPCL的轻微异常改变[a]		无	正常上皮，炎症和低级别上皮内瘤变（LGIN）
B1	微血管严重不规则或有高度扩张的血管	B型血管呈襻状[b]	T1a-EP或T1a-LPM	高级别上皮内瘤变（HGIN）和浸润性鳞状细胞癌（SCC）
B2		B型血管不呈襻状	T1a-MM或T1b-SM1	
B3		粗大的血管（B2直径的3倍以上）[c]	SM2及更深	

EP上皮，LPM黏膜固有层，MM黏膜肌层，SM黏膜下层
[a] A型血管直径7～10 μm
[b] B1型血管直径约20 μm
[c] B3型血管直径常超过60 μm

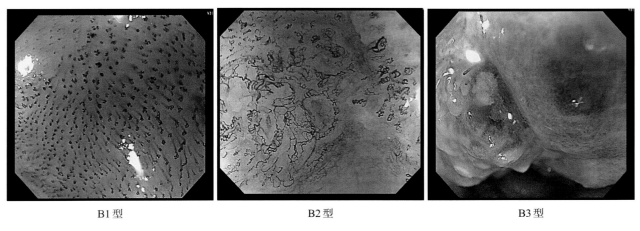

B1型　　　　　　　　B2型　　　　　　　　B3型

图4-3-4 食管早癌血管B型(上海交通大学医学院附属仁济医院)

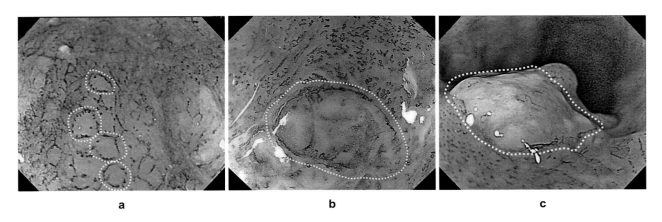

a　　　　　　　　b　　　　　　　　c

图4-3-5 JES分型。a. 无血管区域构造小型无血管区域构造(AVA-small); b. 中型无血管区域构造(AVA-middle); c. 大型无血管区域构造(AVA-small)。图中典型的AVA结构为白色虚线所示

4.3.5　食管鳞状上皮癌质的诊断

食管癌的诊断分为两个步骤: 首先是在内镜筛检时发现可疑病灶, 其次是对可疑病灶进一步观察和诊断, 并予以活检确诊。目前的内镜筛检方法包括普通白光镜、染色(碘染色)和NBI。普通白光镜下, 食管癌可表现为隆起、凹陷、发红或充气后食管形态改变。早期病变时, 这些变化比较轻微, 临床上容易被忽略, 尤其是较小的平坦性病灶。

近年来, NBI对于早期食管癌的筛检能力已经越来越被人们重视。NBI观察下, 棕褐色病灶区域以及不规则IPCL的出现, 对高级别上皮内瘤变或早期食管癌的诊断是非常有帮助的。相关研究证明, NBI对早期病变的检出率明显高于白光镜[7], 并且可以达到和碘染色相同的高灵敏度, 以及比碘染色更优越的特异度和准确度[8]。也有研究提出, 虽然非放大NBI下无法对IPCL做出精准的判断, 但是扩张不规则的IPCL在非放大NBI下显示为棕褐色区域, 也是食管癌诊断的独立危险因素[9]。

在内镜筛检时发现棕褐色可疑病灶或碘染色阴性的病灶后, 还需要进一步用放大内镜观察, 评价其IPCL分型。ME-NBI观察下, 早期食管癌呈现V型IPCL, 与IV型有着明显区别。IV型IPCL为简单的结构变化, 宛如一片梅花瓣; 而V型IPCL明显不规则, 单个IPCL直径扩张、形态扭曲、口径

不一以及IPCL之间存在异质性，宛如一朵或一枝梅花。

4.3.6 食管鳞状上皮癌范围诊断

虽然NBI对于肿瘤的定性诊断和浸润深度诊断十分有效，但对于范围诊断有低估的可能。而内镜下碘染色的应用可以增强病灶与周围黏膜的颜色对比。有研究表明，对多发不规则不染区的病例（斑驳样食管），仅靠NBI观察，漏诊风险会有所增加，因此必须在NBI观察后追加碘染观察[10]。

碘染色的机制是鉴于碘分子和细胞中糖原的相互反应。正常鳞状上皮细胞中含有足够的糖原，可以和碘分子相互反应，反应之后的黏膜显示为棕褐色。当上皮细胞缺陷或异常时，糖原含量下降，则影响其和碘分子的相互作用，黏膜表现为不着色。因此，碘染色阴性的病灶，病理结果可以是炎症、低级别上皮内瘤变，也可以是高级别上皮内瘤变或食管癌。这也是碘染色的不足之一，即对高级别上皮内瘤变和食管癌的诊断特异性不高，文献中报道为40%～95%不等[8]。另有学者提出，碘染色几分钟后，"粉红色征"阳性可以有效地将高级别上皮内瘤变和食管癌区分出来[11]。其原理可能是高级别上皮内瘤变和食管癌侵犯上皮层更严重，细胞中糖原含量相对更少，黏膜完全不着色，在碘溶液褪去之后，黏膜显示为粉红色。而低级别上皮内瘤变仍有残存的富含糖原细胞，可以和碘分子轻微反应，从而黏膜显示为较浅的黄白色，但和周围黏膜相比，仍然表现为不着色。在NBI模式观察下，粉红色的黏膜变化呈现为闪亮的银色。

"粉红色征"更针对性地提示早癌的发生，避免了不必要的活检，这对于多灶性不染色病灶的鉴别诊断是非常有用的。尽管如此，碘染色耗时费力，对黏膜有刺激性，应用后部分患者反应强烈。同时，病变形状会发生明显变化，影响治疗时对病变范围的判断，因此术前要避免多次碘染。某些区域如食管上段及咽部等，由于存在吸入性肺炎的危险而无法进行碘染色。这些都增加了碘染色在食管病变诊断中的局限性（图4-3-6、图4-3-7）。

4.3.7 食管鳞状上皮癌深度诊断

根据浸润深度的不同，早期食管癌可分为黏膜内癌（m）和黏膜下癌（sm）。m层包括m1、m2和m3层，m1癌局限于上皮层，m2癌局限于黏膜固有层，而m3癌达黏膜肌层。sm层可分为sm1、sm2和sm3层，sm1指浸润黏膜下层上1/3层（手术病理）或距黏膜肌层200 μm之内（内镜切除标本），sm2指浸润至黏膜下层中1/3层，sm3层指浸润至黏膜下层下1/3层。局限于m1层或m2层的黏膜内癌，极少情况下会发生淋巴结转移，内镜下切除可完全达到根治的目的，对于侵犯至m3层的黏膜内癌或

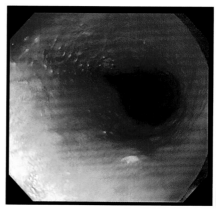 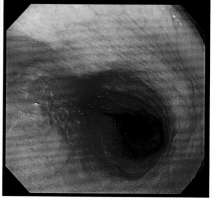 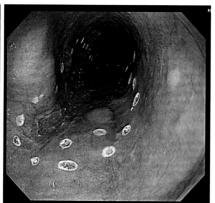

a   b   c

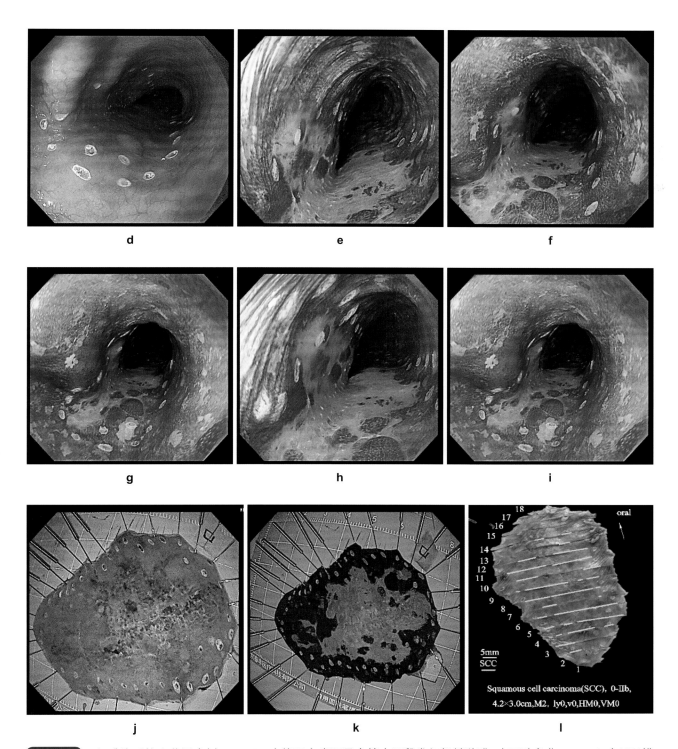

图4-3-6 经碘染后扩大范围病例。a～b. 内镜下白光可见食管中下段发红粗糙黏膜, 表面略角化; c～d. 在NBI模式下标记病灶边界; e～f. 碘染色后可见前壁侧标记点明显在食管不染区内; g～i. 在碘染色初次标记的基础上扩大标记不染区; j～l. ESD (endoscopic submucosal dissection, 内镜下黏膜剥离术) 术后重新碘染色标本: NBI模式下和标本碘染后可见图示右下方初次标记及扩大后标记的范围, 术后病理复原图证实了病变范围超过NBI模式下的可辨认范围

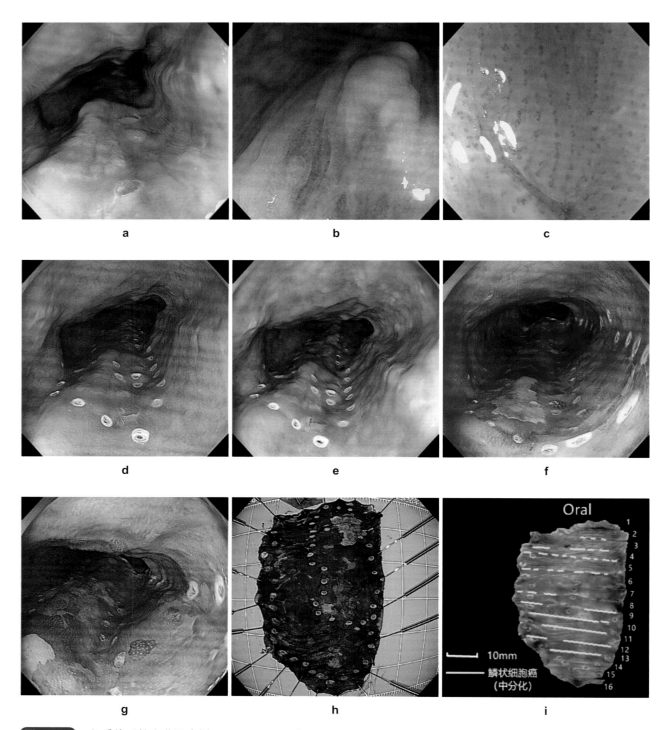

图4-3-7 经碘染后扩大范围病例。a ~ c. NBI观察略带茶褐色改变,且病变黏膜表面略角化;ME-NBI观察可见B1型血管;d ~ e. NBI模式下标记病灶范围;f ~ g. 碘染色后可见病灶后壁侧出现淡染区,因此扩大标记范围;h ~ i. ESD术后重新碘染色标本,扩大标记后区域可见淡染色病灶,术后复原图证实扩大标记区域内也存在鳞状细胞癌

者sm1层的黏膜下早期癌,有可能会发生淋巴结转移。因此,日本最新的食管癌治疗指征指出,临床排除了明确的淋巴结转移证据后(如CT和EUS),m3和sm1期食管癌可视为内镜下切除的相对适应证,并同时需要对内镜切除后的组织进行病理确诊[12]。

IPCL不仅能预测病灶性质,而且不同的分型与食管癌的浸润深度密切相关。Ⅴ型IPCL被进一步分成Ⅴ1、Ⅴ2、Ⅴ3和ⅤN型(图4-3-8),Ⅴ1型提示m1黏膜内癌,IPCL包含扩张、扭曲、口径不一、形状不均一4个变化。Ⅴ2型IPCL较Ⅴ1型延长,提示m2癌。Ⅴ3型IPCL高度破坏、消失,交错连接,提示m3或sm。ⅤN型IPCL完全消失,可见粗大不规则肿瘤性血管,提示肿瘤已浸润至sm2层或更深。IPCL呈Ⅴ1型或Ⅴ2型是内镜治疗的绝对适应证,Ⅴ3型是内镜治疗的相对适应证;IPCL呈ⅤN型则需要进行外科手术等治疗。

有研究提出,食管癌表面血管的直径与肿瘤的浸润深度呈正相关[1]。在m1食管癌中,清晰的树枝状血管网络消失,IPCL扩张、扭曲、延长,并以扩张变化为主,其血管直径与正常的IPCL有显著差异。此时,异型性改变主要局限于血管的顶端,肿瘤和周围组织形成明显的分界。当肿瘤进一步浸润至m2层时(图4-3-9至图4-3-12),肿瘤区域黏膜相对于周围黏膜明显增厚。上皮内乳头拉伸延长,但原来的乳头结构仍然保留,IPCL的异型性改变影响到血管的中部,表现为比Ⅴ1型明显延长的Ⅴ2型。在m3/m1食管癌中,上皮内乳头结构部分破坏,IPCL全长改变,部分IPCL结构崩解。在肿瘤表面,可以见到高度变形的IPCL和肿瘤性血管同时存在。其中,肿瘤性血管互相交错连接、水平走行,明显扭曲,表面毛糙,直径不均一(图4-3-13至图4-3-15)。而在sm2及浸润至sm2以下的食管癌中,IPCL完全不可见,原来的血管结构被明显粗大的新生肿瘤血管替代(图4-3-16至图4-3-19)。相比于Ⅴ3型肿瘤性血管,ⅤN肿瘤血管直径明显粗大,可达到前者的10倍,并且ⅤN肿瘤血管分布于更深的层面。

日本一项前瞻性、多中心研究表明,应用AB分型预测食管癌浸润深度的总体准确度达90.5%(191/211),对判断为B1、B2和B3型病变的准确度分别为92.4%、75%和100%[2]。

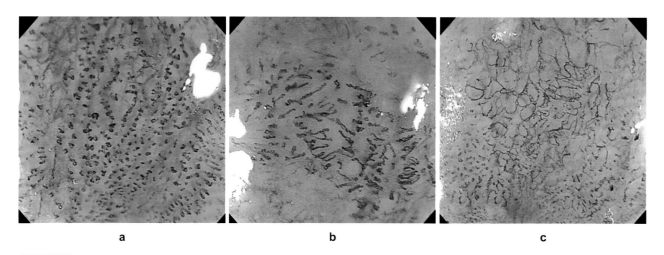

a b c

图4-3-8 早期食管癌IPCL表现(上海交通大学医学院附属仁济医院)。a. Ⅴ1型表现,树枝状血管模糊不清,IPCL呈现扩张、扭曲、管径不一、血管间形态存在异质性;b. Ⅴ2型表现,IPCL明显扩张延长,并同时伴有扭曲、管径大小不一、血管间形态存在异质性;c. Ⅴ3型表现,IPCL结构破坏消失,肿瘤性血管形成,血管形态毛糙,横向连接

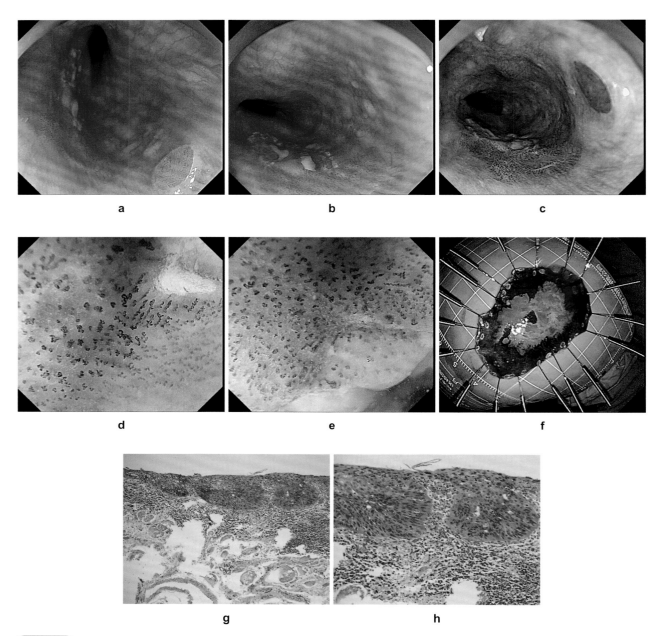

图4-3-9 食管早癌（浸润深度m2）。a. 白光：食管距门齿18 cm～21 cm，0-Ⅱa型，2.5 cm×3.0 cm；b. 白光：近景观察；c. NBI远景观察：病变呈棕褐色，边界清晰；d、e. ME-NBI：IPCL：Ⅴ1+Ⅴ2型（JES B1型）；f. ESD切除后标本；g、h. ESD术后病理示：食管鳞状细胞癌，范围约23 mm×18 mm，m2，小脉管内未见癌栓（CD34、D2-40酶标已证实）。（HE染色，图g为100倍，图h为200倍）

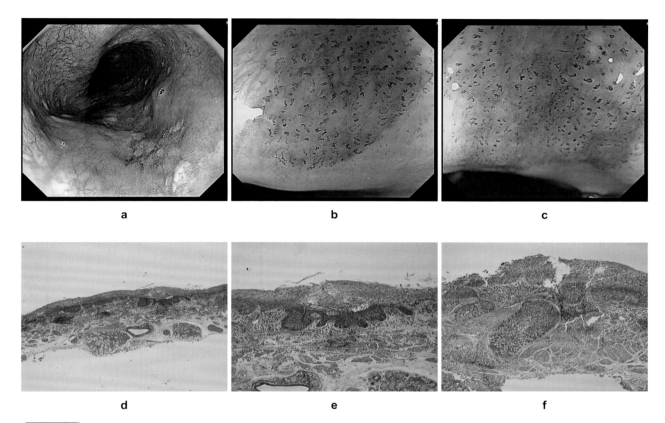

a   b   c

d   e   f

图4-3-10 食管早癌（浸润深度m2）。a. NBI远景：食管距门齿25cm后壁，0-Ⅱc型，大小约2.0cm×3.0cm，表面粗糙，NBI下呈棕褐色，边界清晰；b、c. ME-NBI：IPCL：Ⅴ1+Ⅴ2型（JES B1型）；d、e、f. ESD术后病理示：食管鳞状细胞癌，呈多灶性分布，范围约14mm×33mm，癌组织侵及黏膜肌层（m3）伴有累腺，脉管阴性（HE染色，图d为40倍，图e为100倍，显示部分为基底层型，图f为100倍，显示累腺）

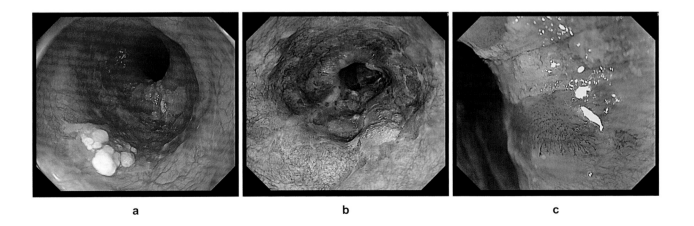

a   b   c

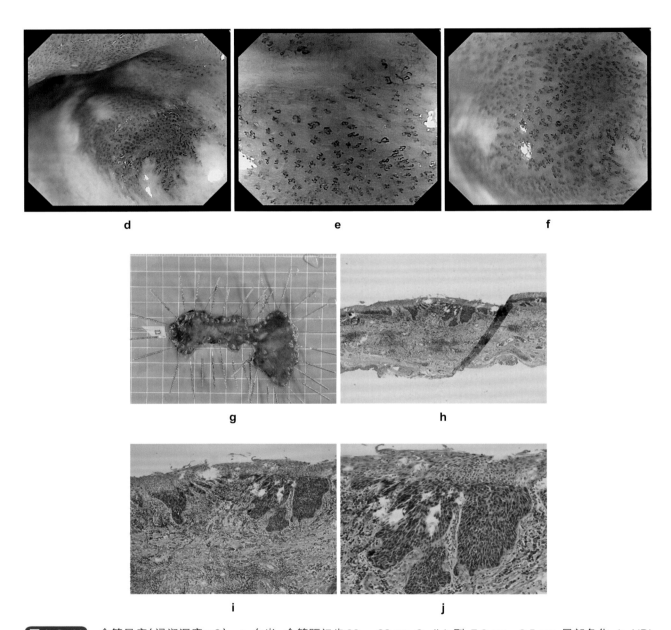

图4-3-11 食管早癌(浸润深度m2)。a. 白光:食管距门齿26～33 cm,0-Ⅱb型,7.0 cm×3.5 cm,局部角化;b. NBI远景观察:病变呈褐色,边界清晰;c. NBI近景观察:病变局部角化,周围IPCL:Ⅲ+Ⅳ型(JES B1型);d、e、f. ME-NBI:IPCL:Ⅴ1+Ⅴ2型(JES B1型);g. ESD切除后标本;h、i、j. ESD术后病理示:食管鳞状细胞癌,范围约65 mm×30 mm,癌组织侵及黏膜固有层(m2),小脉管内未见癌栓(CD34、D2-40酶标已证实)(HE染色,图h为40倍,图i为100倍,图j为200倍)

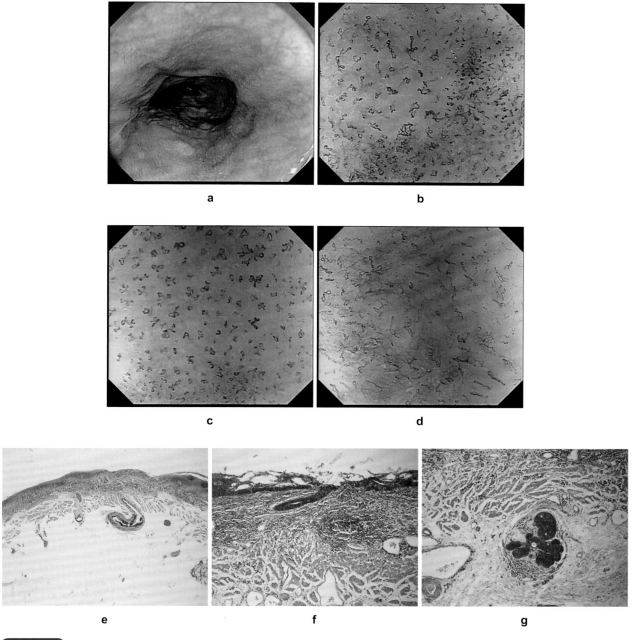

图4-3-12　食管早癌（浸润深度m2）。a. NBI远景观察：食管距门齿24 ～ 29 cm，0-Ⅱc型，病变呈棕褐色，边界清晰；b、c. ME-NBI：IPCL：Ⅴ1型（JES B1型）；d. ME-NBI：IPCL：Ⅴ1+Ⅴ2型（JES B1型）；e、f、g. ESD术后病理示：食管鳞状细胞癌，大小约70 mm×45 mm，癌组织侵及黏膜固有层（m2），伴累及导管和腺体，小脉管内未见癌栓（HE染色，图e为40倍，图f为100倍，图g为200倍）

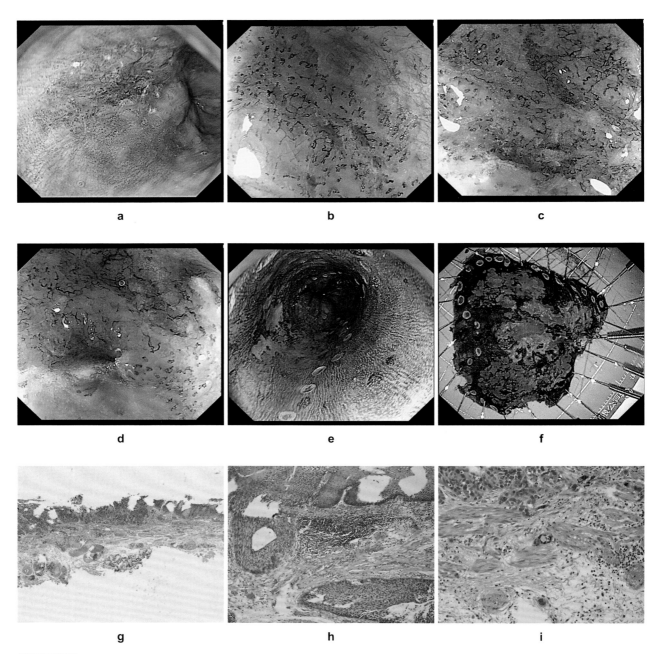

图4-3-13 食管表浅癌(浸润深度sm1)。a. NBI远景观察:食管距门齿34～38 cm,0-Ⅱc型,大小约2.5 cm×3.0 cm,表面粗糙,NBI模式下呈褐色,边界清晰;b. ME-NBI:IPCL:Ⅴ2+Ⅴ3型(JES B1型);c、d. ME-NBI:IPCL:Ⅴ3型(JES B2型);e. 卢戈液染色:病变淡染,粉红征(+);f. ESD术后标本;g、h、i. ESD术后病理:食管鳞状细胞癌,范围约30 mm×30 mm,小灶性癌组织侵及黏膜下层(距离黏膜肌层约0.15 mm),导管鳞化伴癌变,脉管未见癌栓(HE染色,图g为40倍,图h为100倍,图i为200倍)

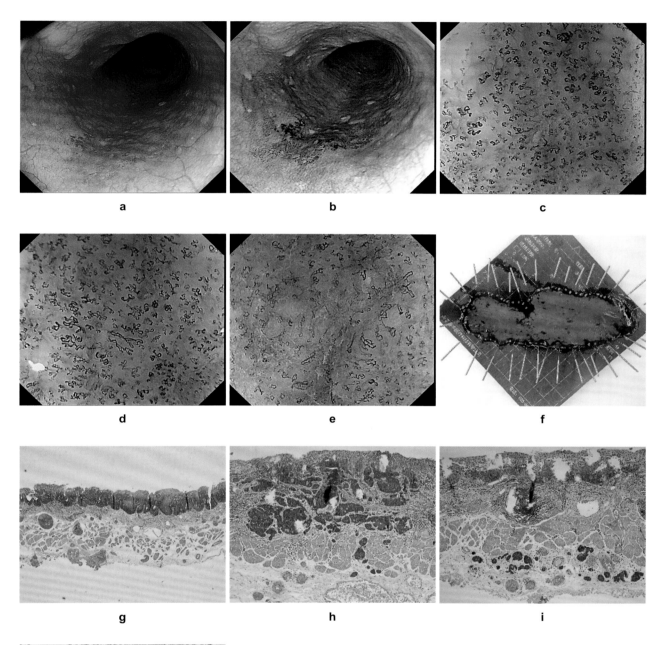

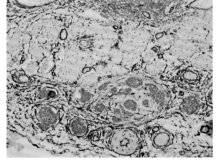

图4-3-14 食管表浅癌（浸润深度sm1）。a. 白光：食管距门齿26～36 cm，黏膜发红粗糙，0-Ⅱb型，占环周1/3～1/2，大小约2.5 cm×3.0 cm；b. NBI：病变区域呈棕褐色，边界清晰；c、d. ME-NBI：IPCL：Ⅴ1+Ⅴ2型（JES B1型）；e. ME-NBI：IPCL：Ⅴ2+Ⅴ3型（JES B1型为主，散在少量B2型）；f. ESD术后标本；g、h、i、j. ESD术后病理示：食管鳞状细胞癌，大小约107 mm×34 mm，局部癌组织侵及黏膜下层（距离黏膜肌层约0.1 mm），小脉管内见癌栓（HE染色，图g为40倍，图h、i为100倍，显示部分黏膜下层受侵，图j为免疫组化CD34，显示小脉管内癌栓）

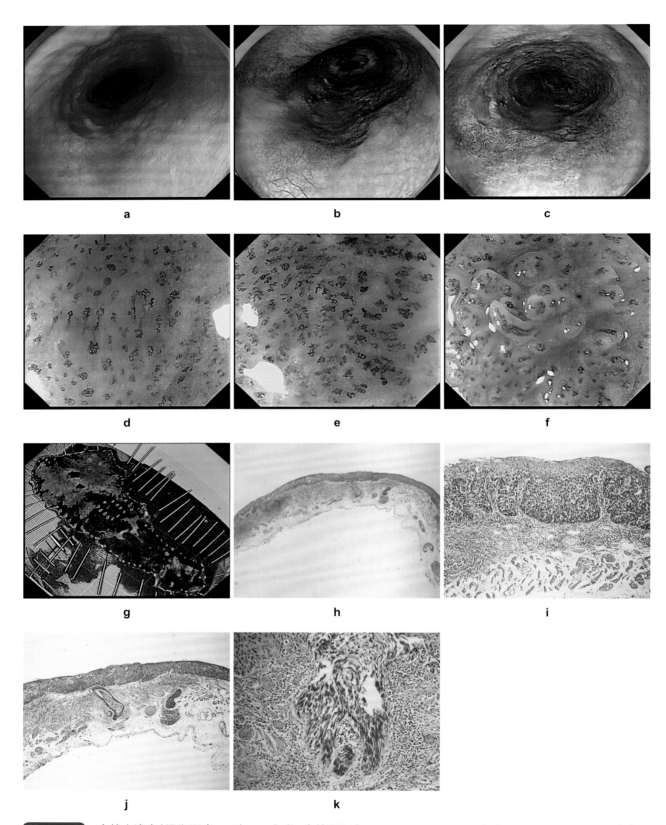

图4-3-15 食管表浅癌（浸润深度sm1）。a. 白光：食管距门齿26～36 cm，0-Ⅱb型，占环周3/5；b、c. NBI：病变区域呈棕褐色，边界清晰；d、e、f. ME-NBI：IPCL：Ⅴ1+Ⅴ2+Ⅴ3型（JES B1型），局部呈"鲑鱼卵"样改变；g. ESD术后标本；h、i、j、k. ESD术后病理示：食管鳞状细胞癌，大小约105 mm×40 mm，呈多灶性分布伴浅溃疡形成，癌组织主要位于黏膜固有层（m2），局部累腺，小灶性侵及黏膜下层（sm1），小脉管内未见癌栓

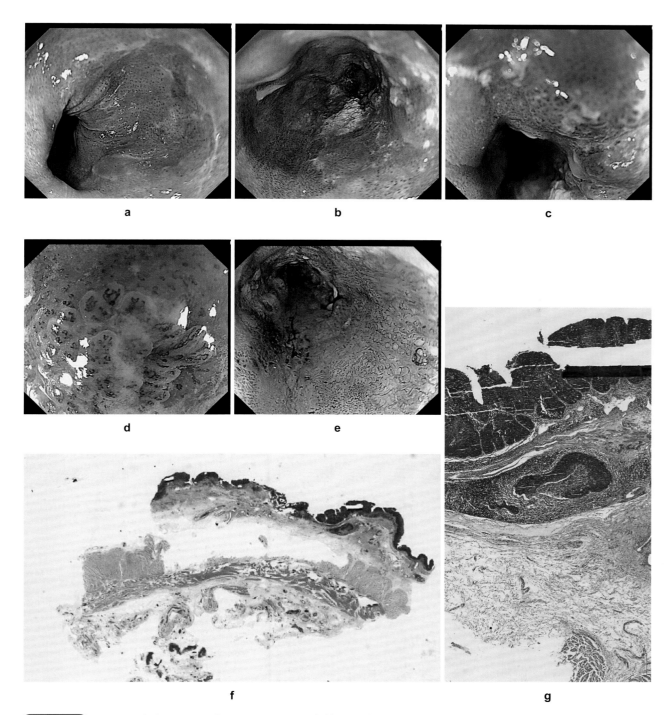

图4-3-16 食管表浅癌（浸润深度sm2）。a. NBI：食管距门齿22 cm见1处0- Ⅱb型病变，NBI模型下呈褐色，边界清晰；b、c. NBI：食管距门齿24 ～ 40 cm见环周性0- Ⅱa型病变，表面粗糙，呈颗粒及结节状，局部可见角化形成；d. ME-NBI：IPCL：Ⅴ3型（JES B1型）；e. ME-NBI：IPCL：Ⅴ3型（JES B2型）；f、g. 外科手术后病理：食管角化型鳞状细胞癌，侵至黏膜下层，局部为原位癌（5.5 cm×3.5 cm），脉管、神经束未见侵犯

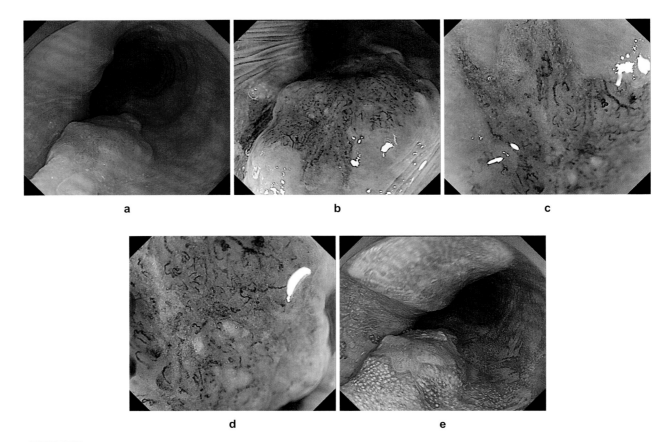

图4-3-17　食管表浅癌（浸润深度sm2）。a. 白光：食管距门齿28 cm，0- I s+ II b型，大小约1.5 cm×1.5 cm，表面发红，管壁僵硬；b. NBI：病变区域呈茶褐色，边界清晰；c、d. ME-NBI：IPCL：V 3+ V n型（JES B2型）；e. 卢戈液染色：不着色

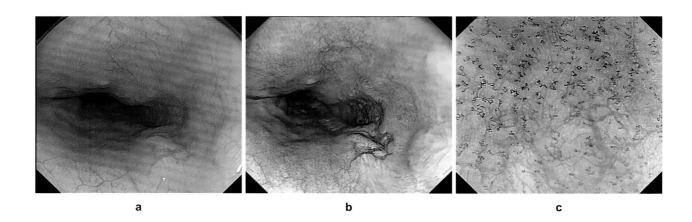

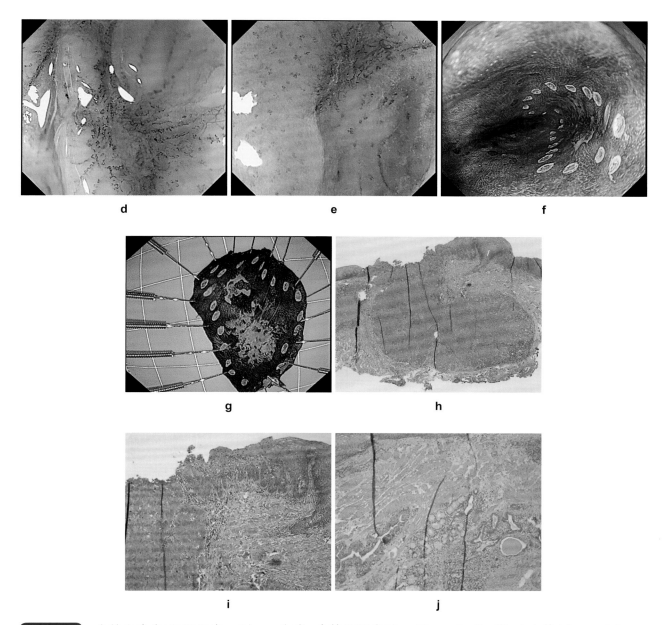

图4-3-18 食管表浅癌（浸润深度sm2）。a. 白光：食管距门齿33～35 cm，0-Ⅱc型，大小约1.5 cm×2.0 cm，色泽发红，管壁略感僵硬；b. NBI：病变区域呈棕褐色，边界清晰；d. ME-NBI：IPCL：Ⅴ1+Ⅴ2型（JES B1）；c、d. ME-NBI：IPCL：Ⅴ2+Ⅴn型（JES B1+B2）；g. ESD切除后标本；h、i、j. ESD术后病理示：食管鳞状细胞癌，大小约18 mm×40 mm，癌组织膨胀性生长，侵及黏膜下层（sm2，距离黏膜肌层约0.5 mm），小脉管内未见癌栓，水平切缘和垂直切缘干净，癌旁导管增生伴有鳞化（HE染色，图h为40倍，图i为100倍，图j为100倍）

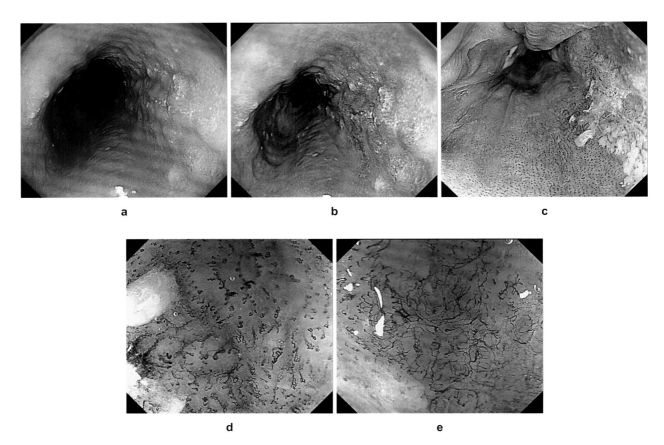

图4-3-19 食管表浅癌(浸润深度sm2)。a. 白光:食管距门齿24～32 cm,0-Ⅱa+Ⅱb型,表面发红,粗糙呈结节状;b. NBI:病变区域呈茶褐色,边界清晰;c. NBI近景:IPCL密集扩张;d. ME-NBI:IPCL:V 2+V 3+Ⅴn型(JES B1+B2型);e. ME-NBI:IPCL:Ⅴn型(JES B2型)

测 试 题

(兰州大学第二医院王鹏飞提供)

男性,68岁,无特殊基础病史,因"上腹部及胸骨后不适2月"就诊。胃镜检查如图所示:

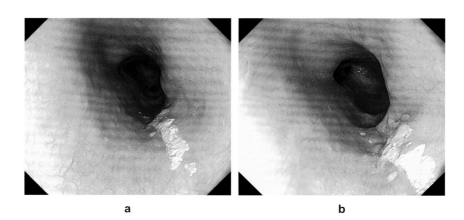

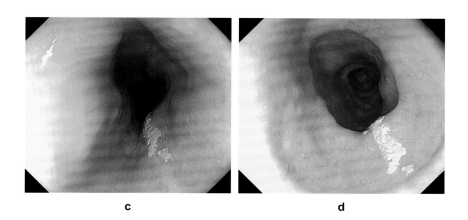

c   d

问题1　图a、b为正常气量下的表现,c、d为吸气相与食管蠕动波经过时的表现,那么该病变最可能的浸润深度是?

A: LPM以上　　　　　B: 黏膜内　　　　　C: sm1　　　　　D: ≥ sm2

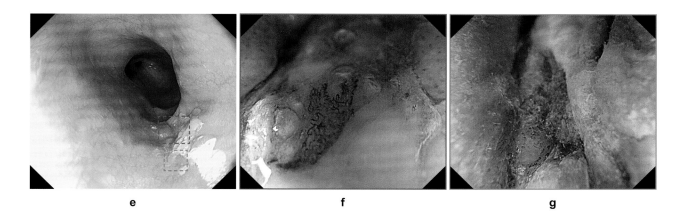

e   f   g

问题2　图f为图e中红框内放大表现,图g为图e中蓝框放大表现,从放大内镜判断异形的IPCL是哪种类型?

A: B2 R　　　　　B: B2 inflammation　　　　　C: B2 broad　　　　　D: B2 narrow

答案1

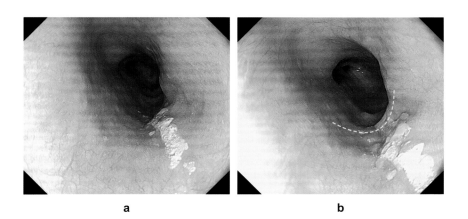

a   b

　　假想的蠕动环经过时,管腔应该是黄线所示的形态,为一个自然的圆弧。但该病变肛侧病变的形态无明显变化,有一定的僵硬感。所以仅从白光下初步判断可能存在深浸润。选择D选项

答案2

　　该区域放大内镜下,微血管为B型,密集分布,但血管直径纤细,未达到B1型血管直径3倍以上,且血管范围大小未超过4 mm,所以选择B选项

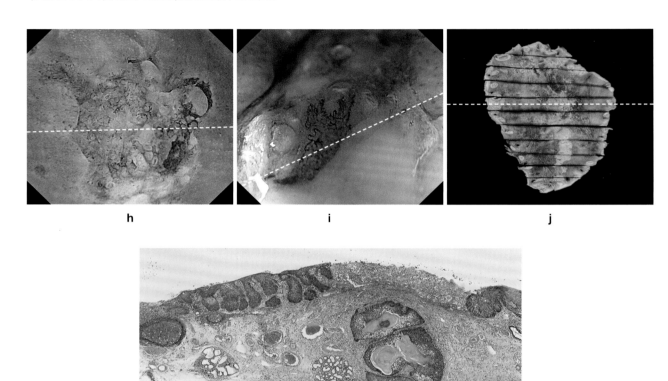

h　　　　　　　　　　　i　　　　　　　　　　　j

k

　　术后经过组织反复深切,证实该区域为癌组织累及导管,并不是真正意义上的sm2深浸润。这是一例罕见的累及导管非常明显的病例。

(龚　帅)

参考文献

[1]　Kumagai Y, Inoue H, Nagai K, et al. Magnifying endoscopy, stereoscopic microscopy, and the microvascular architecture of superficial esophageal carcinoma[J]. Endoscopy, 2002, 34(5): 369−375.

[2]　Oyama T, Inoue H, Arima M, et al. Prediction of the invasion depth of superficial squamous cell carcinoma based on microvessel morphology: magnifying endoscopic classification of the Japan Esophageal Society[J]. Esophagus, 2017, 14(2): 105−112.

[3] 国家卫生健康委员会. 食管癌诊疗规范（2018年版）. 中华消化病与影像杂志（电子版），2019，9（4）：158-192.

[4] Dixon M F. Gastrointestinal epithelial neoplasia: Vienna revisited[J]. Gut, 2002, 51(1): 130-131.

[5] Kaga M, Inoue H, Kudo S E, et al. Microvascular architecture of early esophageal neoplasia[J]. Oncol Rep, 2011, 26(5): 1063-1067.

[6] Minami H, Isomoto H, Inoue H, et al. Significance of background coloration in endoscopic detection of early esophageal squamous cell carcinoma[J]. Digestion, 2014, 89(1): 6-11.

[7] Muto M, Minashi K, Yano T, et al. Early detection of superficial squamous cell carcinoma in the head and neck region and esophagus by narrow band imaging: a multicenter randomized controlled trial[J]. Clin Oncol, 2010, 28(9): 1566-1572.

[8] Takenaka R, Kawahara Y, Okada H, et al. Narrow-band imaging provides reliable screening for esophageal malignancy in patients with head and neck cancers[J]. Am J Gastroenterol, 2009, 104(12): 2942-2948.

[9] Ishihara R, Inoue T, Uedo N, et al. Significance of each narrow-band imaging finding in diagnosing squamous mucosal high-grade neoplasia of the esophagus[J]. J Gastroenterol Hepatol, 2010, 25(8): 1410-1415.

[10] Goda K, Dobashi A, Yoshimura N, et al. Narrow-Band Imaging Magnifying Endoscopy versus Lugol Chromoendoscopy with Pink-Color Sign Assessment in the Diagnosis of Superficial Esophageal Squamous Neoplasms: A Randomised Noninferiority Trial[J]. Gastroenterol R Prac, 2015, 2015: 639462.

[11] Shimizu Y, Omori T, Yokoyama A, et al. Endoscopic diagnosis of early squamous neoplasia of the esophagus with iodine staining: high-grade intra-epithelial neoplasia turns pink within a few minutes[J]. J Gastroenterol Hepatol, 2008, 23(4): 546-550.

[12] Kuwano H, Nishimura Y, Oyama T, et al. Guidelines for Diagnosis and Treatment of Carcinoma of the Esophagus April 2012 edited by the Japan Esophageal Society[J]. Esophagus, 2015, 12(1): 1-30.

4.4 食管胃结合部癌与巴雷特食管腺癌

食管胃结合部（esophagogastric junction, EGJ）癌是发生在胃与食管交界处的恶性肿瘤，恶性程度高，全球每年约有160万新发病例报告，而肿瘤相关死亡人数达到了每年100万人[1]。EGJ介于胃与食管之间，由于其特殊的解剖位置和组织学类型，在临床诊断和治疗中存在着许多待解决的问题。

诊断方面，首先是对EGJ解剖学的定义，各国存在差异，欧美国家将胃黏膜皱襞的起始部作为食管胃结合部，而日本则定义为食管筛状血管消失部位下端或胃黏膜皱襞起始部[2]。对于食管胃结合部癌发生部位的分类，也尚存争议。1987年，西沃特（Siewert）曾将食管胃结合部癌发生中心的位置进行三分类，Siewert Ⅰ型位于距离食管胃结合部1～5 cm的远端食管，Ⅱ型位于食管距离EGJ上1 cm至EGJ下2 cm处，而Ⅲ型则为距离EGJ下2～5 cm处[3]。而近期美国癌症联合会指南又将食管胃结合部癌定义为远端食管至胃内EGJ下2 cm处，即Siewert Ⅰ型及Ⅱ型所提及的范围[4]。在日本食道协会指南中，则将食管胃结合部癌的范围定义在距EGJ上2 cm至下2 cm的范围内[2]。诸多意见和指南差异较大，而我国也尚未有共识或意见将国内的标准进行统一和规范。

诊断上的另一难点是，这一部位的肿瘤组织类型复杂。EGJ处于食管鳞状上皮与柱状上皮的交界处，也因为如此，该部位对于胃酸反流引起的损伤耐受程度差，常常处于慢性炎症状态，而长期慢性炎症的影响，就容易导致癌前病变的发生，并进一步发展为肿瘤。EGJ处发生肿瘤的组织学类型主要有两种，鳞状细胞癌与腺癌，故食管胃结合部癌最常见的类型主要为远端食管鳞癌、巴雷特食管腺癌与贲门癌。对于比较接近食管侧的Siewert Ⅰ型鳞状细胞癌而言，肉眼上可能无法与通常意义上的食管鳞状细胞癌相鉴别，但近期的分子分析研究显示，Siewert Ⅰ型鳞癌中鳞状细胞的密集程度较食管癌低，且其中含有不稳定亚型染色体（chromosomal unstable subtype, CIN），而CIN在

Siewert Ⅱ型、Ⅲ型病变中以及50%的近端胃中都可以被发现，说明Siewert Ⅰ、Ⅱ、Ⅲ型食管胃交界部癌存在一定的同质性[5]。近年来，EGJ腺癌的发生率也逐年上升。我国胃食管反流病的发生率逐年上升，而胃食管反流病是导致癌前病变—巴雷特食管的高危因素，而巴雷特食管患者较正常人群发生腺癌的危险性也已被证实[6]。在西方的欧美国家，EGJ腺癌的发病率更是已发展为1970年的2.5倍以上[7]。但西方国家与我国食管腺癌发病率还是存在显著的差异。首先是类型上，西方国家长节段巴雷特食管（long segment Barrett esophagus, LSBE）的发病率高，故LSBE腺癌较多见；而亚洲国家LSBE少见，多为短节段巴雷特食管（short segment Barrett esophagus, SSBE），所以SSBE来源的腺癌多见，系统回顾显示我国85%的巴雷特食管为短节段[7]。描述巴雷特食管，由EGJ处延续至食管腔内全周型部分的最大长度描述为C，舌状部位最长长度描述为M；只存在非全周性巴雷特黏膜或环周巴雷特黏膜小于3 cm时，描述为短节段SSBE，全周且长度≥3 cm描述为长节段LSBE。

巴雷特食管腺癌在食管胃结合部癌中的存在也是具有争议的。首先，巴雷特食管组织学定义存在东西方差异。在西方国家，需要有杯状细胞的存在来定义肠上皮化生，确认由肠上皮化生到异型增生再到腺癌的顺序是导致癌症的基础。但是，东方国家则认为无杯状细胞的柱状细胞也是肿瘤转化和进程中的危险因素。从亚太专家共识会议可以得知，亚洲85%的浅表巴雷特食管腺癌都是从SSBE起源的，而仅50%存在肠上皮化生[8]。日本食道癌分类中指出，巴雷特食管的组织学表现需要符合以下几个特点：① 柱状上皮下方固有膜和黏膜下层内见食管导管和食管腺；② 柱状上皮内有鳞状上皮岛残存；③ 黏膜肌层复层化；④ 筛状静脉（指两层黏膜肌间部位、直径大于100 μm的静脉）[2]。我国巴雷特食管及早期腺癌的相关共识，

定义为内镜下可见食管鳞状上皮与胃柱状上皮的交界线（齿状线、Z线、SCJ）相对于胃食管结合部上移≥1 cm，病理证实食管下段的正常复层鳞状上皮被化生的柱状上皮所取代。

巴雷特食管腺癌在内镜下具有一定的特点。在不同研究中，大部分病灶表现为发红的病灶，通常为隆起型，但也可为凹陷型。也有许多研究注意到了一个有趣的现象，短节段巴雷特食管腺癌多在12点到3点的区域出现[8]。该现象产生的原因目前未知。但反流多会出现在这个区域，也许是因为胃食管括约肌的不对称所造成[10]。所以这个区域是SSBE患者需要仔细检查的部位。但在LSBE的病例中，异型增生的病灶可以在任何部位发生，且LSBE中出现的病灶多为弥漫性或多发性[11]。在NBI内镜下，日本专家组在2018年提出的新分型建议主要观察黏膜结构和血管结构。这两者都可以是可见或不可见的。黏膜结构可以分为凹点状和非凹点状，重点是观察形态是否规则。血管结构也一样，可以描述为网状或非网状，如果存在不规则结构，就存在异型性[12]（表4-4-1和表4-4-2）。也有简易的分型方法，简单将黏膜和血管结构区分为规则和不规则的分型方法。在日本的一项研究中，内镜专家通过该简易分型法预测异型增生的准确率达到了95%[13]。

活检是病灶性质诊断的关键。由于西方国家LSBE由来的食管胃结合部巴雷特腺癌发病较高，许多西方国家使用西雅图协定，要求内镜医师每隔2 cm随机活检。在修改协定中，对于之前有异型增生史的患者需要每隔1 cm进行随机活检，而随机活检具有耗时长、并发症发生率高的情况。以日本为代表的亚洲国家通常对发现异型增生的区域进行靶向活检。在夏尔马（Sharma）的一项研究中，NBI靶向活检发现异型增生的比例显著升高而需要活检的数量则显著下降[14]。美国消化内镜协会认可了使用图像增强内镜如NBI进行靶向活检取代随

表4-4-1 日本食道协会巴雷特食管腺癌分型（JES-BE分型）

结 构	是否可见	形态学特征		是 否 规 则	预测组织型
黏膜	可见	pit	环形或圆形	规则或不规则	非异型或异型
		非pit	嵴状,绒毛状,线型或管状		
				无法分类	异型
	不可见				
血管	可见	网状		规则或不规则	非异型或异型
		非网状			
				无法分类	异型
	不可见				

资料来源：Goda K, Fujisaki J, Ishihara R, et al. Newly developed magnifying endoscopic classification of the Japan Esophageal Society to identify superficial Barrett's esophagus-related neoplasms. Esophagus, 2018, 15(3): 153−159.

表4-4-2 黏膜及血管形态规则性诊断标准

	黏 膜 形 态		血 管 形 态	预测组织型
规则型	形态/大小：相似		形态：相似、轻度规则的弯曲及分支	非异型
	排列：规则		粗细变化：渐变	
	密度：低、与周围区域相似		位置：在黏膜结构之间或以内	
	白区：清晰可见或均一的宽度			
平坦型	完全平坦的表面（如黏膜形态不可见）且没有清晰的边界		绿色粗血管或长分枝状血管	
不规则型	形态/大小：各异		形态：各异、陡峭或不规则的弯曲及分支	异型（低级别上皮内瘤变、高级别上皮内瘤变、浅表食管腺癌）
	排列：不规则		粗细变化：突变	
	密度：高		位置：穿过黏膜结构	
	白区：模糊/不可见或宽度不一			

资料来源：Goda K, Fujisaki J, Ishihara R, et al. Newly developed magnifying endoscopic classification of the Japan Esophageal Society to identify superficial Barrett's esophagus-related neoplasms. Esophagus, 2018, 15(3): 153−159.

机活检的这一建议并作出了相应的改变[15]。对于我国而言，放大内镜下的靶向活检不仅更符合国情，还可有效降低诊断费用与时间，是比较适合开展的诊断性活检方法。

与食管癌和胃癌不同的是，胃食管交界部癌由于处于鳞柱状上皮交界，其边界判断比较困难。这一区域的肿瘤会出现鳞状上皮下浸润，这是指腺癌性的肿瘤细胞可能向下延伸进入了正常鳞状上皮覆盖下区域的现象。这一点在内镜治疗前的评估中很重要。在一项评估结合部和非结合部癌的研究中，巴雷特食管腺癌的治愈性切除率更低，主要原因是由于鳞状上皮下延伸部在治疗前未被发现，而导致术后切缘阳性。戈达（Goda）等发现52%（44/75）的邻近SCJ处的浅表巴雷特食管癌与鳞状上皮下肿瘤浸润有关[8]。另一些病例报道中，则在白光下发现了无定型区域；或白光下不可见，但在使用图像增强内镜比如NBI放大观察，醋酸喷洒后可见的无定型区域[16]。通过观察36例ESD治疗后的浅表巴雷特食管癌，研究发现鳞状上皮下浸润的内镜下特征可以被分为三组：褪色，异常血管，以及可以显示鳞状上皮下腺样结构的小洞。大多数病灶都有以上至少一个特征[17]。因此在食管胃交界部肿瘤的边界判断上，通常使用色素内镜进行辅助判断，美国消化内镜协会近期发布的一项Meta分析评估了各种包括色素内镜在内的图像增强内镜的敏感性、特异性和阴性预测值。结果显示在不同的染色剂中，醋酸可以提高肠上皮化生、异型增生和高级别异型增生和腺癌的发现率；而内镜选择方面，NBI和共聚焦内镜可以提高检出率[15]。

食管胃结合部具有与食管、胃不同的结构层次，如短节段巴雷特食管腺癌侵及食管黏膜，由于新生黏膜肌的出现，黏膜层被分为m1～m4四层结构，而胃仅有2层黏膜结构（黏膜层与黏膜肌层），食管有三层黏膜结构（黏膜上皮层，黏膜固有层及黏膜肌层）（图4-4-1）。肿瘤侵及黏膜下层者为sm期癌，与m期癌同属于浅表食管癌范畴，根据肿瘤浸润深度将浸润至黏膜下层的上、中、下1/3者分别称为sm1期癌、sm2期癌以及sm3期癌，其中sm1期癌为肿瘤浸润黏膜下层的深度＜500 μm，与胃sm1的描述相同，却区别于食管中对sm1的描述[9]。

食管胃结合部癌深度判断需要结合白光、放大内镜及超声内镜的结果。一些研究表明了早期食管胃接合部腺癌内镜下肉眼分型和浸润深度的相关性。没有肉眼混合型特征的非息肉型病灶相较息肉型病灶黏膜下浸润的可能性更小，但有更多的黏膜下浸润与无蒂息肉样病灶或非息肉样混合型（如0-Ⅱa+Ⅱc）病灶相关[18]。对于食道鳞癌而言，放大内镜与超声内镜对深度判断具有一定的参考作用，但单独使用准确性都不高[19]，因此需要结合多种手段对病变深度进行进一步的判断。2020

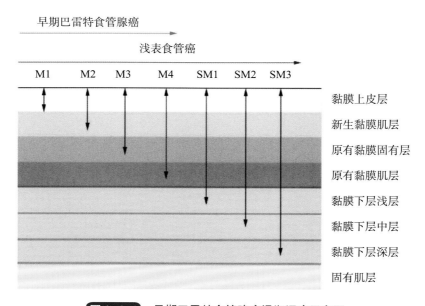

图4-4-1 早期巴雷特食管腺癌浸润深度示意图

资料来源：中国巴雷特食管及其早期腺癌筛查与诊治共识

年日本食道协会内镜诊疗指南提出,对于食管腺癌,超声内镜检查术(endoscopic ultrasonography, EUS)对深度的判断作用并没有比白光肉眼型判断优势大,因此指南不建议使用EUS进行食管腺癌的深度判断[20]。

食管胃结合部癌的治疗方法一般根据淋巴脉管转移风险的数据来制定。由于食管胃交界处鳞癌淋巴结转移率与食管鳞癌类似,因此食管胃交界处鳞癌的内镜下治疗方案可以参考食管鳞癌。2020年日本内镜下治疗指南指出,食道鳞癌深度在T1a-MM/T1b sm1可作为内镜下治疗的相对适应证,治疗后需要再次评估标本的深度,如最终病理评价为T1a EP/LPM且无淋巴脉管侵犯,则为治愈性切除,如最终深度在MM以深,由于淋巴结转移率可能在10%以上,故需要追加手术或放化疗。新版的治疗指南中,术前评估为T1a-MM或T1b-sm的肿瘤,如为非环周性,仍为内镜下切除的相对适应证,在术后仍需进行治愈性评估[21]。但对于食道腺癌,如巴雷特食管腺癌,即使肿瘤达到m4,在无脉管淋巴侵犯时,其淋巴结转移率接近零。一篇关于巴雷特食管来源的重度异型增生或黏膜内癌淋巴结转移风险相关的系统回顾显示重度异型增生病例中无淋巴结转移,而在黏膜内病变的患者中有约2%的淋巴结转移风险[22]。另一项研究显示,巴雷特食管腺癌肿瘤大小在3 cm以上,淋巴脉管侵袭阳性以及含有低分化成分是淋巴结转移的独立高危因素;亚组分析显示,黏膜内癌中如果无淋巴脉管侵犯,无低分化成分,就没有淋巴结转移风险;而sm1癌无淋巴脉管侵犯,无低分化成分并且小于3 cm,淋巴结转移风险也很低;对于浅表黏膜癌进行ESD手术后患者的5年总生存率、无复发生存率、疾病特异性生存率分别达到了94.2%、92.3%、96.1%[23]。

在欧美,肿瘤性病灶大多与LSBE相关,所以采取EMR(endoscopic mucosal resection,内镜下黏膜切除术)治疗后射频消融作为标准的方法。但在我国,LSBE相关的肿瘤比较罕见。但对于多发病灶,射频消融的方法比较常用。但一项研究显示,对于高级别异型增生或腺癌进行射频消融后的复发率高达14.5%[24]。但如浅表病灶为多发或环周或长度大于5 cm,有时难以进行ESD治疗,此时选择射频消融或其他新方法就会有比较大的优势。

由于食管胃结合部位置、组织类型、深度和范围判断存在的问题和困难,目前食管胃结合部癌的诊断需要消化内镜、胸外科、普外科、肿瘤科、影像科等多学科合作进行诊疗方案制定,且相关领域并无系统全面的规范化诊疗指南及共识,希望未来能通过大规模临床研究,制定这一领域的诊疗规范,从而使患者得到最大获益(图4-4-2、4-4-3、4-4-4)。

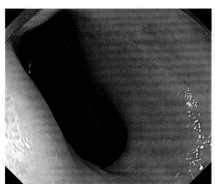

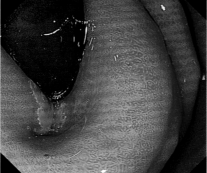

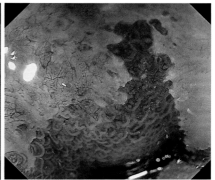

a   b   c

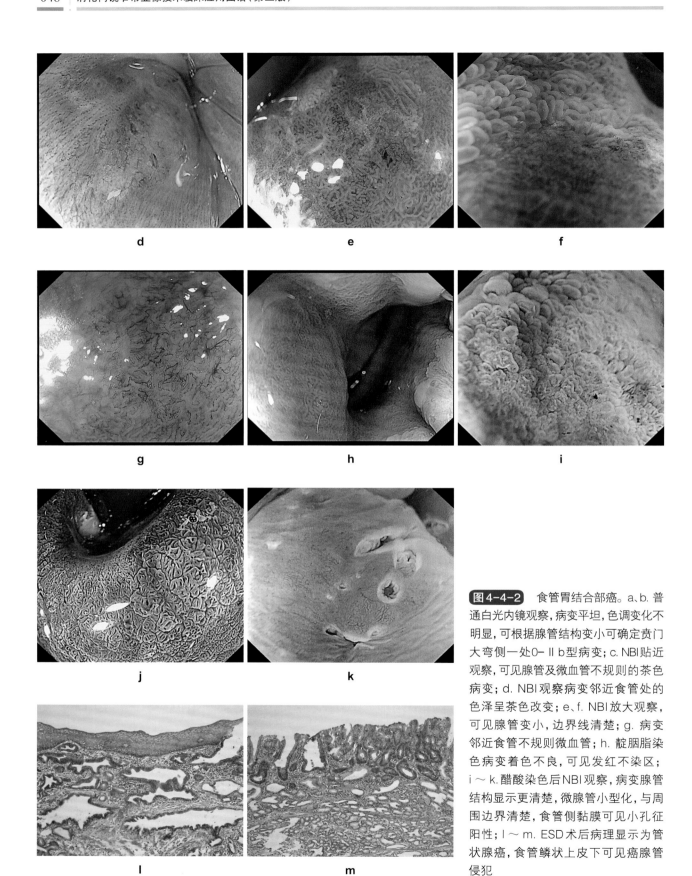

图4-4-2 食管胃结合部癌。a、b. 普通白光内镜观察，病变平坦，色调变化不明显，可根据腺管结构变小可确定贲门大弯侧一处0-Ⅱb型病变；c. NBI贴近观察，可见腺管及微血管不规则的茶色病变；d. NBI观察病变邻近食管处的色泽呈茶色改变；e、f. NBI放大观察，可见腺管变小，边界线清楚；g. 病变邻近食管不规则微血管；h. 靛胭脂染色病变着色不良，可见发红不染区；i～k. 醋酸染色后NBI观察，病变腺管结构显示更清楚，微腺管小型化，与周围边界清楚，食管侧黏膜可见小孔征阳性；l～m. ESD术后病理显示为管状腺癌，食管鳞状上皮下可见癌腺管侵犯

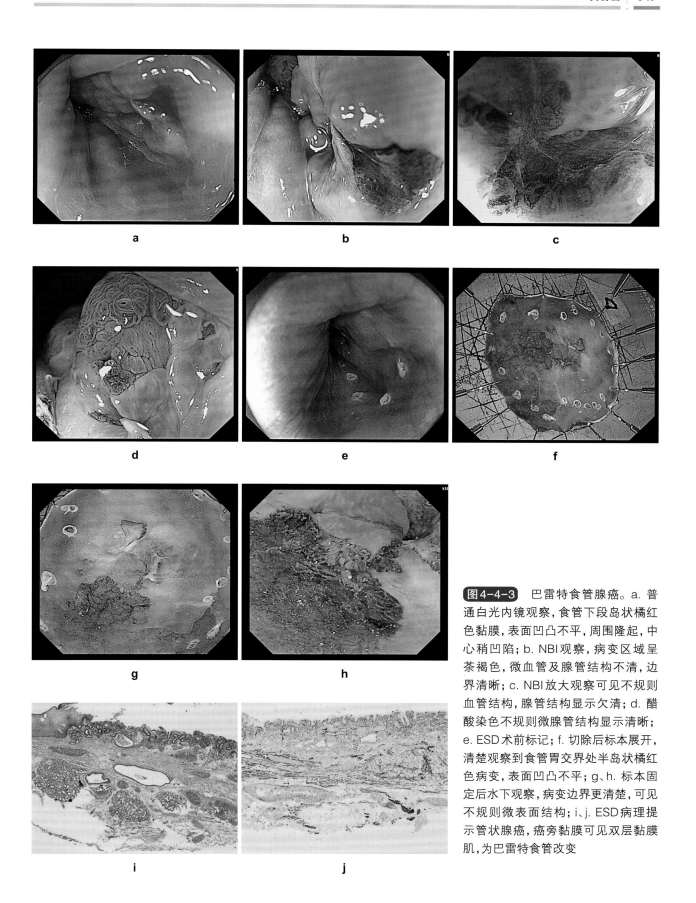

图4-4-3 巴雷特食管腺癌。a. 普通白光内镜观察,食管下段岛状橘红色黏膜,表面凹凸不平,周围隆起,中心稍凹陷;b. NBI观察,病变区域呈茶褐色,微血管及腺管结构不清,边界清晰;c. NBI放大观察可见不规则血管结构,腺管结构显示欠清;d. 醋酸染色不规则微腺管结构显示清晰;e. ESD术前标记;f. 切除后标本展开,清楚观察到食管胃交界处半岛状橘红色病变,表面凹凸不平;g、h. 标本固定后水下观察,病变边界更清楚,可见不规则微表面结构;i、j. ESD病理提示管状腺癌,癌旁黏膜可见双层黏膜肌,为巴雷特食管改变

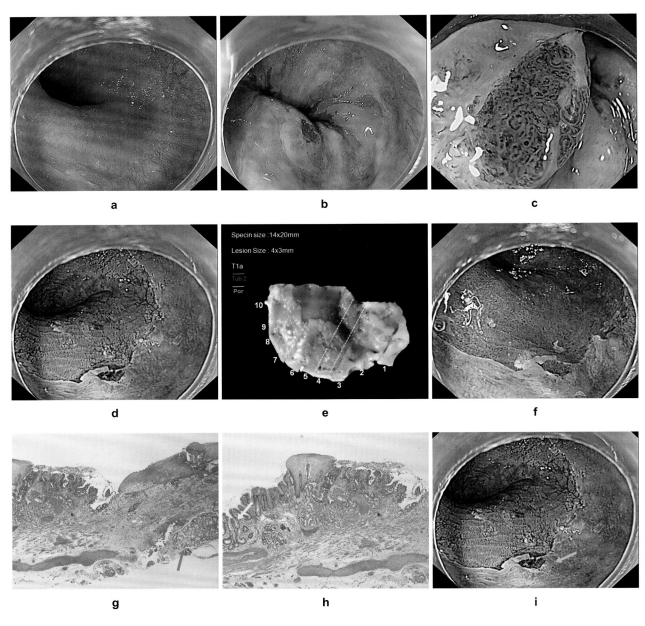

a

b

c

d

e

f

g

h

i

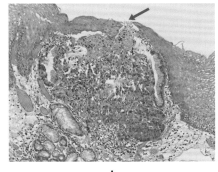

j

图4-4-4　巴雷特食管腺癌（遵义医科大学附属医院狄连君提供）。a. 食管胃结合部普通内镜白光图，EGJ（栅栏状血管的末端）上方可见超短节段的巴雷特食管，6点钟位置色泽发红的边界清晰的轻微凹陷；b. 食管胃结合部NBI近景图，6点钟位置鳞状上皮的区域内可见边界清晰的茶褐色区域；c. 食管胃结合部ME-NBI图，边界清晰，不规则的微血管结构，管径粗细不一，走形不规则，MCE显示不清；d. 食管胃结合部NBI联合醋酸染色显示小孔征；e. ESD标本的病理图复原图；f. NBI内镜图下对应标本的复原图；g～j. 术后ESD标本对应ME-NBI图及AA-NBI图。病变区域为tub2，可见管腔形成，细胞核大深染，病变周围包绕着鳞状上皮，可见巴雷特柱状上皮伴肠化（图h黄色箭头），以及黏膜下层食管固有腺（图g蓝色箭头），因此可诊断在巴雷特食管基础上发展的巴雷特腺癌。4号片为por成分为主，顶端微微露头，形成小孔（图j红色箭头），故称为小孔征，和内镜下表现相对应（图i绿色箭头）

（陈　晔）

参 考 文 献

［ 1 ］ Bray F, Ferlay J, Soerjomataram I, et al. Global cancer statistics 2018: GLOBOCAN estimates of incidence and mortality worldwide for 36 cancers in 185 countries. CA Cancer J Clin, 2018, 68(6): 394-424.

［ 2 ］ 日本食道协会编. 臨床 病理食道癌取り扱い規約（第11版）. 金原出版社, 2015.

［ 3 ］ Siewert JR, Holscher AH, Becker K, et al. Cardia cancer: attempt at a therapeutically relevant classification. Chirurg, 1987, 58(1): 25-32.

［ 4 ］ Amin MB, Edge SB, Greene FL. AJCC Cancer Staging Manual, 8th Ed. New York: Springer, 2017.

［ 5 ］ Cancer Genome Atlas Research Network, Analysis Working Group: Asan University, BC Cancer Agency, et al. Integrated genomic characterization of oesophageal carcinoma. Nature, 2017, 541(7636): 169-175.

［ 6 ］ Iwaya Y, Rowsell C, Gupta V, et al. Buried Barrett's Adenocarcinoma Clearly Demonstrated with Acetic Acid Chromoendoscopy. Am J Gastroenterol, 2018, 113(11): 1580.

［ 7 ］ Shiota S, Singh S, Anshasi A, et al. Prevalence of Barrett's Esophagus in Asian Countries: A Systematic Review and Meta-analysis. Clin Gastroenterol Hepatol, 2015, 13(11): 1907-1918.

［ 8 ］ Goda K, Singh R, Oda I, et al. Current status of endoscopic diagnosis and treatment of superficial Barrett's adenocarcinoma in Asia-Pacific region. Dig Endosc, 2013, 25 Suppl 2: 146-150.

［ 9 ］ 中国巴雷特食管及其早期腺癌筛查与诊治共识（2017万宁）

［10］ Matsui A, Kuribayashi Y, Nomura K, et al. Conventional White Light Endoscopic Features of Small Superficial Barrett's Esophageal Adenocarcinoma. Digestion, 2016, 93(1): 47-52.

［11］ Kagemoto K, Oka S, Tanaka S, et al. Clinical outcomes of endoscopic submucosal dissection for superficial Barrett's adenocarcinoma. Gastrointest Endosc, 2014, 80(2): 239-245.

［12］ Goda K, Fujisaki J, Ishihara R, et al. Newly developed magnifying endoscopic classification of the Japan Esophageal Society to identify superficial Barrett's esophagus-related neoplasms. Esophagus, 2018, 15(3): 153-159.

［13］ Singh M, Bansal A, Curvers WL, et al. Observer agreement in the assessment of narrowband imaging system surface patterns in Barrett's esophagus: a multicenter study. Endoscopy, 2011, 43(9): 745-751.

［14］ Sharma P, Hawes RH, Bansal A, et al. Standard endoscopy with random biopsies versus narrow band imaging targeted biopsies in Barrett's oesophagus: a prospective, international, randomised controlled trial. Gut, 2013, 62(1): 15-21.

［15］ ASGE Technology Committee. Gastrointest Endosc, 2016, 83(4): 684-698.

［16］ Yagi K, Nakamura A, Sekine A, et al. Magnified view of adenocarcinoma in short segment Barrett's esophagus treated by endoscopic mucosal resection. Gastrointest Endosc, 2002, 55(2): 278-281.

［17］ Takeuchi M, Uedo N. Endoscopic detection of superficial esophagogastric junction adenocarcinoma. Dig Endosc, 2017, 29(suppl 2): 37-38.

［18］ Oda I, Abe S, Kusano C, et al. Correlation between endoscopic macroscopic type and invasion depth for early esophagogastric junction adenocarcinomas. Gastric Cancer, 2011, 14(1): 22-27.

［19］ Bartel MJ, Wallace TM, Gomez-Esquivel RD, et al. Role of EUS in patients with suspected Barrett's esophagus with high-grade dysplasia or early esophageal adenocarcinoma: impact on endoscopic therapy. Gastrointesti Endosc, 2017, 86(2): 292-298.

［20］ 日本食道学会（編）. 食道癌診療ガイドライン2017年版. 第4版, 金原出版, 2017

［21］ Ishihara R, Arima M, Iizuka T, et al. Endoscopic submucosal dissection/endoscopic mucosal resection guidelines for esophageal cancer. Dig Endosc, 2020, 32(4): 452-493.

［22］ Dunbar KB, Spechler SJ. The risk of lymph-node metastases in patients with high-grade dysplasia or intramucosal carcinoma in Barrett's esophagus: a systematic review. Am J Gastroenterol, 2012, 107: 850-862.

［23］ Ishihara R, Oyama T, Abe S, et al. Risk of metastasis in adenocarcinoma of the esophagus: A multicenter retrospective study in a Japanese population. J Gastroenterol, 2017, 52(7): 800-808.

［24］ Pech O, May A, Manner H, et al. Long-term efficacy and safety of endoscopic resection for patients with mucosal adenocarcinoma of the esophagus. Gastroenterology, 2014, 146(3): 652-660.

4.5　食管良性疾病

1. 食管胃黏膜异位

食管上段胃黏膜异位症发生于患者胃黏膜的食管上段位置处，是由于鳞状上皮不完全被替代形成柱状上皮所致。白光内镜下食管胃黏膜异位表现为玫瑰-橙红色天鹅绒样斑块，酷似胃黏膜，与周围的灰白色正常食管黏膜的界限清晰。NBI下成褐色卵圆形区域，放大观察表面结构表现为类似胃内正常的腺管开口及微血管结构（图4-5-1）。

2. 真菌性食管炎

白光内镜检查可见到食管黏膜表面有散在的白色或黄白色的点状、斑片状伪膜和豆腐渣样物，伴黏膜充血水肿或糜烂，甚至溃疡，黏膜质脆易出血。NBI下无明显特异性（图4-5-2）。

3. 食管乳头状瘤

病变多见于食管中段，多为单发病变，直径多在5 mm之内。白光内镜下主要表现为息肉样隆起，表面光滑或颗粒样，部分呈分叶状；多呈白色，少数淡红色。质地软（图4-5-3）。

4. 食管黏膜角化

内镜检查可见到食管黏膜有单个或散在白色斑块，略高于正常食管黏膜，边界清楚，也存在于整个食管黏膜。NBI下无明显特异性表现，可表现为发白的黏膜层增厚（图4-5-4）。

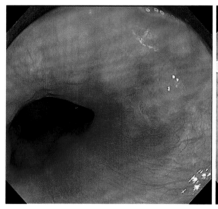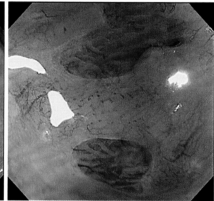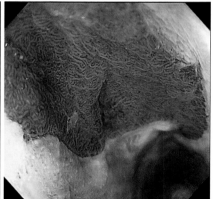

图4-5-1　食管黏膜异位内镜下表现。白光可见发红的椭圆形或圆形病灶，与周围灰白色的正常食管黏膜分界清楚；NBI观察呈茶褐色改变，被胃黏膜表面结构覆盖

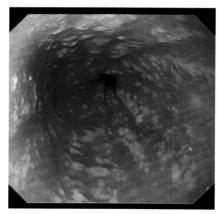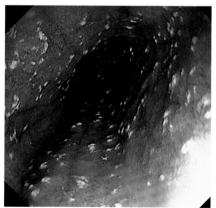

图4-5-2　真菌性食管炎。内镜下食管黏膜可见不连续的白色物质呈点状、片状附着，用水冲洗不易冲走

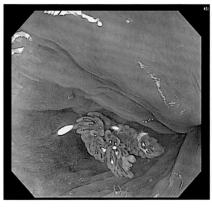
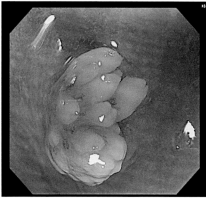
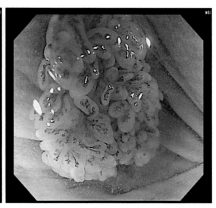

图4-5-3 食管乳头状瘤。内镜下表现为突入食管腔的表面类似珊瑚和桑葚一样的隆起；NBI放大可见血管口径一致

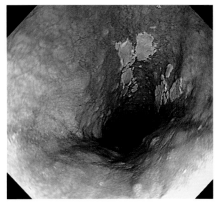
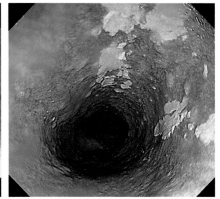

图4-5-4 食管黏膜角化。食管上皮角化内镜下表现为白色斑块状物质

（丁　慧）

4.6　特殊类型食管肿瘤

中国是食管癌高发病率国家，且其中90%为食管鳞癌，其余10%为一些特殊类型的食管癌病理类型，如：食管腺癌、基底细胞样鳞癌、腺鳞癌、神经内分泌癌、癌肉瘤以及黏液表皮样癌等。

4.6.1　食管疣状癌

定义：因慢性刺激、食管炎、食管损伤或HPV51和HPV11感染所致的食管病变。

内镜表现：白色膜状突起、疣状或者息肉样隆起，外向性生长（图4-6-1）。

组织学特点：常位于食管下1/3，呈现高分化，细胞异性型小，表面乳头状突起，浸润前沿成推进式生长；肿瘤生长缓慢，转移不常见。

4.6.2　基底层型鳞癌

定义：基底层型鳞癌为鳞癌的一种，多位于食管中下段。

内镜表现：0-Ⅱa、0-Ⅱb型常见，病变边界不清楚，大多数表面覆盖增厚不均质角化层，分支血管网多显示不清楚，NBI下观察边界模糊，背景色改变不明显（图4-6-2、4-6-3、4-6-4）。

ME-NBI：角化增厚处IPCL不可见，碘染色后多呈浅染色，边界较模糊。

组织学特点：病理上表现为肿瘤细胞局限于上皮下半区域或者基底层，上皮表面可有过度角化。

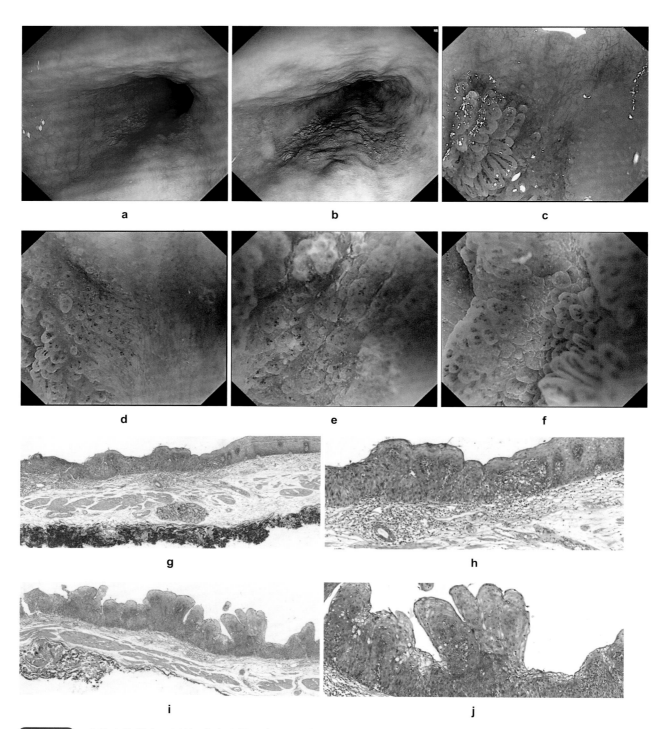

图4-6-1 食管疣状鳞癌一例（河南省人民医院张海辉提供）。a. 食管中段后壁白光图：可见片状黏膜发红，树枝样血管纹理不可见；b. 图a之NBI非放大近景图：病灶呈茶色改变，边缘处呈点状灰白色改变；c. 病变口侧NBI放大图：病变边界清晰，呈茶色改变，可见乳头样微结构，内可见稍扩张IPCL，IPCL局限于微结构内；d. 病变左侧（前壁）NBI放大图：呈茶色背景，边界清晰，近中央处仍可见乳头样微结构，边缘处可见扩张IPCL，呈B1型；e. 病变中央的NBI放大图：仍可见不规则乳头状微结构，微结构内可见扩张IPCL，IPCL局限于乳头样微结构内；f. 病变右侧的NBI高倍放大图：边界清晰，病灶内可见大小不一微乳头样微结构，内可见扩张、迁曲IPCL，IPCL位于微乳头样结构内；g. ESD标本取材第9条组织条切片（40倍），病理：鳞状细胞癌，m2（该处位于病灶左侧，对应于内镜图d中央处乳头样微结构）；h. 图f局部（100倍），病理：鳞状细胞癌，m2；i. ESD取材第8条组织（40倍，该处对应为病灶口侧，对应图c位置），病理：食管疣状鳞癌，m2；j. 图h之局部图（100倍），食管疣状鳞癌，m2；该病例最终病理诊断：鳞状细胞癌，部分呈疣状鳞癌，病灶大小2.6 cm×2 cm，深度m2，水平垂直切缘均阴性，脉管阴性，浸润方式：INFa

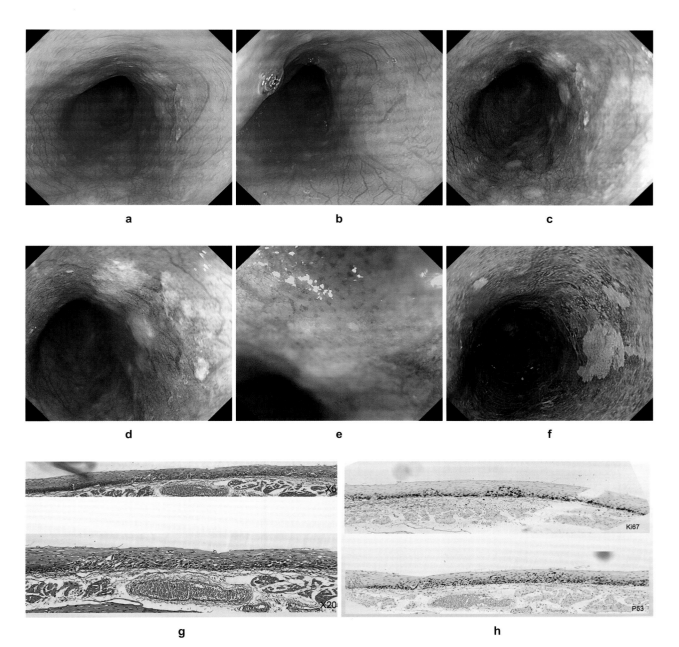

a   b   c

d   e   f

g   h

图4-6-2 食管基底层鳞状细胞癌（四川省人民医院胡晓、杨旭丹提供）。a、b. 距门齿25 cm可见1处0-Ⅱb型食管病变普通白光图，可见部分黏膜下血管透见性降低，表面可见少许不均匀白斑，轻微吸气后表现更明显；c、d. 食管病变NBI非放大图，未见明显褐色背景，可见不均匀角化；e. 食管病变NBI放大图，病变角化处部分区域可透见Ⅳ型IPCL，排列稀疏，分支血管网透见不清；f. 食管病变碘染色图，碘染后可见病变主体呈淡染，病变右侧（对应不均匀白斑区域）呈不均匀染色，边界欠清晰；g. 肿瘤局限基底区域（＜1/2），上半区域上皮无异型性，基底层肿瘤区域细胞排列不规则，细胞核异型度高；h. Ki67局部表达增高，P53蛋白呈突变型表达

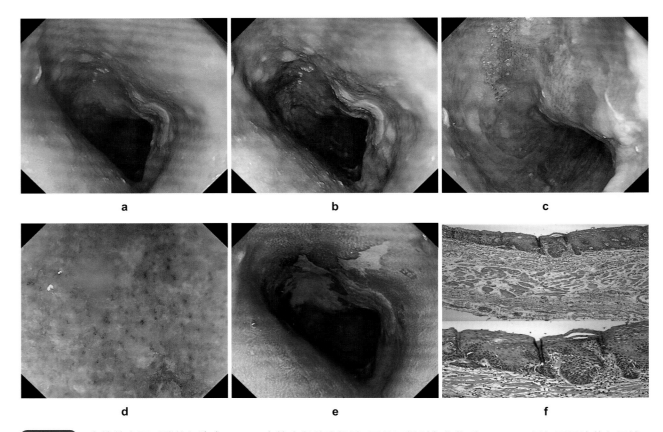

图4-6-3 食管基底层型鳞状细胞癌。a、b. 食管中段黏膜粗糙,可见不规则角化物质;c. NBI:局部可见淡茶色区域;d. ME-NBI:IPCL显示欠清,JES B1型,Inoue Ⅳ + Ⅴ 1型;e. 卢戈液染色呈不染;f. ESD术后病理:基底层型鳞状细胞癌

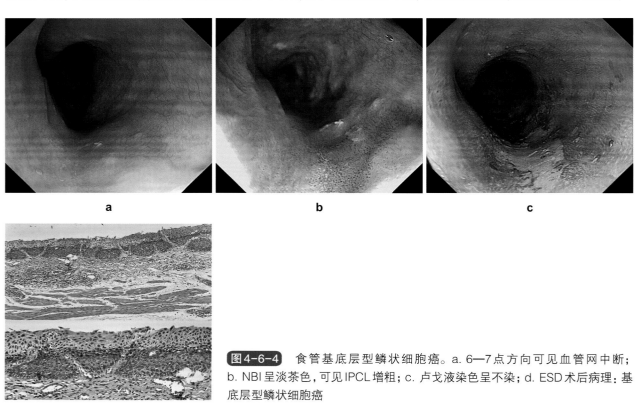

图4-6-4 食管基底层型鳞状细胞癌。a. 6—7点方向可见血管网中断;b. NBI呈淡茶色,可见IPCL增粗;c. 卢戈液染色呈不染;d. ESD术后病理:基底层型鳞状细胞癌

（李亚其）

5 胃 篇

5.1 胃内检查常规拍摄部位及观察技巧

上消化道内镜检查是每位消化科医师进入内镜学习时的第一步。许多医师都认为胃镜检查很简单,几个部位,几个步骤,5 min 就结束的检查,根本没有任何难度。然而事实真的如此吗?

所有内镜医师如严格按照操作规范进行内镜诊疗,包括内镜图像采集数目,照片拍摄位置及操作手法,全部整齐划一,早期胃癌发现率就会越来越高。早期胃癌发现率与规范操作有着非常重要的关系。如何进行规范的胃镜操作呢?

5.1.1 胃镜操作

1. 前处置

胃内食物残渣和附着于胃壁的黏液会妨碍观察。通常,检查前一日晚饭后禁食,当天检查前口服链蛋白酶混合液。进入食管后,即开始冲洗食管腔,注意注水后随即吸引,避免呛咳。进入胃腔后,立刻进行全胃冲洗,一般使用祛泡剂,然后尽可能吸干净胃内的液体。

2. 解痉剂

进行胃内观察时,如果出现胃蠕动,不仅会遗漏病变,也可能会使检查时间延长,导致受检者的痛苦增大。如患者无心脏疾病、青光眼、前列腺肥大症、甲状腺功能亢进症等基础疾病,可以使用抗胆碱药静脉注射或肌内注射。

3. 镇痛药、镇静药

镇痛药及镇静药的使用,不仅可以使受检者痛苦减轻,也能让内镜医师平静而仔细地进行观察。使用镇静药时,确保复苏室及管理人员的存在是不可或缺的。在这类镇静药使用时,需要监测氧饱和度和脉率,必要时需要吸氧等措施。

5.1.2 内镜筛查技巧

1. 微小胃癌的发现技巧

即使内镜下诊断为胃炎、糜烂、良性溃疡,活检却提示为癌,这种被称为胃炎类似型早期胃癌的病例不断增加。如果对这类病变的存在认识不足,就会出现即使看到病灶也会漏诊的情况。细心留意轻微的发红或褪色的色调变化,轻微的黏膜变化,轻微的出血性变化都是非常重要的。希望内镜医师多积累这样的病灶,多学习诊断学知识。但是也有即使符合诊断学特征,也让人产生困惑的情况,这时不要犹豫进行活检。

2. 不遗漏盲点的观察技巧

内镜检查时会有盲点存在。一般,贲门部、胃角后壁、胃体后壁、胃体及胃窦部大弯侧都容易成为盲点。

贲门部正镜观察时处在切线方向,很难仔细观察。所以这个部位倒镜观察很有效。但是,仅仅在低位倒镜远观贲门部是不够的，靠近观察非常重要。在倒镜时，为了防止病变被内镜遮掩，需要一边调整旋钮一边左右摆动内镜来进行观察。

胃角后壁在正镜下与镜头很难保持距离，观察困难的情况多见。J型倒镜观察的过程中，经过胃体上部→中部→下部的过程中，向胃大弯的方向插镜就可以做到与胃角保持距离的倒镜观察。这样一来也能更方便地观察到胃窦后壁。

胃体部后壁在检查开始时空气量少的情况下观察非常重要。另外，倒镜观察胃体小弯侧的同时向后壁方向摆动镜身，有意识地观察后壁也是推荐的要点。

胃体及胃窦部大弯侧，在内镜进入十二指肠观察后，黏膜表面会因为被镜身摩擦而发红，将这种摩擦导致的发红与病变区别开就会变得很困难。所以在进入幽门口之前确认该部位的情况很重要。十二指肠观察完毕后再进行大弯侧观察时，需要足够的空气量使皱襞与皱襞间充分展开后再进行观察。

头脑中要常有盲点这个概念存在，而不是随意的看看图像，对于观察困难的部位要用各种技巧观察到每一个角落。

3. 观察每一个部位的技巧

胃内送气过多时会使受检者感到痛苦。但是，空气量不充足，隐藏在皱襞间的病灶又会遗漏。特别是未分化腺癌好发于非萎缩性黏膜，如果空气量不足，隐藏在大弯皱襞间的病灶就会被掩盖。另外，遇到使用极少的空气量也难以停止的打嗝时，充气观察的方法很难运用，这时可以观察送气后胃壁的伸展性，这也是不可忽视的。

5.1.3　胃镜检查流程

胃镜检查规范化流程图示见图5-1-1至图5-1-38。

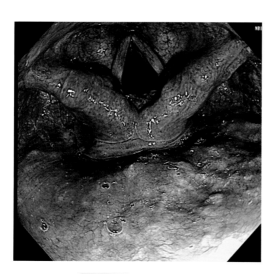

图5-1-1　咽部（NBI）

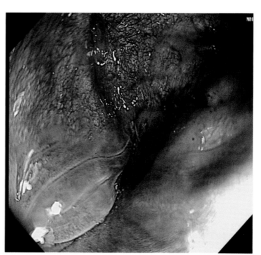

图5-1-2　右侧梨状窝（NBI）

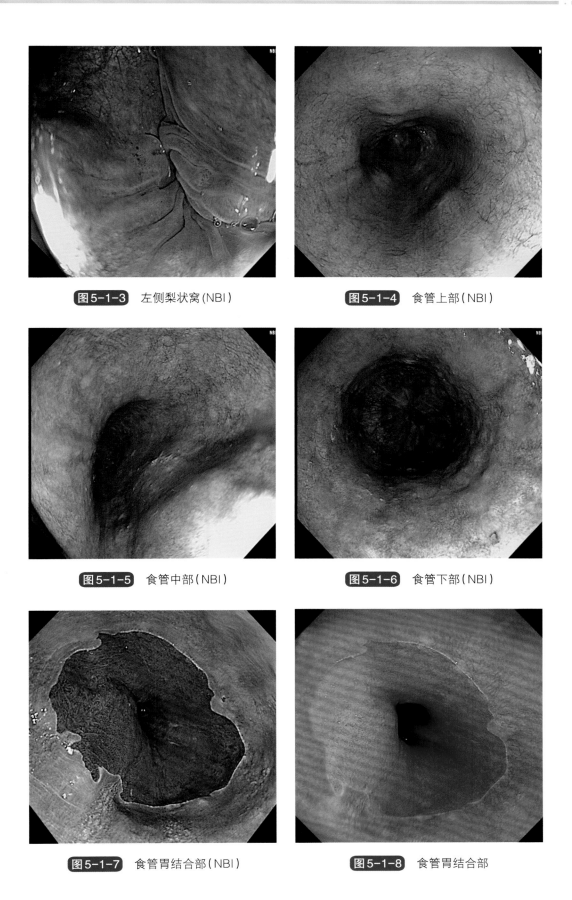

图5-1-3　左侧梨状窝（NBI）　　　　　图5-1-4　食管上部（NBI）

图5-1-5　食管中部（NBI）　　　　　图5-1-6　食管下部（NBI）

图5-1-7　食管胃结合部（NBI）　　　　图5-1-8　食管胃结合部

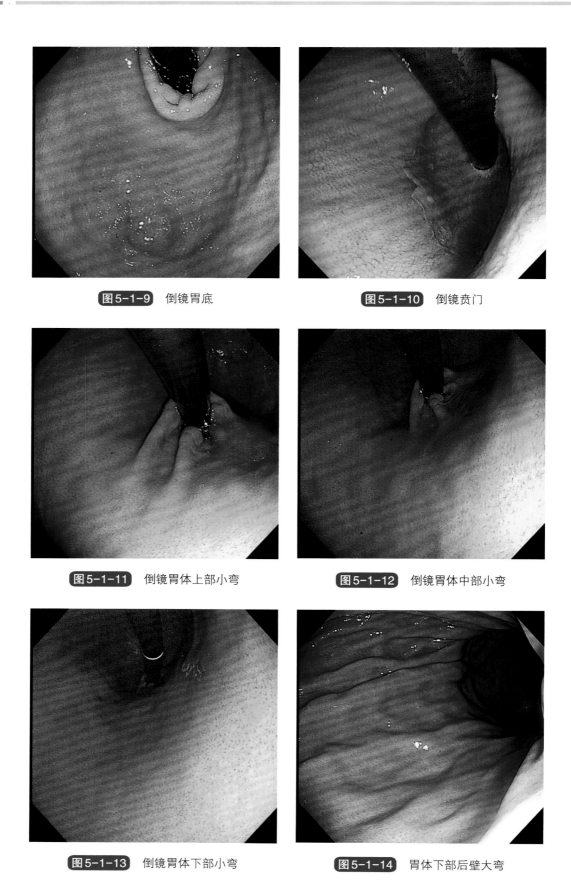

图5-1-9　倒镜胃底

图5-1-10　倒镜贲门

图5-1-11　倒镜胃体上部小弯

图5-1-12　倒镜胃体中部小弯

图5-1-13　倒镜胃体下部小弯

图5-1-14　胃体下部后壁大弯

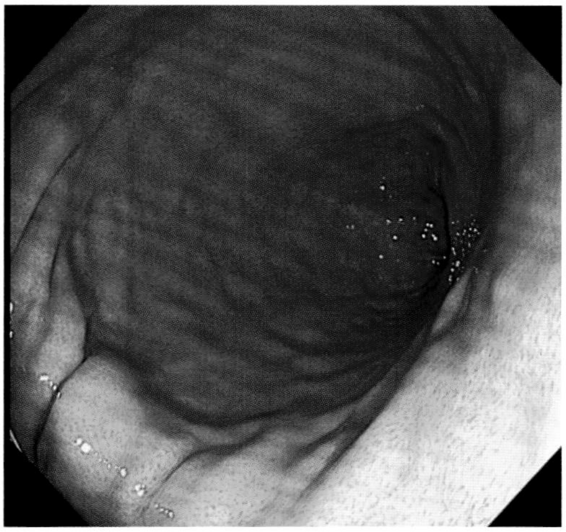

图5-1-15 胃体中部后壁大弯

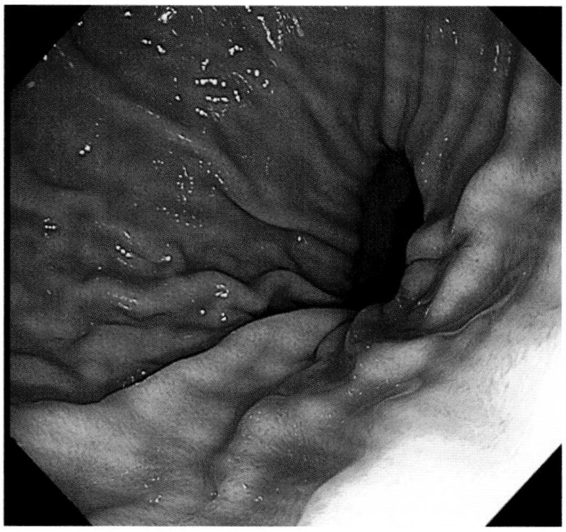

图5-1-16 胃体上部后壁大弯

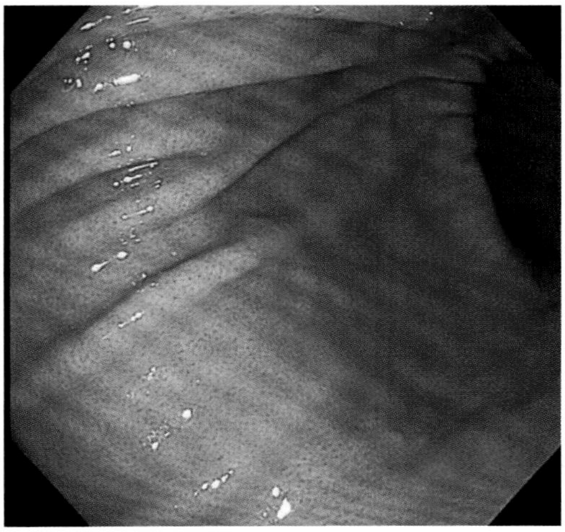

图5-1-17 胃体上部前壁

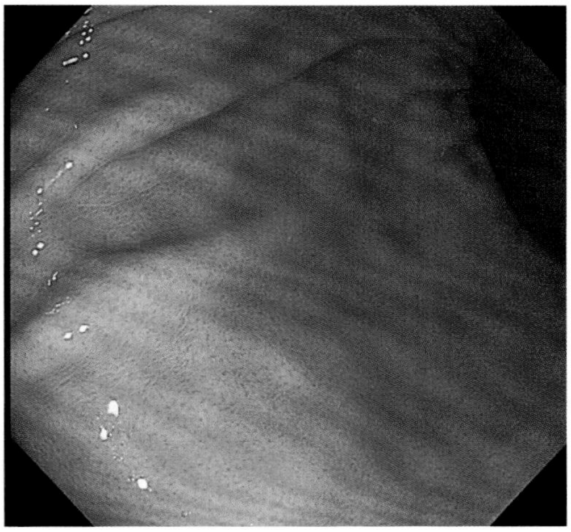

图5-1-18 胃体中部前壁

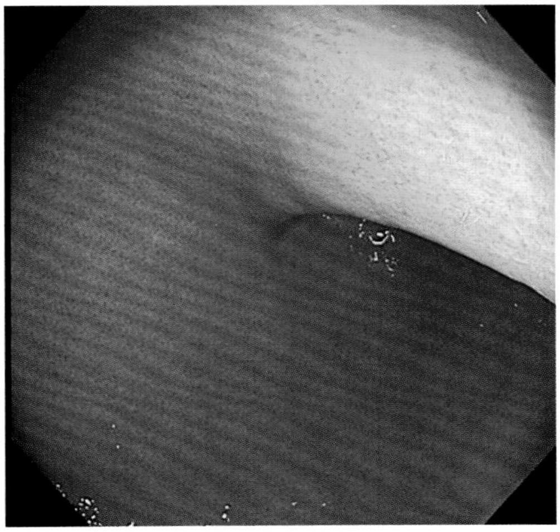

图5-1-19 胃体下部前壁

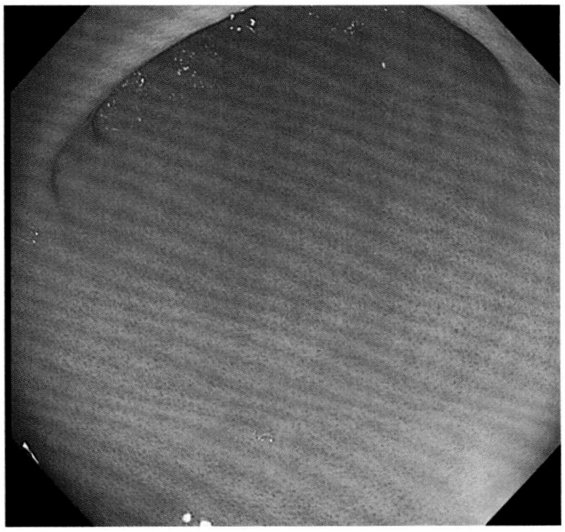

图5-1-20 窦体交界大弯

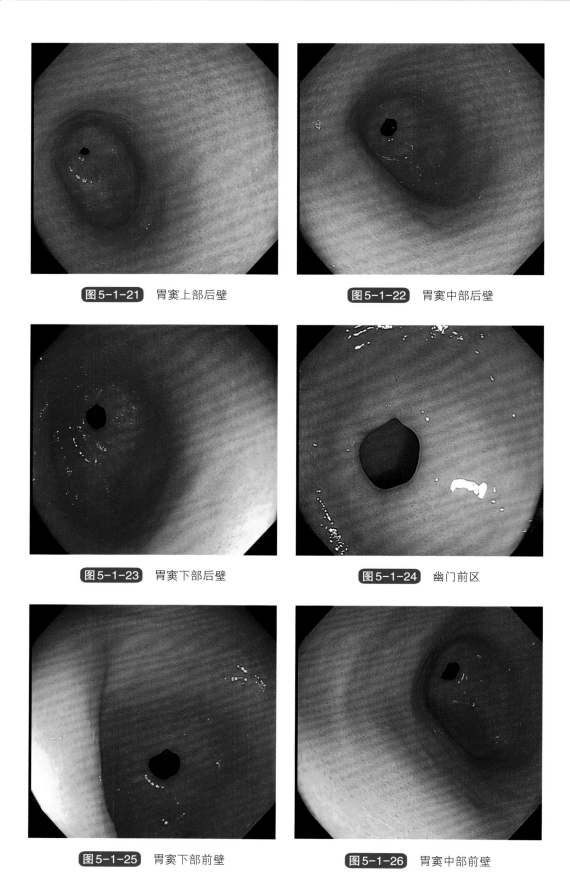

图5-1-21　胃窦上部后壁

图5-1-22　胃窦中部后壁

图5-1-23　胃窦下部后壁

图5-1-24　幽门前区

图5-1-25　胃窦下部前壁

图5-1-26　胃窦中部前壁

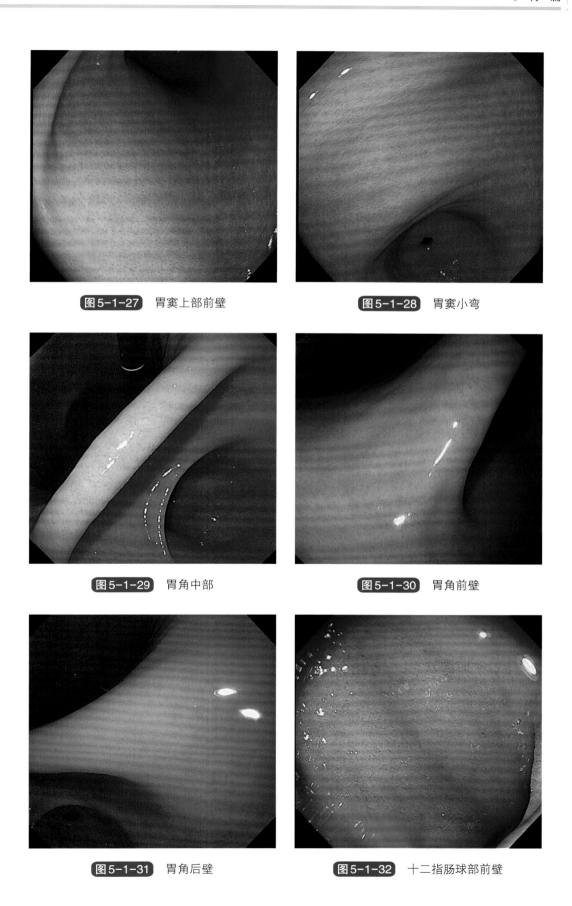

图5-1-27 胃窦上部前壁

图5-1-28 胃窦小弯

图5-1-29 胃角中部

图5-1-30 胃角前壁

图5-1-31 胃角后壁

图5-1-32 十二指肠球部前壁

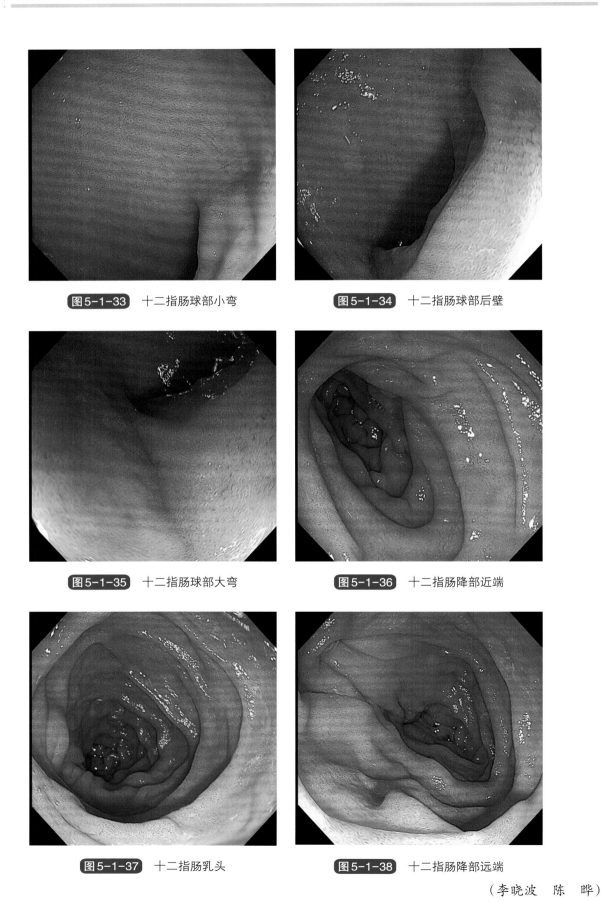

图5-1-33 十二指肠球部小弯

图5-1-34 十二指肠球部后壁

图5-1-35 十二指肠球部大弯

图5-1-36 十二指肠降部近端

图5-1-37 十二指肠乳头

图5-1-38 十二指肠降部远端

（李晓波　陈　晔）

参 考 文 献

[1] 角川康夫, 正田浩子, 草野央, 等。胃癌に対する内視鏡スクリーニング. 胃と腸, 2008, 43 (8): 第 8 号 2008 年 7 月, 23-25

5.2 胃放大内镜操作基本技巧

近些年来，无论是内镜设备还是内镜诊疗技术都取得了很大的进步，其中放大胃镜在国内逐步普及，很多基层医院也开始使用。通过放大胃镜观察，可判断病变性质，评估分化程度、组织学类型等。因此，掌握放大胃镜观察技术、拍摄高质量的放大图片是很有必要的。下面从操作前准备、安装黑帽、内镜模式设置、操作顺序、放大胃镜观察方法等方面进行阐述。

5.2.1 操作前准备

1. 消泡剂

通常胃里面有较多的黏液和泡沫，为了保证内镜视野、缩短冲洗时间及操作时间，需要在操作前口服祛黏液剂和消泡剂。通常使用的祛黏液剂有链霉蛋白酶、乙酰半胱氨酸、糜蛋白酶，可以选择其中一种，然后联用消泡剂，如西甲硅油或二甲硅油，配置成 100 mL，于检查前 30 min 服用[1-5]；pH 在 6 ～ 8 时链霉蛋白酶对黏液的分解程度最大，因此需要和碳酸氢钠一起使用[4]。在冲洗过程中，为防止气泡形成，也可以在冲洗液中加入消泡剂，量不宜过多，以免对后续的观察造成影响（图 5-2-1，图 5-2-2）。

2. 安装黑帽

在进行放大内镜操作前，为固定内镜和病灶之间的距离，便于对焦，以获取清晰的图像，需在内镜前端安装黑色软帽；以 GIF-H260Z 为例，安装黑帽后会在画面的左上角及右上角看到帽檐的一部分（图 5-2-3），与 ESD 时安装的透明帽有不同之处。

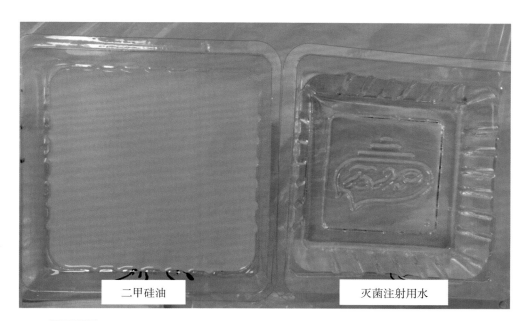

二甲硅油　　　灭菌注射用水

图 5-2-1　加入过多的二甲硅油乳剂后，冲洗液透见度下降，不利于水下的放大观察

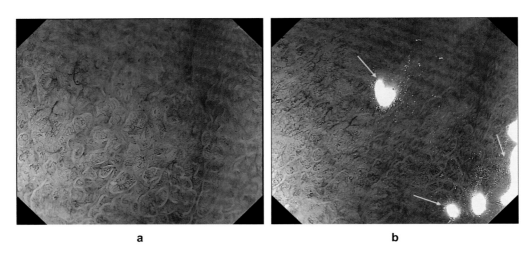

图5-2-2 加了消泡剂(二甲硅油乳剂)的冲洗液。a. 未冲洗状态下;b. 冲洗后,乳剂造成的反光很明显(黄色箭头)

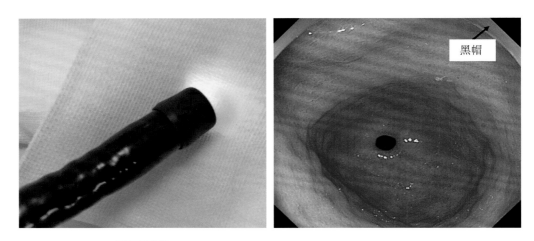

图5-2-3 操作前安装黑帽,在视野中会看到帽檐的一部分

3. 内镜模式设置

奥林巴斯视频图像处理系统有两个内置的可调节图像处理功能[6],分别为"结构增强(structural enhancement)"和"色彩增强(color enhancement)"。NBI的色彩增强模式可更改图像中蓝色和绿色调的占比,上消化道首选模式"1"或"2",结肠镜首选模式"3"(图5-2-4)。一般内镜主机默认设置白光色彩增强模式为0,NBI下胃镜为模式1,结肠镜为模式3,不需要进行调整;特殊情况下,如使用放大胃镜进行肠道病变的观察时,则需注意模式的调整。

结构增强有A和B两种模式,每种模式有8个增强级别,可以为主机面板的选择按钮分配三种设置。A模式通过增加线性物体(血管、隐窝或黏膜嵴)的宽度,来达到增强的效果,可以更好地显示微血管和表面微结构;B模式可以使物体的轮廓更加清晰,即锐化边缘(图5-2-5)。白光观察时,为了防止结构增强带来的"粗颗粒感"的干扰,更好地识别不同色调的病灶,笔者通常将白光设定为结构增强级别较低的A3模式,特别是在除

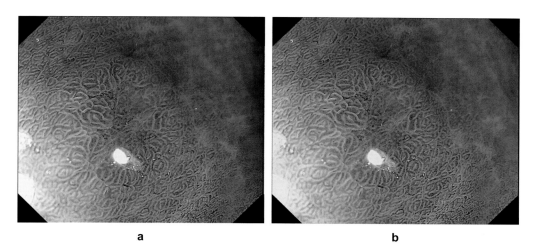

a　　　　　　　　　b

图5-2-4 胃的NBI色彩增强模式设定。同一胃的病灶使用不同的色彩模式观察,a为模式1,b为模式3,色调明显不同

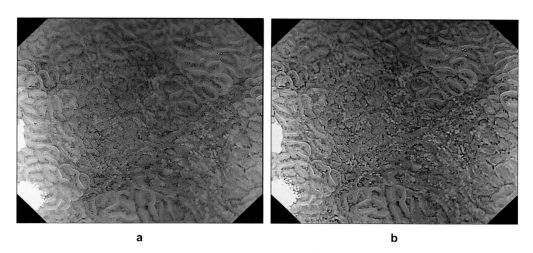

a　　　　　　　　　b

图5-2-5 NBI的构造强调模式。a为B8模式,b为A8模式,可以看到A模式下血管更粗,微结构更明显;B模式下微结构的轮廓相对较清晰

菌后复杂的胃黏膜环境下;发现可疑病灶,进行靛胭脂染色时,为了更清楚地显示表面微结构,可将结构增强水平调至比较高的级别,比如A7模式(图5-2-6)。NBI观察时,A模式下血管更粗,有利于微血管的评估,因此在食管及大肠中,可使用A模式进行放大观察;而在胃里,有医师推荐使用B模式。

根据操作者习惯,可提前设定好手柄按键功能及色彩增强模式、结构增强模式等,便于在操作时进行切换。设置好之后可以通过内镜手柄以及主机面板进行切换(图5-2-7)。有医师推荐胃里的白光和NBI结构增强模式设定为B4、B6、B8,色彩增强模式:1;非放大观察使用B4、B6,放大观察使用B8。另外,推荐放大内镜时左手的握镜方法(图5-2-7c):拇指控制大旋钮、小旋钮及放大键,食指控制注气/注水及吸引按钮;当拇指控制放大键(红色箭头)时,需由中指固定大旋钮(黄色箭头),特别是倒镜状态下。

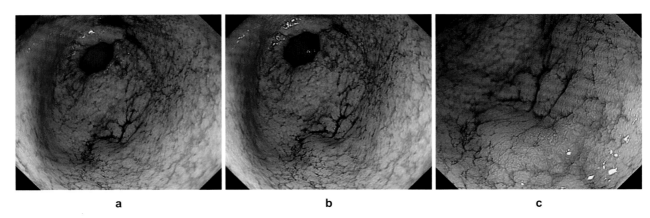

图5-2-6 靛胭脂染色的构造强调模式设定。a. A5; b. A7, 随着构造强调水平的提高, 表面微结构显示得更为清楚; c. A7模式下进行弱放大观察, 表面微结构显示得很清晰

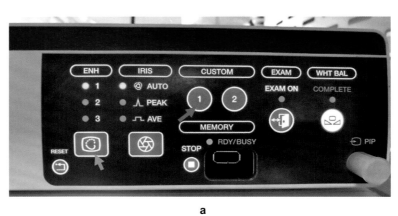

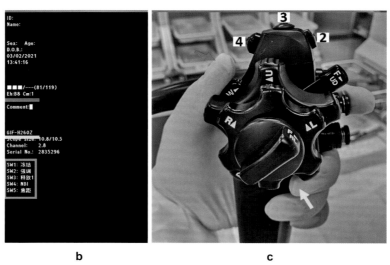

图5-2-7 不同模式的切换。a为主机面板:"ENH"显示的是结构强调的三个级别, 可以通过蓝色箭头所指的按钮进行切换; CUSTOM 1(红色箭头)可以切换色彩增强模式。b为屏幕:黄线为内镜型号(GIF-H260Z); 红线显示的是结构增强模式(Eh: B8)及色彩增强模式(Cm: 1); 绿框部分显示的是内镜手柄按键功能, SW1:冻结, SW2:强调, SW3:释放1, SW4:NBI, SW5:焦距。c为内镜手柄:1~5号键各自的功能都显示在屏幕上, 2号键可切换结构增强模式, 与面板"ENH"下的按键功能一致; 3号键可将屏幕上的图片储存在主机, 由U盘导出; 4号键切换白光和NBI观察

5.2.2 操作顺序

放大内镜观察作为整个内镜检查的一部分，目的在于发现可疑病灶后，评估病灶性质、范围、分化程度等，通常需结合白光、色素内镜等；除了贲门、胃体下部等镜身易摩擦、损伤黏膜部位需优先观察以外，均应先完成全胃的系统检查，再对可疑病灶进行放大，以防漏诊同时性胃癌。放大内镜的先端帽接触、挤压黏膜可导致黏膜肿胀、充血、产生黏液、出血等，对色素内镜，特别是靛胭脂染色有影响

（图5-2-8），建议靛胭脂染色应在接触黏膜前进行（图5-2-9）。染色要点：染色之前，需将黏液和气泡冲洗干净，包括病灶和背景黏膜；使用注射器经活检钳道喷洒靛胭脂，容易将钳道内残留的黏液、气泡再次冲到黏膜上，且喷洒不均匀、易浪费染色剂，因此建议使用喷洒管进行靛胭脂染色；靛胭脂浓度：0.1%～0.2%，观察时间：1～3 min，结构增强模式：建议A5/A7。放大观察时，从远景到近景，边缘到中央，低倍、中倍到高倍需依次观察、拍照。

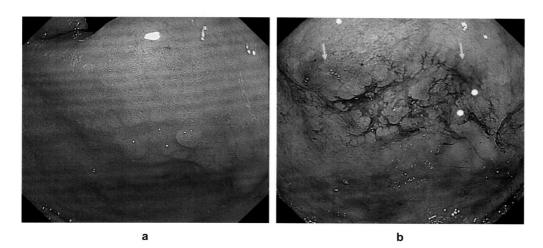

图5-2-8 靛胭脂染色效果差的病例。a. 白光可见胃底部的Ⅱc病变；b. 放大观察之后，使用注射器经活检钳道喷洒靛胭脂，可见病灶边缘由黑帽挤压而产生的黏液团（黄色箭头）；靛胭脂染色效果较差、不均匀，边界显示欠清（白点部位）

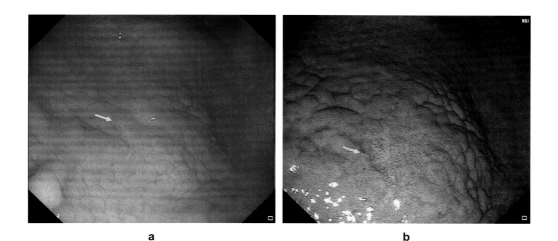

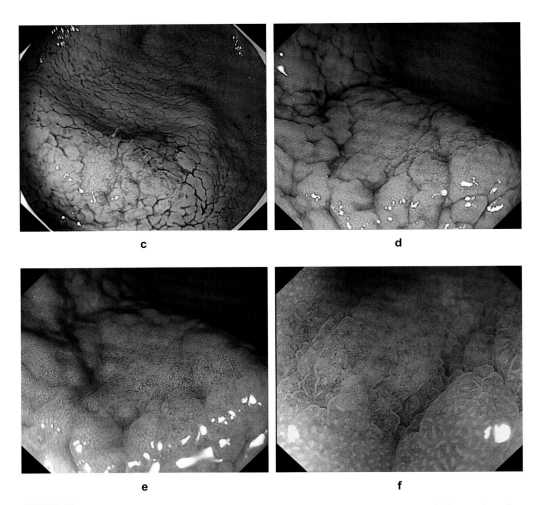

图5-2-9 靛胭脂染色、放大观察。a. 白光可见窦体交界大弯侧一褪色调病变,轻微凹陷;b. NBI近景观察,不接触黏膜;c. 使用喷洒管进行靛胭脂染色,可见背景黏膜胃小区清晰,病灶区域胃小区结构紊乱,边界清晰(蓝色箭头);d. 近景弱放大;e. 切换NBI弱放大;f. NBI强放大

按照放大内镜下早期胃癌的简易诊断流程[8],需要确认有没有边界线,以及不规则的微血管和/或微结构。在评估表面微结构的时候,经常会使用到醋酸(图5-2-10)[9],而醋酸染色的一个特点是,随着时间推移,胃黏膜会分泌大量黏液,干扰放大观察及靛胭脂染色诊断效能,故醋酸染色应在靛胭脂染色及常规放大之后进行,或者同时进行[10-12]。需要注意的是,不同级别的胃肿瘤经醋酸染色后白化的维持时间不同[10]:浸润性黏膜内癌和黏膜下癌,或进展期癌对醋酸无反应或数秒后白化消失;非浸润性癌

在20 s后白化消失(图5-2-11),但腺瘤和非肿瘤性黏膜的白化可维持30 s至3 min。因此,可在放大视野下进行醋酸染色,抓拍白化的微结构图像。

5.2.3　放大胃镜观察方法

胃腔较大,不同部位胃镜接近的方法不同。除了常规运用进镜、退镜、旋转镜身和调节弯角钮外,还可以调节胃腔空气量、改变患者体位等方法使胃镜前端逐渐靠近病灶。在靠近病灶的过程中,逐步增加放大倍数,定格清晰图像并保存;从病灶的

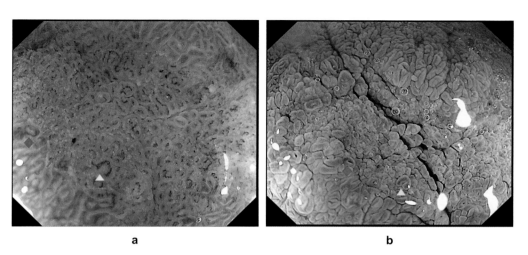

图5-2-10 醋酸的运用。a. 红色箭头区域表面微结构轮廓不清；b. 醋酸染色，定位（蓝色、黄色）后可见红色箭头区域表面微结构小型化，呈不规则绒毛状、颗粒样结构

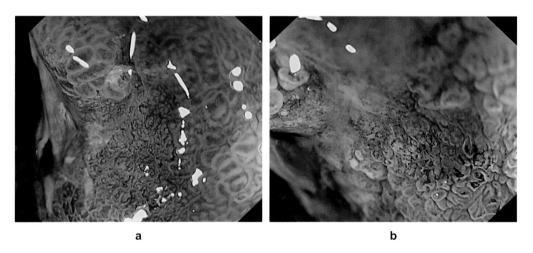

图5-2-11 醋酸染色观察的时间窗。a. 凹陷区域微结构显示不清；b. 醋酸染色情况，微结构存在，但白化维持时间较短，只有几秒钟，未抓拍到高质量图片，术后病理证实为中分化管状腺癌（tub2）

背景、边缘到病灶中央，在各个部位重复由远及近地操作并获取图像。这样不仅可以获得一系列逐步放大的图像，而且可以最大限度地避免接触性出血。

发现病灶后必须遵循先远后近，先周围再中央的顺序进行仔细观察。远景和中景主要观察病灶形态，决定重点观察的部位；近景主要观察局部黏膜的表面微结构和表面微血管，判断病灶与正常组织的边界、病灶的分化程度。

使用黑帽接近平坦病灶进行观察时，要让帽檐一侧先接触病灶周围相对正常的黏膜，使用低倍-中倍放大观察边界；然后通过吸引胃腔内空气，使病灶靠近黑帽，可以对病灶及周围黏膜进行高倍放大观察（图5-2-12）。操作时要动作轻柔，尽量避免接触性出血，影响后续观察。

当黑帽接触黏膜时，通过送气和吸引帽腔内局部的空气量还可以微调黏膜面和胃镜镜面的距离，获得清晰的放大图像（图5-2-13）。

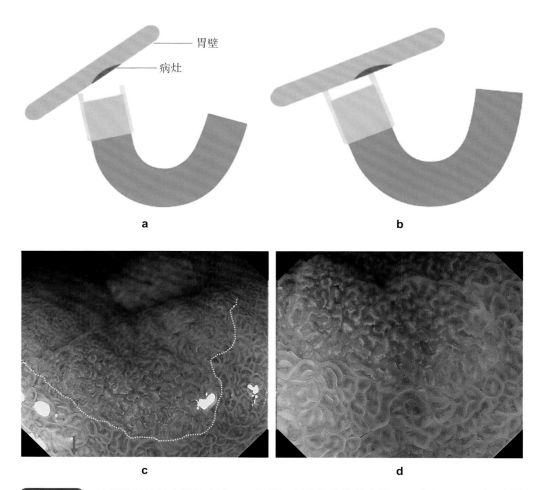

图5-2-12 使用黑帽的放大操作方法。a. 黑帽一侧帽檐先接触病灶周围黏膜；b. 吸引后病灶接近黑帽另一侧；c、d. 实际操作情况，红色箭头为黑帽接触的正常黏膜位置，可先低倍-中倍观察边界(白色虚线)，然后通过吸引靠近病灶进行高倍放大

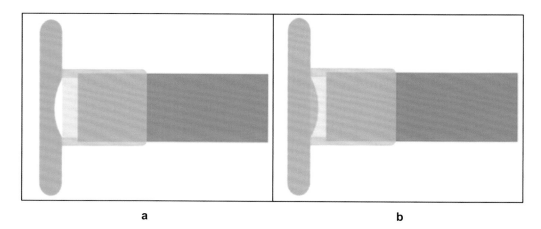

图5-2-13 通过送气和吸引改变黏膜面与镜面的距离

除了在空气下进行放大观察外,还可以在水下进行,主要优点有:消除黏膜表面的光反射、增加视野深度、提高分辨率等[7,13]。包括两种方法,一种是先在胃腔内存满水或浸没病灶部位,然后进行观察(图5-2-14a、b);另一种是观察过程中黑帽与黏膜紧密贴合后,通过附送水功能或者注射器往黑帽内注水,然后进行放大观察(图5-2-14c、d)。

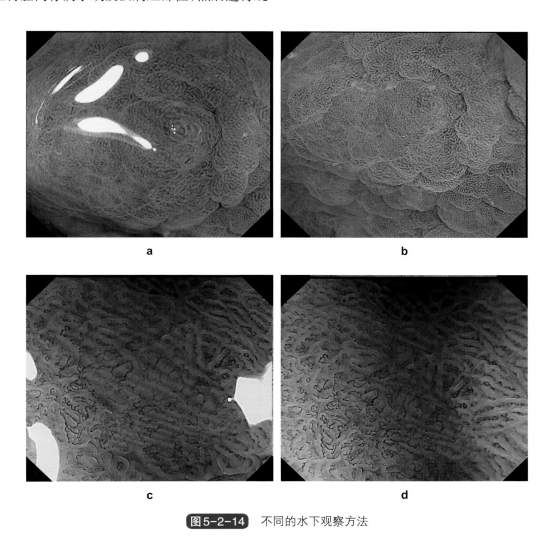

a

b

c

d

图5-2-14 不同的水下观察方法

参 考 文 献

[1] Neale JR, James S, Callaghan J, et al. Premedication with N-acetylcysteine and simethicone improves mucosal visualization during gastroscopy: a randomized, controlled, endoscopist-blinded study. Eur J Gastroenterol Hepatol, 2013, 25(7): 778-783.

[2] Chen MJ, Wang HY, Chang CW, et al. The add-on N-acetylcysteine is more effective than dimethicone alone to eliminate mucus during narrow-band imaging endoscopy: a double-blind, randomized controlled trial. Scand J Gastroenterol, 2013, 48(2): 241-245.

[3] Monrroy H, Vargas JI, Glasinovic E, et al. Use of N-acetylcysteine plus simethicone to improve mucosal visibility during upper GI endoscopy: a double-blind, randomized controlled trial. Gastrointest Endosc, 2018, 87(4): 986-993.

［4］Kuo CH, Sheu BS, Kao AW, et al. A defoaming agent should be used with pronase premedication to improve visibility in upper gastrointestinal endoscopy. Endoscopy, 2002, 34(7): 531-534.

［5］徐鸣晨，冯璜，李岭，等. 糜蛋白酶、N-乙酰半胱氨酸和链蛋白酶在上消化道内镜检查中对图像清晰度影响的回顾性研究. 中国内镜杂志, 2018, 24(6): 36-40.

［6］Uedo N, Fujishiro M, Goda K, et al. Role of narrow band imaging for diagnosis of early-stage esophagogastric cancer: current consensus of experienced endoscopists in Asia-Pacific region. Dig Endosc, 2011, 23 Suppl 1: 58-71.

［7］Yao K. Zoom Gastroscopy: Magnifying Endoscopy in the Stomach. Springer Japan, 2014: 3-12.

［8］Muto M, Yao K, Kaise M, et al. Magnifying endoscopy simple diagnostic algorithm for early gastric cancer (MESDA-G). Dig Endosc, 2016, 28(4): 379-393.

［9］Eleftheriadis N, Inoue H, Ikeda H, et al. Acetic acid spray enhances accuracy of narrow-band imaging magnifying endoscopy for endoscopic tissue characterization of early gastric cancer. Gastrointest Endosc, 2014, 79(5): 712.

［10］Yagi K, Aruga Y, Nakamura A, et al. The study of dynamic chemical magnifying endoscopy in gastric neoplasia. Gastrointest Endosc, 2005, 62(6): 963-999.

［11］Kawahara Y, Takenaka R, Okada H, et al. Novel chromoendoscopic method using an acetic acid-indigocarmine mixture for diagnostic accuracy in delineating the margin of early gastric cancers. Dig Endosc, 2009, 21(1): 14-19.

［12］Sakai Y, Eto R, Kasanuki J, et al. Chromoendoscopy with indigo carmine dye added to acetic acid in the diagnosis of gastric neoplasia: a prospective comparative study. Gastrointest Endosc, 2008, 68(4): 635-641.

［13］Muto M, Yao K, Sano Y. (eds.) Atlas of Endoscopy with Narrow Band Imaging. Springer Japan, 2015: 20-23.

（张训兵）

5.3　正常胃黏膜

根据胃黏膜固有腺的不同，胃黏膜可分为胃底腺、幽门腺和贲门腺3个不同区域。在正常胃黏膜中，胃底腺主要分布在胃底、胃体和胃角，幽门腺主要分布在胃窦部，贲门腺存在的区域极小，位于食管胃交界处。

5.3.1　胃底腺区域

正常胃底腺区域的胃镜图像中，胃黏膜光滑、红润、有光泽。胃体黏膜可见较多的相对直行走向的皱襞。远景观察，胃体黏膜上可见大量规则分布的"小红点"（图5-3-1a），近景观察可发现这些"小红点"是"海星样外观"的小血管，即集合小静脉（collecting venules, CV, 图5-3-1b）。当几乎整个胃体黏膜都可以观察到这种规则排列的集合小静脉（regular arrangement of collecting venules, RAC）时，称为RAC阳性。部分胃窦部存在Hp感染相关性胃炎的患者，其胃体上部黏膜未受炎症累及，该区域集合小静脉的形态和分布仍然是规则

的，但这并非真正的RAC阳性。只有当胃体下部小弯侧黏膜和胃角黏膜也可观察到RAC时，才可以判断为RAC阳性。

对胃底腺区域正常黏膜进行NBI放大观察，可观察到其微小血管结构和表面微结构（图5-3-1c、d）。表面微结构主要包括腺管开口（crypt-opening, CO）、腺窝边缘上皮（marginal crypt epithelium, MCE）和窝间部（intervening part, IP）。微小血管结构主要包括上皮下毛细血管网（subepithelial capillary network, SECN）和集合小静脉。SECN在正常胃底腺区域中形成规则的蜂窝状结构，其内的血液汇入CV。

5.3.2　幽门腺区域

幽门腺区域的正常黏膜光滑，色泽红润，有光泽，可观察到类似树枝状血管。与胃底腺区域黏膜不同，幽门腺区域黏膜无法观察到RAC。幽门腺区域的树枝状血管容易使内镜医师误认为存在萎缩性胃炎。如果RAC阳性，胃窦黏膜红润、有光泽，即使胃窦黏膜可见树枝状血管，也不应诊断为萎缩性胃炎（见图5-3-2和图5-3-3）。

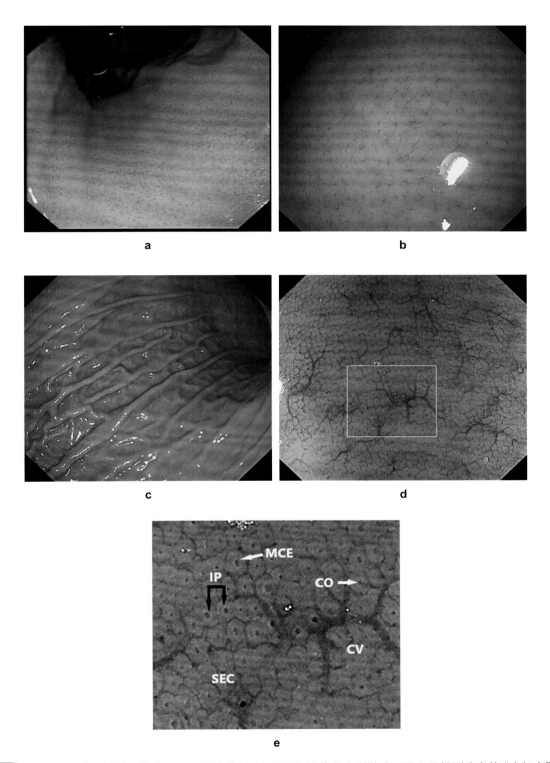

图5-3-1 正常胃底腺区域的胃体黏膜。a. 胃体非放大远景图，胃体小弯侧黏膜可见大量规则分布的"小红点"及脊状发红；b. 胃体非放大近景图，前图所见的"小红点"为"海星样外观"的集合小静脉；c. 胃体非放大远景图，胃体黏膜光滑、红润、有光泽，皱襞细长、直行；d. 胃体黏膜NBI高倍放大图，可见规则排列、呈蜂窝状分布的SECN及形态规则的CV；e. 图d中黄色框局部再放大，CO呈圆形或椭圆形，与其外缘白色半透明的MCE共同位于SECN的"网眼"中。2个相邻的CO之间的区域为窝间部（IP）

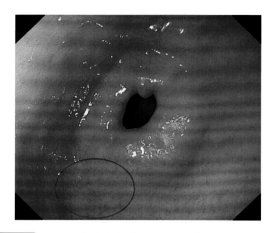

图5-3-2 胃窦非放大白光图。胃窦黏膜光滑、红润、有光泽,可见树枝状血管(蓝色圈)

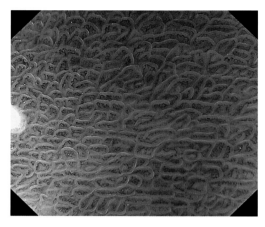

图5-3-3 胃窦NBI高倍放大图。MCE呈弧形白色带,排列规则。幽门腺区域的毛细血管呈线圈状,粗细均等,分布均匀

参 考 文 献

[1] Yagi K, Nakamura A, Sekine A. Characteristic endoscopic and magnified endoscopic findings in the normal stomach without Helicobacter pylori infection[J]. Gastroenterol Hepatol, 2002, 17(1): 39-45.

(林燕生)

5.4　胃炎与背景黏膜

胃癌的发生与背景黏膜的状态有关,例如分化型胃癌通常是按照Correa模式发生的:慢性幽门螺杆菌感染→慢性胃炎→萎缩、肠上皮化生→异型增生→胃癌。因此,在进行胃癌筛查时,应该先评估背景黏膜的Hp感染状态、是否存在萎缩性胃炎及其范围,再确定相应筛查策略,以提高筛查效率。

5.4.1　Hp感染状态

Hp感染状态可分为Hp未感染、Hp现症感染和Hp既往感染3种类型。Hp感染状态除了从患者的病史、呼气试验或快速尿素酶试验等方面可获得信息外,也可以通过胃黏膜的内镜表现进行判断。京都胃炎分类(表5-4-1)详细说明了在非放大白光胃镜观察中,不同Hp感染状态及药物相关性胃炎的胃黏膜内镜特点,以下主要介绍不同Hp感染状态胃黏膜的内镜特点。

表5-4-1　京都胃炎分类

部　　位	胃镜表现名称	Hp现状感染	Hp未感染	Hp既往感染
整个胃黏膜	萎缩	○	×	○～×
	弥漫性发红	○	×	×
	增生性息肉	○	×	○～×
	地图状发红	×	×	○
	黄色瘤	○	×	○

续 表

部　　位	胃镜表现名称	Hp现状感染	Hp未感染	Hp既往感染
整个胃黏膜	陈旧性出血斑	△	○	○
	脊状发红	△	○	○
	肠上皮化生	○	×	○～△
	黏膜肿胀	○	×	×
	斑状发红	○	○	○
	凹陷性糜烂	○	○	○
胃体部	皱襞肿大、蛇行	○	×	×
	白色混浊黏液	○	×	×
胃体–胃底部	胃底腺息肉	×	○	○
	点状发红	○	×	△～×
	多发性白色扁平隆起	△	○	○
胃体下部小弯–胃角小弯	RAC	×	○	×～△
胃窦部	鸡皮样	○	×	△～×
	隆起型糜烂	△	○	○

○：多可见到；×：观察不到；△：有时可见到

1. Hp未感染

Hp未感染的胃黏膜红润、有光泽，RAC阳性是Hp未感染胃黏膜最具特征的内镜表现（图5-4-1）。

2. Hp现症感染

Hp感染导致胃黏膜活动性炎症，因此Hp现症感染胃黏膜通常表现为弥漫性发红，皱襞肿大，白色混浊黏液附着。萎缩、肠上皮化生、巨大皱襞、鸡皮样胃炎对胃癌高风险人群的筛查意义重大，应重点关注（图5-4-2）。

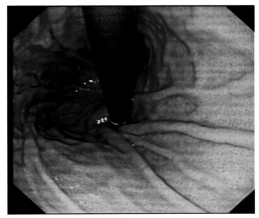
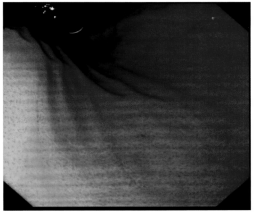

a　　　　　　　　　　　　　　　　　　b

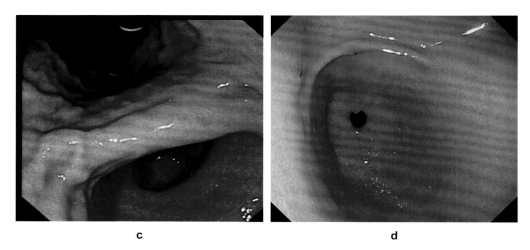

c　　　　　　　　　　　　　　　d

图5-4-1　Hp未感染胃黏膜非放大白光图。a ～ d. 胃体、胃角黏膜红润、有光泽，RAC 阳性，皱襞细长，无蛇行，脊状发红（胃体黏膜多发纵行条索状发红），胃窦可见少许陈旧性出血斑

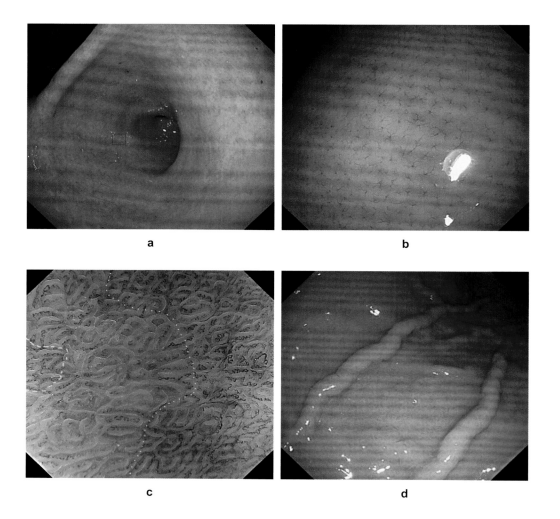

a　　　　　　　　　　　　　　　b

c　　　　　　　　　　　　　　　d

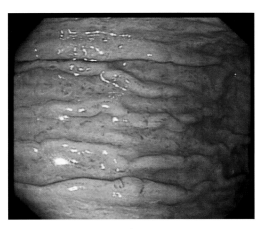

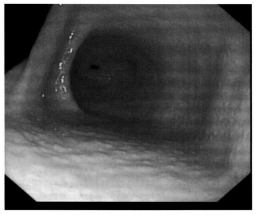

e　　　　　　　　　　　　　　　f

图5-4-2 Hp现症感染胃黏膜。a. 胃窦、胃角非放大白光图,胃窦、胃角黏膜发白,黏膜下血管透见,提示胃黏膜萎缩;b. 图a蓝色框区域,胃窦黏膜萎缩的NBI高倍放大图;c. 胃窦NBI高倍放大图,黄色虚线范围内见较多亮蓝嵴(light blue crest, LBC);d. 胃体非放大白光图,胃体黏膜弥漫性发红;e. 胃体非放大白光图,胃体黏膜在弥漫性发红的基础上,出现点状发红,皱襞稍肿大,可见白色混浊黏液附着;f. 胃窦非放大白光图,鸡皮样胃炎

3. Hp既往感染

Hp现症感染时,胃黏膜存在慢性活动性炎症,非萎缩性区域由于经常表现为弥漫性发红、点状发红,因此比萎缩区域更红;当Hp感染根除后,慢性活动性胃炎消退,非萎缩区域恢复至接近正常胃黏膜的颜色,萎缩区域却因肠上皮化生相对呈现为"地图状发红",这种现象称为"色调逆转现象"。

Hp除菌后,胃底腺黏膜放大胃镜的主要特点是腺管开口扩大,呈"针孔样小点"。

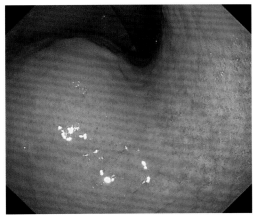

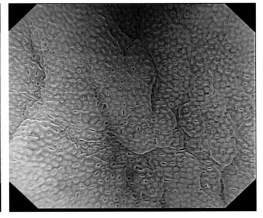

a　　　　　　　　　　　　　　　b

图5-4-3 Hp既往感染胃黏膜。a. 胃体黏膜非放大白光图,胃体小弯侧黏膜发红,黏膜下血管透见,前壁黏膜光滑、有光泽,CV清晰可见。非萎缩区域黏膜相对发白,萎缩区域黏膜相对发红,这就是"色调逆转现象";b. 胃体黏膜NBI高倍放大图,除菌后胃底腺区域的腺管开口扩大,呈"针孔样小点",周围被排列规则的白色带(MCE)包绕

5.4.2 萎缩范围的判断:木村-竹本分型

慢性萎缩性胃炎通常由 Hp 感染引起。胃黏膜的萎缩首先发生于胃窦幽门腺区域,并沿着胃小弯逐渐向口侧黏膜进展,依次累及胃角、胃体小弯侧、贲门、胃体前壁、后壁及胃体大弯侧。根据萎缩范围的不同,木村-竹本分型(图5-4-4)将萎缩性胃炎分为闭合型(closed type,C)和开放型(open type,O)2种。具体分型方法如下。

闭合型:萎缩范围未达贲门。萎缩范围局限在胃窦者,为C-1;萎缩边界在胃体下部小弯为C-2;萎缩边界在胃体上部小弯,但未达贲门者为C-3。

开放型:萎缩范围累及贲门。萎缩边界到达贲门者为O-1;萎缩累及胃体前壁或后壁者为O-2;萎缩累及胃体大弯者为O-3。

5.4.3 评估胃部背景黏膜状态在早癌筛查中的意义

胃癌具有不同的形态表现,隆起型胃癌和溃疡型胃癌在胃镜检查中都容易被发现,但是有些浅表型胃癌的胃镜表现和胃炎很相似,如果没有好的筛查策略,胃镜检查往往难以发现。因此,内镜医师在开始进行胃镜筛查时,需要先评估背景黏膜的 Hp 感染状态、是否存在萎缩及萎缩范围。

如背景黏膜为 RAC 阳性,提示背景黏膜为 Hp 未感染,该患者发生胃体或胃窦的分化型癌的可能性非常低,但是其贲门癌、未分化型胃癌的发病率与 RAC 阴性背景黏膜相比并无差别,而胃底腺型胃癌发病率反而相对较高,因此,Hp 未感染者应重点关注是否存在贲门癌、未分化型胃癌和胃底腺型胃癌,后二者在白光胃镜下多呈褪色调病变。

如背景黏膜为 Hp 现症感染或既往感染、萎缩性胃炎,则应仔细观察胃黏膜的表面形态、颜色的改变(尤其是萎缩移行带区域)以及是否有自发性出血,警惕是否存在可疑肿瘤性病变。Hp 既往感染者的背景黏膜出现"色调逆转",提示存在广泛的肠上皮化生,是分化型胃癌的高风险因素,但由

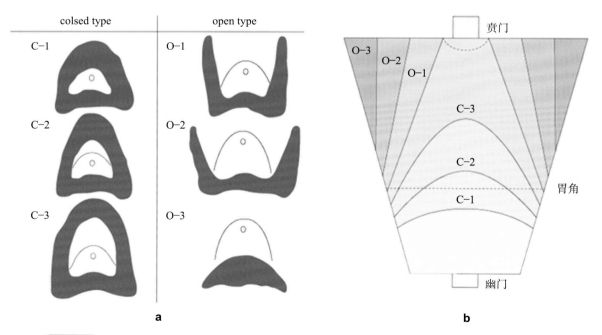

a

b

图5-4-4 木村-竹本分型。a. 蓝色部分为非萎缩黏膜区域,白色部分为萎缩黏膜区域;b. 胃的展开图,沿胃大弯"切开"展开胃黏膜,中间部分为胃小弯侧,左右部分则为胃前后壁及胃大弯

于萎缩区域发红，浅表型胃癌的部分表面被非癌上皮覆盖，这使得除菌后胃癌在白光胃镜和ME-NBI中都显得更加隐匿，应特别警惕。建议对Hp现症感染者及既往感染者重点筛查分化型胃癌和未分化型胃癌。

日本学者早在1979年就已经开始关于胃癌发生部位与背景黏膜的相关研究。研究结果显示分化型胃癌几乎都分布于胃黏膜萎缩区域内，而未分化癌则多数分布于无萎缩区域，尤其多发于胃黏膜萎缩移行带附近（图5-4-5）。1999年另一项研究也表明，93%的分化型胃癌都发生在胃黏膜移行带的肛侧区域（萎缩区域），而未分化型胃癌的分布区域更接近萎缩移行带，而且多位于萎缩移行带的口侧（非萎缩区域）。

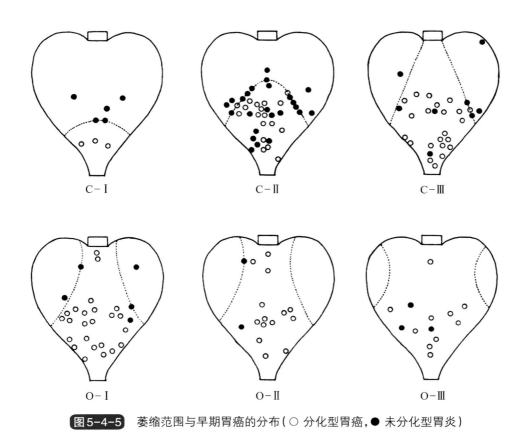

图5-4-5 萎缩范围与早期胃癌的分布（○ 分化型胃癌，● 未分化型胃炎）

参 考 文 献

[1] Kimura K, Takemoto T. An endoscopic recognition of the atrophic border and its significance in chronic gastritis[J]. Endoscopy, 1969, 1(3): 87-97.

[2] Kono S, Gotoda T, Yoshida S, et al. Can endoscopic atrophy predict histological atrophy? Historical study in United Kingdom and Japan[J]. World J Gastroenterol, 2015, 21(46): 13113.

[3] 河原清博. 早期胃癌の現在当面する諸問題に関する内視鏡学的研究. 日本消化器内視鏡学会雑誌, 1979, 21（9）: 1041-1057.

[4] Yoshimura T, Shimoyama T, Fukuda S, et al. Most gastric cancer occurs on the distal side of the endoscopic atrophic border[J]. Scand J Gastroenterol, 1999, 34(11): 1077-1081.

（林燕生）

5.5 胃癌的分期及形态学分型

5.5.1 胃癌的分期

目前最常用的胃癌分期是美国癌症联合委员会（American Joint Committee on Cancer, AJCC）和国际抗癌联盟（International Union Against Cancer, UICC）联合制定的TNM分期，目前最新版本为2017年第8版。新版本为临床和病理分期（包括新辅助治疗后的病理分期）设置了独立的预后分期，并对位于胃食管结合部（esophagogastric junction, EGJ）和贲门肿瘤的分期有所修改。如果肿瘤累及胃食管结合部且中心在近端胃内不足2 cm（远端距EGJ≤2 cm），推荐采用食管癌分期方法。如果肿瘤累及EGJ，并且其中心位于近端胃内大于2 cm者（远端距EGJ端>2 cm）采用胃癌分期原则。未侵犯胃食管结合线的贲门癌，应该采用胃癌分期原则。所以，确定EGJ的确切位置及是否受累对于评估这一区域肿瘤非常重要。

本节简要介绍TNM分期及预后分期分组中的临床分期（cTNM）（表5-5-1至表5-5-3），病理分期和新辅助治疗后分期的部分内容则不在此处赘述。

T分期：描述原发肿瘤的浸润深度（表5-5-1）。

N分期：描述原发肿瘤的淋巴结转移情况（表5-5-2）。

表5-5-2　N分期的详细描述

分期	定　　义
NX	区域淋巴结无法评估
N0	区域淋巴结无转移
N1	1～2个区域淋巴结转移
N2	3～6个区域淋巴结转移
N3	7个或7个以上区域淋巴结转移
N3a	7～15个区域淋巴结转移
N3b	16个或16个以上区域淋巴结转移

表5-5-1　T分期的详细描述

分　期	定　　义
TX	原发肿瘤无法评估
T0	无原发肿瘤的证据
Tis	原位癌：上皮内肿瘤，未侵及固有层，重度异型增生
T1	肿瘤侵犯固有层，黏膜肌层或黏膜下层
T1a	肿瘤侵犯固有层或黏膜肌层
T1b	肿瘤侵犯黏膜下层
T2	肿瘤侵犯固有肌层*
T3	肿瘤穿透浆膜下结缔组织，而尚未侵犯脏层腹膜或邻近结构**,***
T4	肿瘤侵犯浆膜（脏层腹膜）或邻近结构**,***
T4a	肿瘤侵犯浆膜（脏层腹膜）
T4b	肿瘤侵犯邻近结构

*肿瘤可以穿透固有肌层达胃结肠韧带或肝胃韧带或大小网膜，但没有穿透覆盖这些结构的脏层腹膜。在这种情况下，原发肿瘤的分期为T3。如果穿透覆盖胃韧带或网膜的脏层腹膜，则应当被分为T4期。**胃的邻近结构包括脾、横结肠、肝脏、膈肌、胰腺、腹壁、肾上腺、肾脏、小肠以及后腹膜。***经胃壁内扩展至十二指肠或食管的肿瘤不考虑为侵犯邻近结构，而是应用任何这些部位的最大浸润深度进行分期。

表5-5-3 AJCC预后分期分组之临床分期(cTNM)

当T为…	N为…	M为…	分期分组是…
Tis	N0	M0	0
T1	N0	M0	I
T2	N0	M0	I
Tl	N1,N2 或 N3	M0	II A
T2	N1,N2 或 N3	M0	II A
T3	N0	M0	II B
T4a	N0	M0	II B
T3	N1,N2 或 N3	M0	III
T4a	N1,N2 或 N3	M0	III
T4b	任何N	M0	IV A
任何T	任何N	M1	IV B

M分期:描述原发肿瘤远处转移的情况。M0:无远处转移;M1:有远处转移。

5.5.2 胃癌的形态学分型

5.5.2.1 Borrmann分型

Borrmann分型是胃癌经典的分型方法。它主要根据肿瘤在黏膜面的形态特征和在胃壁内的浸润方式进行分类,将胃癌分为4型(图5-5-1)。

I型(息肉型):肿瘤向胃腔内生长,隆起明显,基底较宽,境界清楚。

II型(局限溃疡型):肿瘤有明显的溃疡形成,边缘隆起明显,基底与正常胃组织所成角度<90°,境界较清楚。

III型(浸润溃疡型):肿瘤有明显的溃疡形成,边缘部分隆起,部分被浸润破坏,境界不清,向周围浸润明显,是最常见的类型,约占50%。

IV型(弥漫浸润型):呈弥漫性浸润性生长,难以确定肿瘤边界,由于癌细胞弥漫浸润及纤维组织增生,胃壁呈广泛增厚变硬,称"革囊胃"。

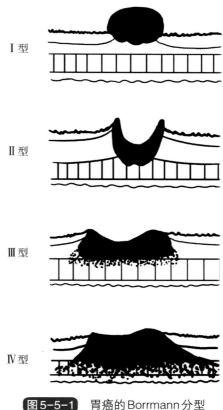

I型

II型

III型

IV型

图5-5-1 胃癌的Borrmann分型

5.5.2.2　巴黎分型

1962年，日本学者提出了早期胃癌的形态学分型，之后又将早期胃癌分型与Borrmann分型纳入同一个体系中，分为0～5型，其中0型为早期胃癌，1～4型对应Borrmann分型的Ⅰ～Ⅳ型，5型胃癌为无法分类的晚期癌。日本胃癌分类系统对术前判定肿瘤性病变的淋巴结转移风险的重要性逐渐在国际上得到认可，但是西方学者认为其分类太复杂，难以在临床实践中使用。2002年日本学者和西方学者在巴黎举行了一次国际研讨会，以日本早期胃癌分型为基础提出一种新的分型——巴黎分型。巴黎分型适用于食管、胃和结肠浅表型肿瘤的形态学分型。所谓浅表型肿瘤，指的是新生物的内镜表现提示病变仅限于黏膜层及黏膜下层，没有固有肌层浸润。在不同部位，巴黎分型的判定标准有所不同，本节中只介绍其中胃部浅表型肿瘤分型的判定标准（图5-5-2）。

根据病变的隆起或凹陷程度，早期胃癌分为隆起型（0-Ⅰ型）、平坦型（0-Ⅱ型）和凹陷型（0-Ⅲ型）。

0-Ⅰ型：病变高度大于2.5 mm（活检钳闭合后的厚度）。细分如下：0-Ⅰp型：隆起，有蒂；0-Ⅰs型：隆起，无蒂。

0-Ⅱ型细分如下：0-Ⅱa型：轻微隆起，高度不超过2.5 mm；0-Ⅱb型：平坦；0-Ⅱc型：轻微凹陷，深度不超过1.2 mm（活检钳张开后单个钳的厚度）；0-Ⅲ型：凹陷型病变，深度超过1.2 mm。

根据病变形态的复杂情况，巴黎分型又提出混合分型，即1个病变同时包括2种形态分类。根据病变的主要形态和次要形态，采用不同的记录方法，比如0-Ⅱa+Ⅱc型病变，是以浅表隆起性病变为主，中心出现浅表凹陷性病变；而0-Ⅱc+Ⅱa型病变，则是浅表凹陷型病变为主，中心或边缘出现浅表隆起型病变。

0-Ⅰ型病变从病理学上讲，病变的高度是附近黏膜厚度的2倍以上。0-Ⅱc型病变轻微凹陷，上皮层正常或浅表部位糜烂。0-Ⅲ型病变的特征是溃疡形成，伴黏膜层缺失，也可能伴有黏膜下层缺失。

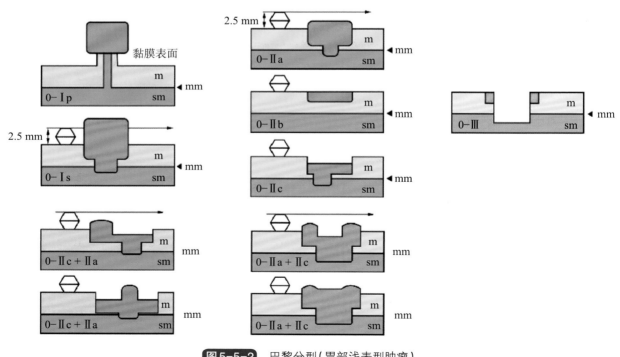

图5-5-2　巴黎分型（胃部浅表型肿瘤）

需要特别说明的是,进行巴黎分型判定时,病变边界的判定非常重要。例如,一部分0-Ⅱc型病变的周边黏膜存在轻微隆起,容易误判为0-Ⅱa+Ⅱc型或0-Ⅱc+Ⅱa型,但是其外缘轻微隆起往往是因为肿瘤组织推挤式生长引起的周边正常黏膜间质水肿形成的,内镜下仔细观察可发现其病变边界位于隆起的内侧,因此这种病变应判定为0-Ⅱc型。真正的0-Ⅱa+Ⅱc型病变,其轻微隆起区域是肿瘤组织本身引起的,病变边界在隆起外侧,隆起区域的表面上皮为肿瘤性上皮。

胃部(贲门部除外)浅表型肿瘤病变大多数为0-Ⅱ型,而0-Ⅱ型病变中的70%～80%为0-Ⅱc型。0-Ⅰ型病变和0-Ⅲ型病变很少见。在日本的多项大型研究中发现,在0-Ⅱ型病变的黏膜下浸润几乎不超过40%,因此,0-Ⅱ型病变的内镜形态对黏膜下浸润的风险具有预测价值。表5-5-4中显示了1990—1999年日本国立癌症研究中心中央医院通过手术或内镜黏膜切除术获得的2 086处0型病灶的浸润深度,0-Ⅰ型和0-Ⅱa+Ⅱc型合并型的风险较高,而0-Ⅱb型病变的风险最低。当然,目前预测胃部浅表型病变的深度还有其他多种方法,需要综合进行评估。

表5-5-4　胃部浅表型肿瘤的浸润深度

型　　别	N° total	N°m	N° sm	% sm
0-Ⅰ				
0-Ⅰ	66	28	38	57%
0-Ⅱa, b				
0-Ⅱa	356	254	102	29%
0-Ⅱb	10	8	2	20%
0-Ⅱc				
0-Ⅱc	1 488	931	557	37%
0-Ⅱc+Ⅱa	19	10	9	47%
0-Ⅱa+Ⅱc	132	46	86	65%
0-Ⅲ				
0-Ⅱc+Ⅲ	15	9	6	40%
Total	2 086	1 286	800	38%

参 考 文 献

[1] Ajani JA, In H, Sano T, et al. Stomach. In: AJCC Cancer Staging Manual, 8th ed, Amin MB (Ed). AJCC, Chicago, 2017: 203.

[2] Ohtake H, Tarusawa T, Nishiki T, et al. X - Ray Diagnosis of Protruding Lesions of the Stomach[J]. Australas Radiol, 1972, 16(3): 272-279.

[3] The Paris endoscopic classification of superficial neoplastic lesions: esophagus, stomach, and colon: November 30 to December 1, 2002. Gastrointest Endosc, 2003, 58(6 Suppl): S3-S43.

(林燕生)

5.6 早期胃癌质的诊断及内镜下组织类型诊断

当胃镜检查发现隆起、凹陷、发红、褪色调、自发性出血、血管网中断等特点的病灶时，需考虑早期胃癌的可能，可通过白光、色素内镜、NBI、ME-NBI等方法进行鉴别诊断，即质的诊断。初步诊断为早期胃癌后，需对病灶进行以治疗为前提的精细评估，包括组织学类型、浸润深度、病变范围等，以此决定是否行内镜下切除或者外科根治术。本章节主要阐述早期胃癌质的诊断、组织学类型判断两个方面的内容。

5.6.1 早期胃癌质的诊断

5.6.1.1 非放大内镜

发现可疑病灶后的操作流程可能因操作者习惯及诊断经验的不同会有所差异，本文根据使用内镜的不同，分别从非放大内镜和放大内镜两个方面进行阐述。首先是非放大内镜下的诊断方法，包括白光、NBI非放大、靛胭脂染色、醋酸染色等。姚（Yao）基于色调变化、表面构造提出了白光下早期胃癌的诊断标准[1]：边界清晰，色调变化或表面构造不规则；靛胭脂染色有助于表面构造，如白光内镜或色素内镜同时满足以上两个条件，可考虑诊断为早期胃癌（图5-6-1）。

但白光内镜在诊断微小胃癌或平坦型胃癌时有较大的局限性，因此需要图像增强内镜来描述细微的黏膜变化。凯斯（Kaise）[2]在白光基础上加上NBI，提出了非放大内镜下的早期胃癌诊断标准，由色调或形态的不同构成的边界，加上不规则的表面或边缘形态（图5-6-2）。判断有无边界主要基于色调和形态的变化，提高识别周围黏膜和病变之间色调差异和形态差异的能力，可以更有效地进行诊断。靛胭脂染色可提高形态差异的辨认；NBI则可以使肿瘤区域和非肿瘤区域之间的色调差异更明显，在食管中的运用已经证实了这一点，一般早期食管癌在NBI下呈茶褐色[3]。大部分早期胃癌在NBI下也呈现茶色调，尤其是分化型胃癌，无论是Hp现症感染或者是除菌后状态[2,4]，与呈绿色的肠上皮化生黏膜形成鲜明对比[5]（图5-6-3）。基于这一特点，在白光观察后利用NBI非放大对胃黏膜进行整体的观察，寻找茶褐色区域，可以在除菌后复杂的胃黏膜背景下有效的筛查微小胃癌、胃炎样胃癌。

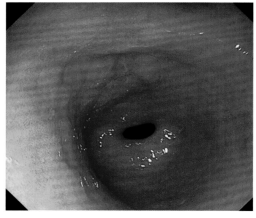
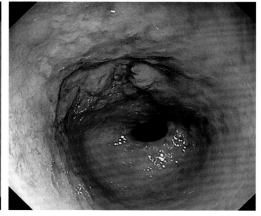

a　　　　　　　　　　　**b**

图5-6-1 早期胃癌的常规诊断。a. 胃窦前壁、小弯可见一凹陷性病变；b. 靛胭脂染色：清晰的勾勒出病灶边界，同时显示出病灶表面不规则，因此考虑为肿瘤性病变

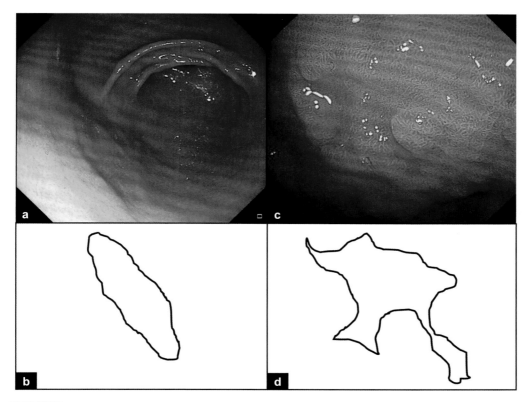

图5-6-2 凹陷性病变的边缘形态。a、b. 边缘较规则,为良性病变;c、d. 边缘不规则,为早期胃癌

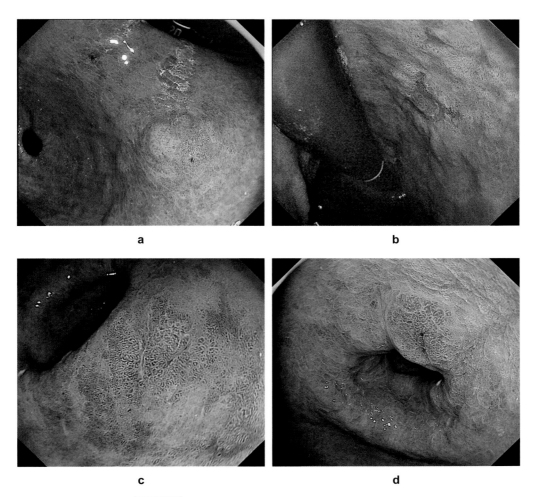

图5-6-3 NBI非放大观察:绿色背景下的茶色病灶

但是要警惕形成惯性思维,也存在少数NBI非放大下呈非茶色甚至绿色的胃癌(图5-6-4、5-6-5),可能跟癌组织中杯状细胞数量有关,和刷状缘也有一定相关性[5]。内镜下诊断此类病变难度较大,仍需结合白光下的色调、肉眼形态以及是否形成区域性来进行判断,活检也是必要的。

除了靛胭脂染色,醋酸染色也经常用于诊断早期胃癌。醋酸的原理在于引起细胞质内可逆性的蛋白变性,在消化内镜检查中,最早用于识别巴雷特食管治疗后残留的柱状上皮岛[6]。亚吉(Yagi)等[7]发现,使用醋酸染色后,不同级别(维也纳分类[8])的胃肿瘤白化的维持时间不同:浸润性黏膜内癌和黏膜下癌,或更高级别的癌对醋酸无反应或数秒后白化消失;非浸润性癌在约20 s后白化消失,但腺瘤和非肿瘤性黏膜的白化可维持30 s至3 min;肿瘤级别越高,白化持续时间越短。因此,对可疑病灶进行醋酸染色后动态观察,可用于辅助鉴别诊断(图5-6-6);但需注意的是,部分低异型度分化型胃癌(基于日本病理诊断标准[9,10])的白化维持时间与正常黏膜大致相同,甚至比正常黏膜的时间还长[11](图5-6-7)。

5.6.1.2 放大内镜

放大内镜(magnifying endoscope, ME)是诊断早期胃癌的一种高精度技术,是目前有效诊断和治疗早期胃癌的关键。由于放大内镜下早期胃癌的诊断标准和分类众多,为提高诊断效率,由日本胃

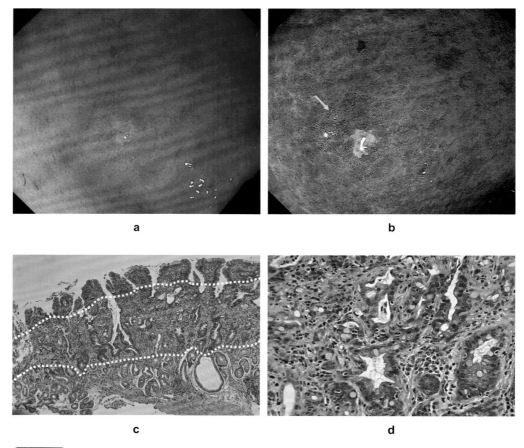

a

b

c

d

图5-6-4 NBI无明显茶色的病变。a. 白光:3个多月前漏诊的病例,复查时出现白苔;b. NBI非放大,除了白苔以外,病灶与背景黏膜无明显的色调差异及高低差,仍然难以识别;c、d. 活检病理提示为中分化管状腺癌,癌组织主要在黏膜中层生长(白色虚线范围),可见散在的杯状细胞

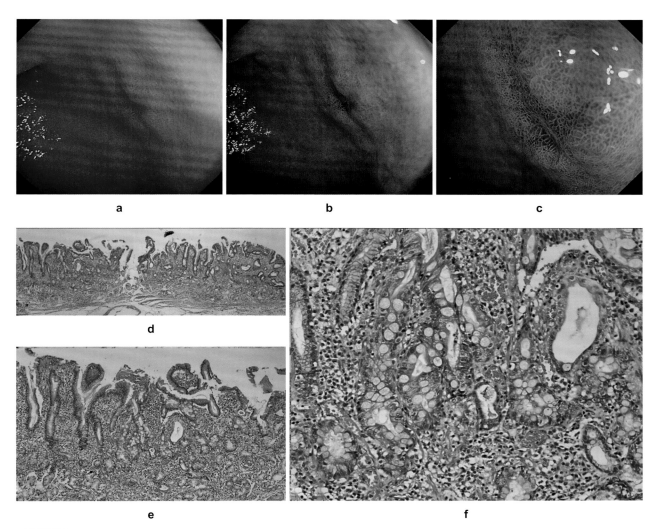

图5-6-5 NBI下呈绿色的病变。a. 白光：窦体交界后壁处的Ⅱc病变，发红；b. NBI非放大：病灶呈绿色；c. NBI近景＋弱放大：NBI呈绿色，LBC（＋）；d、e、f. ESD术后病理证实为中分化管状腺癌，癌组织主要在黏膜中层生长，且富含杯状细胞

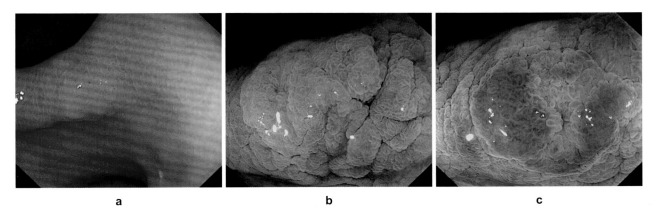

图5-6-6 醋酸染色。a. 白光：胃角Ⅱa病灶；b. 醋酸染色5s时；c. 醋酸染色1min时，病灶区域逐渐恢复原来的色调，与背景黏膜形成鲜明对比

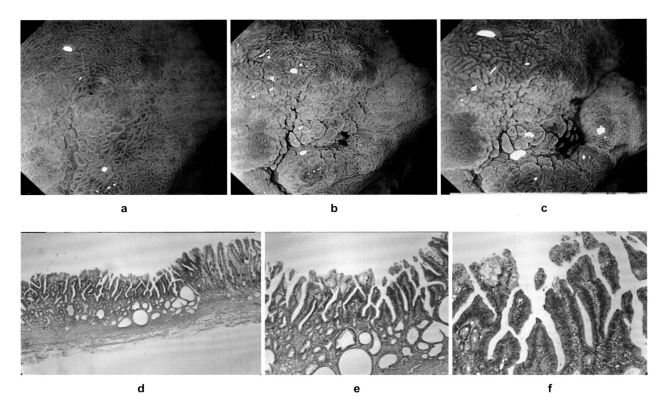

图5-6-7　高分化管状腺癌（低异型度）醋酸染色表现。a. NBI弱放大：肿瘤区域呈茶褐色，边界清晰；b. 醋酸染色43 s时；c. 醋酸染色95 s时，对比发现，肿瘤区域白化维持时间较背景黏膜更长；d、e、f. 低异型度癌（基于日本病理诊断标准）

肠病内镜学会（Japanese Gastroenterology Endoscopy Society, JGES）、日本胃癌协会（Japanese Gastric Caner Association, JGCA）、世界内镜组织（World Endoscopic Organization, WEO）联合设计了一个国际统一的早期胃癌诊断流程，即MESDA-G（图5-6-8）[12]。对于可疑病变，先确定在病变和背景黏膜之间有没有边界线，如果没有边界线，可以诊断为良性病变；如果存在边界线，随后应确定是否存在不规则微血管（irregular microvascular pattern, IMVP）和不规则微结构（irregular microsurface pattern, IMSP）；如果边界线内出现不规则的IMVP和/或IMSP，则可以诊断为早期胃癌（图5-6-9）。

作为诊断胃癌的第一步，边界线的判断很关键；边界线是由微血管（microvessel, MV）和/或微结构（microstru ture, MS）的陡变构成的。在非癌性的凹陷性病变中偶尔能观察到一种特征性的边

界线[13]：在周围黏膜的上皮边缘可以清楚地看到边界线，并向内部形成多个凸面形状。多凸面边界

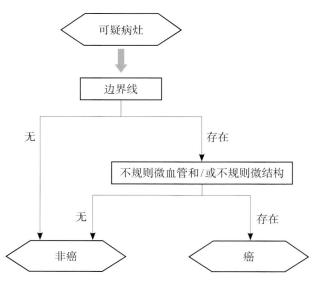

图5-6-8　放大内镜下早期胃癌的简易诊断流程（MESDA-G）[12]

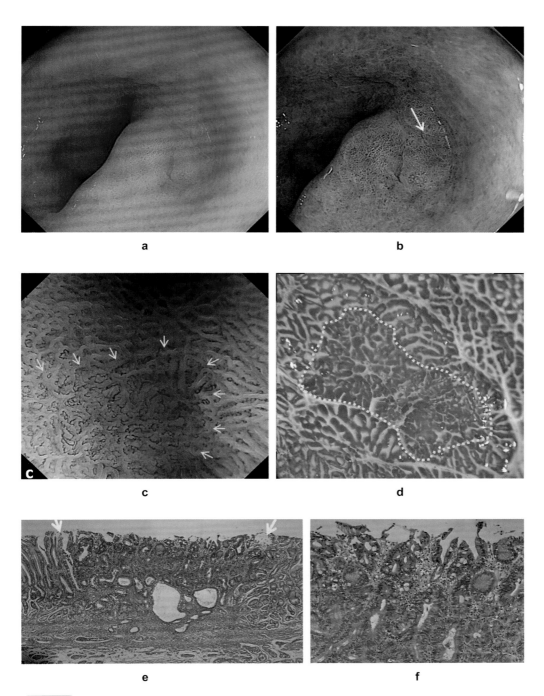

图5-6-9 微小胃癌的放大内镜诊断。a. 白光未见明确的病灶；b. NBI非放大可见一片状茶色区域（黄色箭头）；c. ME-NBI强放大：边界线（+），IMSP（+），IMVP（+）；d. 术后标本结晶紫染色观察：与背景黏膜对比有清晰的边界线（黄色虚线），病灶内微结构密集、拥挤，大小不一、形态各异、方向不一致，分布不均匀，明显的不规则；e、f. 术后病理为高分化管状腺癌（tub1），组织学上也有清晰的边界线（黄色箭头）

线对非癌性病变的敏感性、特异性和阳性预测值分别为38%、91%和97%；因此，评估边界线的形状有助于区分癌和非癌病变（图5-6-10）。

　　在明确边界线后，需要对病灶内的MV和MS进行评估。基于姚（Yao）的VS分型系统[14]，从形态、分布和排列3个方面评估MV和MS，分别判断MV、MS是规则、不规则还是缺失（图5-6-11）。卡内萨卡（Kanesaka）等的研究指出形态的变化是诊断小的、凹陷型早期胃癌最显著的微血管特征[15]。

　　当MV因白色不透明物质（white opaque substance，WOS）的存在而不够明显时，MV被归为

缺失，WOS的形态可作为MS的一个替代标志进行评估，有助于鉴别胃癌和非癌黏膜，比如腺瘤或者肠上皮化生（表5-6-1）[16,17]。WOS存在于具有肠表型的胃肿瘤或肠上皮化生的表浅区域，可遮蔽上皮下血管，其本质是微小脂滴在上皮内或上皮下的积聚[16-19]。与肠化生上皮类似，肠型或胃肠混合型的胃上皮性肿瘤也具有吸收脂滴的能力，口服外源性脂质后可以使脂滴迅速在胃上皮性肿瘤聚集，从而使WOS密度增加[20-22]。另外，因脂肪酶在脂质吸收过程中起着关键作用，但在强酸下会失活，因此WOS还与胃酸状况有关[23,24]：幽门螺杆菌感

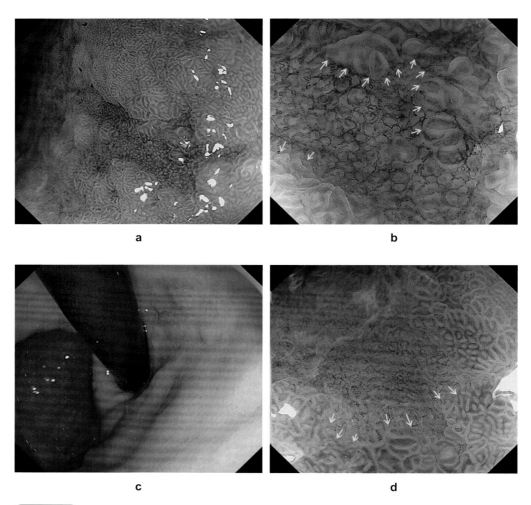

a

b

c

d

图5-6-10　边界线的判断。a、b. 胃体小弯见一凹陷性病灶，ME-NBI：沿着周围黏膜的上皮边缘可见清晰地观察到边界线，并向病灶内部凸起，病理证实为肠上皮化生；c、d. 贲门小弯的Ⅱc病变，ME-NBI可见明确的边界线，未向内部形成凸面形状，病理证实为胃癌

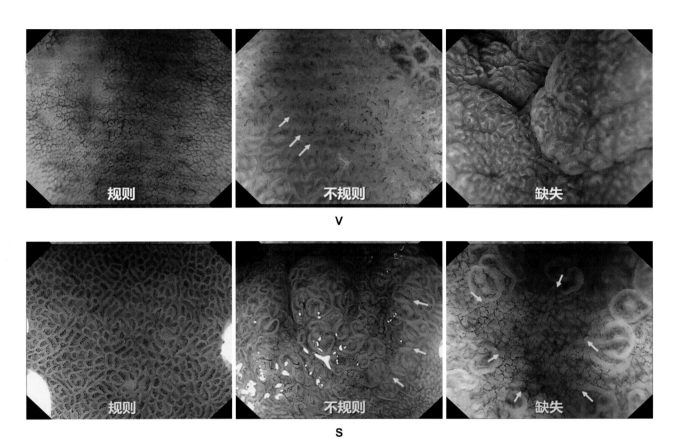

图5-6-11 VS分型。V. 表面微血管；S. 表面微结构

表5-6-1 胃上皮性肿瘤中WOS的形态学特征

	非癌（腺瘤、肠化）	癌
名称	规则的WOS	不规则的WOS
密度	高	低
大小	粗大	微细
发生部位	窝间部	隐窝边缘上皮+窝间部
形态	网状、迷宫状、斑状	网状、斑状、点状
整体形状	均一	不均一
分布	对称性	非对称性
排列	规则	不规则

染后的低酸状态下，部分肠上皮化生可以观察到WOS；而在除菌后、胃酸分泌水平恢复的情况下，未观察到WOS；在除菌后的病例中，给予质子泵抑制剂后，45%的肠上皮化生出现WOS。除菌后的胃上皮性肿瘤（特别是腺瘤），使用抑酸药物也可能会出现WOS[25]（图5-6-12）。

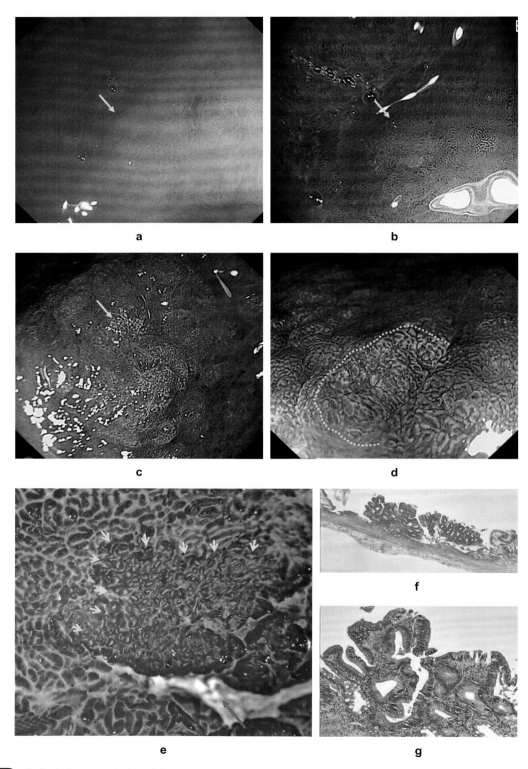

图 5-6-12 短期内发生明显变化的病例。a、b. 既往近端胃切除术(贲门癌)、除菌史,复查胃镜:胃窦前壁Ⅱb病变(黄色箭头),约4mm,白光呈微黄色调,NBI呈茶色调,边界清晰,活检证实为肿瘤性病变;c. 因"吻合口溃疡、食管炎"给予质子泵抑制剂治疗,22天后行放大胃镜精查+ESD,胃窦区域可见大范围的WOS,于胃窦前壁处发现一处可疑病灶(黄色箭头),WOS分布不均匀,边界难以辨认,可见活检痕迹(红色箭头);d. ME-NBI示病灶内部WOS形态不均一,大致勾勒出边界(黄色虚线);e. 术后标本结晶紫染色+实体显微镜观察:DL(+),IMSP(+),红色箭头为活检痕迹;f、g. 术后病理为高分化管状腺癌(tub1)

放大内镜下除了WOS，还有其他一些可辅助诊断的标志，比如亮蓝嵴（light blue crest，LBC）和白色球状物（white globe appearance，WGA）。LBC在ME-NBI下表现为上皮边缘的一种亮蓝色的线样结构，组织学对应的是刷状缘，CD10染色阳性，与肠上皮化生高度相关[26]。虽然LBC一般作为肠上皮化生的标志，但也有12.5%的胃上皮性肿瘤可观察到LBC[27]（图5-6-13）；LBC反映了隐窝边缘上皮（marginal crypt epithelium，MCE）的形态，锯齿状MCE可能与肠型超高分化腺癌相关[28]。因此，当ME-NBI观察到LBC时，应首先判断病灶整体是否存在边界线、IMSP、IMVP，再评估LBC形态。

WGA[29]定义为胃上皮下小的白色病灶，小于1 mm，呈球状（中央更亮），上覆微血管，ME-NBI下可见，胃癌中出现的WGA组织学对应上皮下的扩张腺管并伴有腺管内坏死碎片（intraglandular necrotic debris，IND）[30]。WGA在早期胃癌、低级别腺瘤和非癌性病变中的检出率分别为20%、0%[29]和2.5%[31]；如果WGA出现在边界线以内，则是胃癌特异性的内镜表现。WGA的存在意味着具有腺管结构，因此只存在于具有分化成分的胃癌中，在单纯的未分化型胃癌中是不能见到的；早期胃癌中的WGA常多发，主要分布在病灶边缘附近（边界线内部），被认为是内镜下可见的凋亡坏死现象；WGA阳性还提示多发性胃癌可能[32,33]。此外，WGA还可以出现在自身免疫性胃炎、消化性溃疡等非癌黏膜中，也有使用抑酸药物后出现WGA

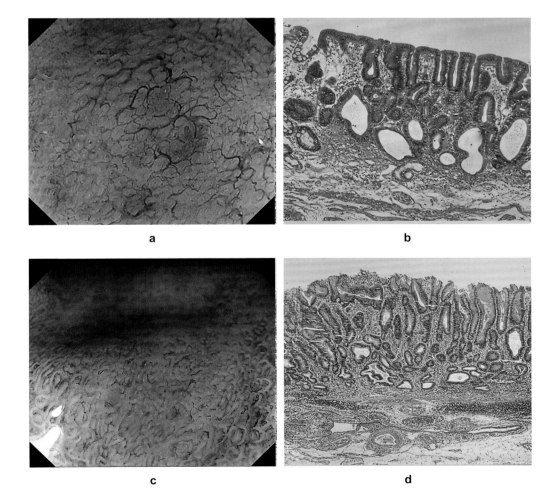

a

b

c

d

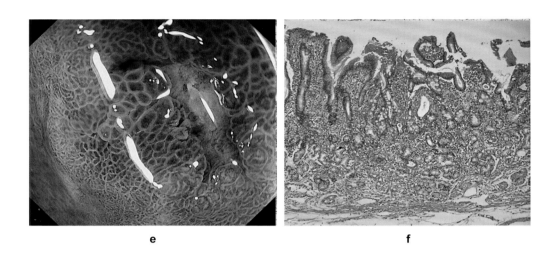

e

f

图5-6-13 伴有亮蓝嵴的胃上皮性肿瘤。a、b. 肠型腺瘤；c、d. 高分化管状腺癌（肠型）；e、f. 中分化管状腺癌（肠型）

的病例报道，组织学上表现为上皮下的囊性扩张腺管，但没有IND[34-37]。因此，放大内镜鉴别WGA阳性的病灶，关键在于WGA是不是位于边界线内（图5-6-14）。

5.6.1.3 早期胃癌与肠型腺瘤的鉴别诊断

在胃上皮性肿瘤中，呈Ⅱa形态的低级别腺瘤[8,38]与早期胃癌的鉴别是内镜医师经常需要面对的难题。目前对于低级别腺瘤/异型增生的处理仍然没有形成很明确的共识，原因在于东西方病理诊断标准的不同[8-10,38,39]，以及活检病理无法评估整体病灶而具有一定的局限性。日本一项多中心研究结果表明[40]，在活检病理诊断为低级别腺瘤的病变中，经内镜切除后有15%最终诊断为腺癌，有超过60%的病例诊断为高级别腺瘤/异型增生以上。为避免活检病理带来的潜在误导，同时也为了严格把握内镜切除适应证，需要在内镜下对病灶进行整体的评估，以鉴别低级别腺瘤和早期胃癌。按照日本胃癌处理规约[9]，腺瘤分为胃型和

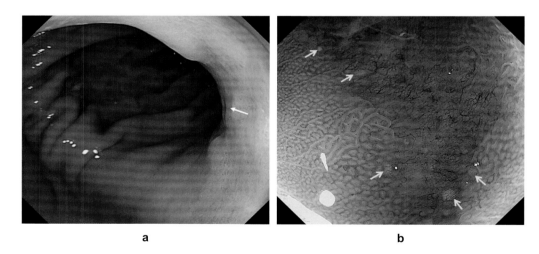

a

b

图5-6-14 白色球状物。a. 白光：胃体后壁见一Ⅱc病变；b. ME-NBI：边界线（＋），可见多发的白色球状物沿边界线内侧分布（黄色箭头）

肠型；其中胃型腺瘤（幽门腺腺瘤）伴有高级别异型增生或腺癌的概率相对较高[41]，但较为少见，且一般呈粗大绒毛状、乳头状形态[42]，内镜下易于识别，因此本文中介绍的主要是肠型腺瘤。肠型腺瘤通常表现为黄色调或褪色调的Ⅱa型病变[9]，如大于2 cm、红色调、肉眼形态为凹陷型或隆起表面出现凹陷，则需要考虑为早期胃癌[43-45]。放大内镜下肠型腺瘤一般呈规则的小凹开口形态，LBC阳性[46,47]，基于VS系统，如出现不规则的微血管、微结构，则考虑为早期胃癌[44]。肠型腺瘤组织学上

由密集的、大小一致的管状腺管构成，上皮细胞垂直排列规则，因此在放大内镜下可以看到裂隙样小凹开口，即Dense-type CO[48]（图5-6-15）；而早期胃癌的上皮细胞排列紊乱或扭曲，因此小凹开口不规则，或不可见，呈绒毛乳头样结构；呈绒毛、乳头状结构的早期胃癌一般是胃型或胃肠混合型[46,47]（图5-6-16）。

在VS系统的基础上，还可以借助一些内镜标志物加以鉴别，比如不规则WOS、WGA等；除此之外，VEC（vessels within epithelial circle，上皮环内

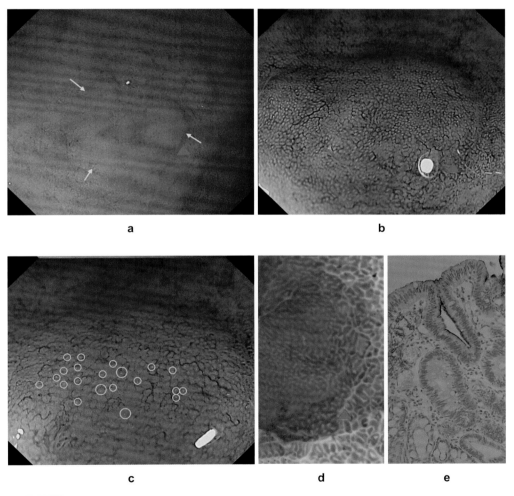

图5-6-15 肠型腺瘤。a. 白光下可见一褪色调的Ⅱa型病变（黄色箭头）；b. NBI弱放大：边界线（+），可见规则的网格状血管；c. NBI中倍放大，可见网格状血管内的裂隙样小凹开口（白圈），LBC（+）；d. ESD术后标本实体显微镜观察，病灶内部可见规则的小凹开口（pit样）结构；e. CD 10阳性

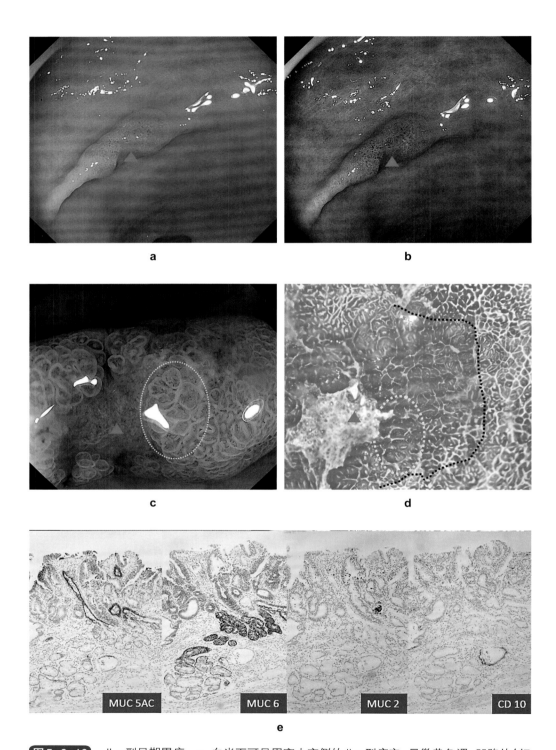

图5-6-16　Ⅱa型早期胃癌。a. 白光下可见胃窦小弯侧的Ⅱa型病变,呈微黄色调,凹陷处(红色)为活检所致;b. NBI非放大:病变呈茶褐色;c. ME-NBI:可见不规则绒毛状结构,大小不一、形态各异;d. ESD术后标本结晶紫染色＋实体显微镜观察:边界线清晰(黑色虚线),病灶内微结构呈不规则绒毛状结构,黄色虚线圈内对应ME-NBI图;e. 免疫组化:MUC 5AC、MUC 6阳性,MUC 2、CD 10阴性,提示为胃型

血管)[45,49]也可以诊断早期胃癌(图5-6-17),其定义为圆形MCE环绕而成的圆形中间区域(隐窝间的区域,intervening part, IP),组织学对应的是乳头状结构,内部的血管对应的是IP上皮下增生的血管;在病变的任何部位看到VEC,都可以判定为VEC阳性。

综上所述,Ⅱa型病变如小于2 cm、表面光滑、呈黄色调或褪色调,ME-NBI呈密集的、规则的小凹开口结构(即Dense-type CO),则考虑为肠型腺瘤,可以选择定期内镜随访或者内镜切除[38];如

病变大于2 cm、呈红色调、肉眼形态为凹陷型或隆起表面出现凹陷,ME-NBI可见IMSP(包括不规则WOS、WGA、VEC)、IMVP,则考虑为早期胃癌,需积极进行内镜切除。

5.6.2 早期胃癌组织学类型的判断

5.6.2.1 胃癌组织学分类介绍

胃癌的组织学分类常用的有Lauren分型[50]、中村(Nakamura)分类[51]、日本胃癌学会(Japanese Gastric Cancer Association, JGCA)分类[9]、WHO分

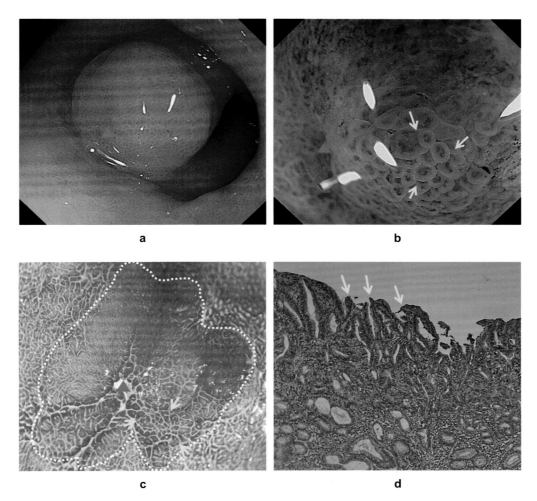

a

b

c

d

图5-6-17 VEC。a. 白光:胃窦前壁近大弯处的隆起性病变,表面尚光滑,呈白色调,红色处为活检痕迹;b. ME-NBI放大:VEC阳性(黄色箭头区域);c. ESD术后标本结晶紫染色+实体显微镜观察:边界线阳性(白色虚线),表面微结构大部分为管状、绒毛状,局部呈颗粒乳头样(黄色箭头),对应放大内镜下VEC区域;d. ESD术后病理:高分化管状腺癌(tub1),局部表面可见乳头状结构(黄色箭头)

类[52]等（表5-6-2）。由于分化型癌与未分化型癌在临床病理学上的差异明显（表5-6-3）[53]，因此中村分类在临床上得到了广泛应用，日本[9,54-56]和我国[57,58]的早期胃癌内镜切除指南也分别对分化型和未分化型胃癌制订不同的适应证。WHO分类第5版[52]也引入了日本胃癌处理规约基于早期胃癌内镜切除标本组织病理学检查的治疗建议，根据中村分类的分化型癌或未分化型癌分别进行手术适应证的选择和预后的判断。因此，在以内镜切除为目标的前提下，对病变的组织学类型做出准确的判断至关重要。

中村分类是基于癌组织的发生[59,60]：由胃固

表5-6-2　胃癌Lauren分型、中村分类、日本胃癌学会（JGCA）分类、WHO分类的对比

Lauren分型（1965）	中村分类（1968）	JGCA分类（2017）	WHO分类（2019）
肠型	分化型	乳头状腺癌pap 管状腺癌，高分化（tub1） 中分化（tub2）	乳头状腺癌 管状腺癌，高分化 管状腺癌，中分化
未定型	未分化型	低分化腺癌，充实型（por1）	低分化管状腺癌
弥漫性	未分化型	印戒细胞癌：sig 低分化腺癌，非充实型（por2）	低黏附性癌，印戒细胞癌 低黏附性癌，其他类型
肠型/弥漫性/未定型	分化型/未分化型	黏液腺癌（muc）	黏液腺癌
混合型		按优势型描述（例如：por2＞sig）	混合型
未定义	未定义	特殊类型	其他亚型

表5-6-3　未分化型胃癌与分化型胃癌的临床病理学差异

	未分化型	分化型
年龄	年轻患者居多	老年患者居多
性别	女性居多	男性居多
背景黏膜	胃固有黏膜	肠上皮化生黏膜
组织学类型	印戒细胞癌、非充实性低分化腺癌	管状腺癌、乳头状腺癌
肉眼型		
早期癌	凹陷型（0-Ⅱc, 0-Ⅱc+Ⅲ）	凹陷型（0-Ⅱc, 0-Ⅱc+Ⅲ）
		隆起型（0-Ⅱa, 0-Ⅱa+Ⅱc, 0-Ⅰ）
进展期癌	4、3型＞1、2型	2、1、3型＞4型
进展模式	弥漫性	局限性
转移方式	淋巴性	血行性
腹膜播散	（+）	几乎不发生
预后	不良	较未分化型好

有黏膜发生的癌在腺颈部产生并增殖,之后破坏腺颈部并在黏膜固有层增殖,因为基底膜的形成能力低,无法形成腺管结构,称为未分化型癌;肠上皮化生黏膜发生的癌在腺底部产生,因为基底膜形成能力强,所以不会被排出到固有层,会形成新的癌腺管或置换现有的腺管进行增殖,称为分化型癌(图5-6-18、5-6-19)。

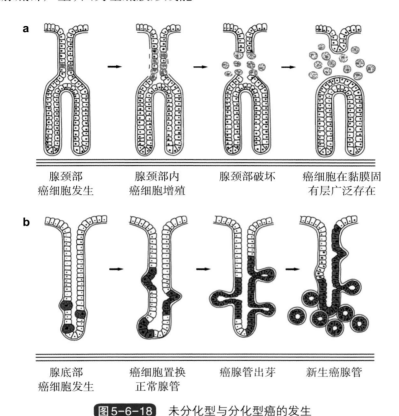

a

腺颈部	腺颈部内	腺颈部破坏	癌细胞在黏膜固
癌细胞发生	癌细胞增殖		有层广泛存在

b

腺底部	癌细胞置换	癌腺管出芽	新生癌腺管
癌细胞发生	正常腺管		

图5-6-18 未分化型与分化型癌的发生

(资料来源:Tetsuro Y, Yosuke I, Jyoji. Observation of the Gastric Mucosa is Useful for Detecting Gastric Cancer. Gastroenterol Endosc, 2017, 29(7): 1158-1166.)

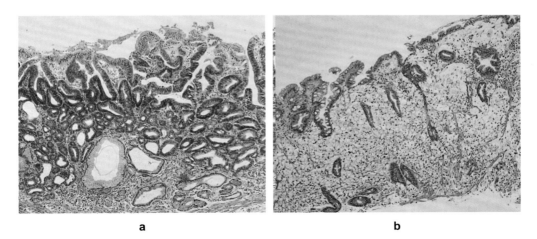

a   **b**

图5-6-19 胃癌病理图。a. 分化型胃癌,可见管状结构形成;b. 未分化型胃癌(sig),未形成管状结构

5.6.2.2 内镜下判断组织学类型（通常内镜观察）

中村（Nakamura）[59]认为，胃癌发生的背景黏膜、组织学类型及肉眼形态之间密切相关：F线内部区域，即没有肠上皮化生的胃底腺黏膜上产生的癌多为凹陷型的未分化型胃癌；F线外部区域，即伴有萎缩、肠上皮化生的黏膜上产生的癌多为分化型，肉眼型存在凹陷型和隆起型两种。义村（Yoshimura）等[61]的研究表明，早期弥漫性（未分化型）胃癌比肠型（分化型）胃癌更靠近萎缩边界，且出现在萎缩边界近端的概率更高，可能与活动性炎症引起的上皮细胞DNA损伤有关。因此可以从胃癌发生的部位、背景黏膜来初步判断组织学类型（图5-6-20）。

肉眼形态方面，柳泽（Yanagisawa）[62]的研究认为，未分化型在1 mm左右是平坦型，2～3 mm成为凹陷型，随着肿瘤的增大，这种倾向变得明显；分化型一开始凹陷型多见，到5 mm为止是凹陷型或平坦型，超过5 mm时隆起型的比例增加。因此，隆起型大部分是分化型胃癌，需要注意的是凹陷型胃癌，主要从凹陷面、凹陷边缘和反应性隆起等方面进行鉴别，靛胭脂染色有助于判断（图5-6-21）：如果凹陷边缘呈刺状或棘状，伴随边缘反应性隆起，凹陷内没有小隆起，或者只有1～2个的话，大多是分化型；边缘呈断崖状，在凹陷面上发现多个大小不相同的颗粒状黏膜的情况下，多为未分化

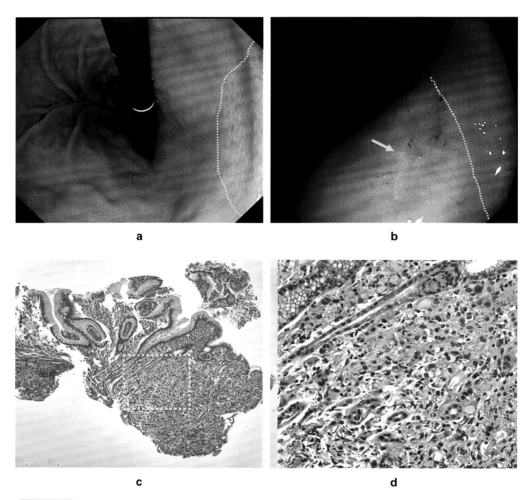

a

b

c

d

图5-6-20 未分化型胃癌与F线。a. C2型萎缩；b. F线口侧见一Ⅱc病变，局部呈褪色调；c、d. 活检病理为低分化腺癌，少量印戒细胞癌

型[59,63]。Ⅱc型未分化型癌凹陷内残留的岛状黏膜，一般癌的成分很少，因此被称为"岛状黏膜残留"、"圣域"或剩余黏膜[64]。但到底是正常黏膜的残留还是再生黏膜，尚未明确。剩余黏膜的特点有：多发、大小5 mm左右，边界清晰，表面平坦，陡峭的隆起，与周围非肿瘤黏膜大致相同高度，通常位于皱襞集中点，常见于未分化型癌，黏膜内癌的情况居多。与作为SM2浸润特点的凹陷内隆起需要鉴别，凹陷内隆起一般是缓坡状。

色调也经常用来鉴别分化型癌与未分化型癌[65]，一般分化型胃癌呈红色调，未分化型胃癌呈褪色调（图5-6-22），分化型癌的血管密度要高于周围正常黏膜或与周围正常黏膜类似，而未分化型癌大部分是缺乏血管的。原因在于黏膜内分化型癌常伴有肿瘤间质组织内血管增生，而黏膜内未分化型癌的单个癌细胞呈散在浸润，破坏正常黏膜血管；另外，印戒细胞癌的细胞内含有丰富的黏液也是呈褪色调的原因之一[11]。姚[65]等通过测定血红蛋白指数来定量评估早期胃癌的内镜颜色，分化型胃癌的血红蛋白指数较高，有助于鉴别未分化型癌和分化型癌。但胃里的一些因素如溃疡和活动性炎症，会影响血红蛋白指数[66]；褪色调的早期未分化型胃癌活检后短期内复查，变成红色调的情况也不少见。另外，除了红色调，分化型胃癌还可表现为黄色调或同色调（图5-6-23），尤其是根除幽门螺杆菌后发现的早期胃癌[67]，有时难以识别（图5-6-23b、d）；呈Ⅱa形态时容易和腺瘤混淆，可通过放大内镜进行鉴别。

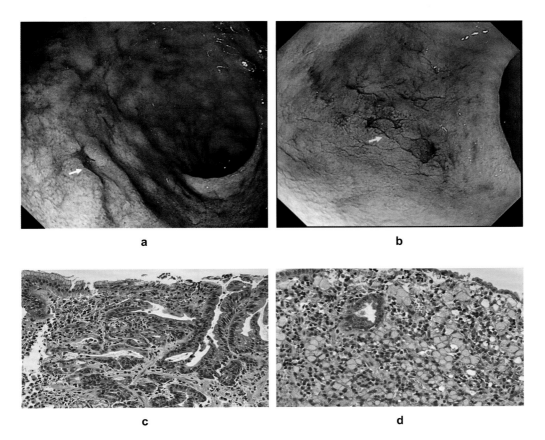

a

b

c

d

图5-6-21 凹陷型胃癌。a. 凹陷部分（黄色箭头）可见色素沉积，边缘不规则、呈棘状，伴有反应性隆起；b. 活检病理：高中分化管状腺癌。c. 靛胭脂染色大致勾勒出病灶边界，口侧边缘锐利、几乎呈直线形，无反应性隆起；d. 活检病理：印戒细胞癌

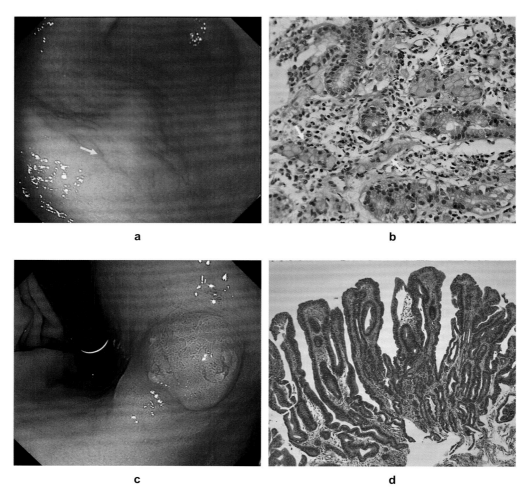

图5-6-22 早期胃癌色调的不同。a、b. 褪色调的Ⅱc型病变（黄色箭头），未分化型癌（sig）；c、d. 发红的Ⅰs+Ⅱa型病变，分化型癌（tub1）

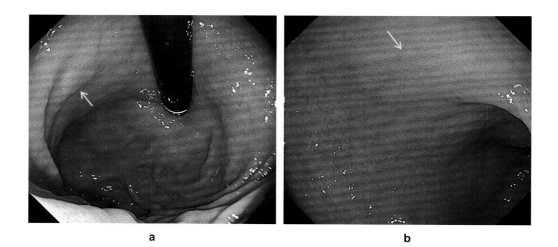

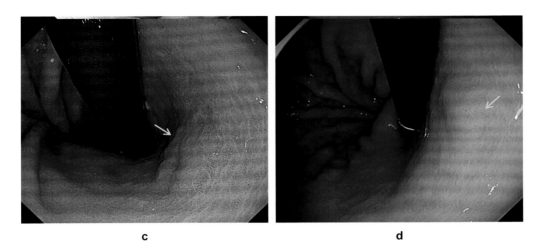

c

d

图5-6-23 呈黄色调或同色调的分化型胃癌

5.6.2.3 内镜下判断组织学类型（放大内镜观察）

首先可以通过放大内镜结合NBI评估表面微血管来鉴别未分化型癌与分化型癌。中良（Nakayoshi）等[68]对凹陷型胃癌活检标本进行微血管三维重建及CD 31染色、标记血管内皮细胞，结果显示分化型癌的血管围绕着肿瘤腺管，三维重建呈蜂巢状；未分化癌的血管排列不规则；放大内镜结合NBI可以更加清晰地显示黏膜表面的微血管，分化型胃癌常表现为网格状（fine network pattern，FNP，图5-6-24），而未分化型胃癌常为螺旋状（corkscrew pattern，CSP），但仍有些病变的放大内镜表现无法列入其中。横山（Yokoyama）等[69]在此基础上结合表面微结构形态提出了新的分类（图5-6-25），分化型胃癌主要表现为FNP及ILL-1，未分化型胃癌全部表现为CSP或ILL-2型；肉眼形态方面，FNP、ILL-2和CSP主要出现在平坦或凹陷型胃癌中，而ILL-1在隆起型以及平坦或凹陷型胃癌中均可出现。

并非所有的早期未分化癌在放大内镜下都表现为CSP。组织学上未分化型胃癌的黏膜内生长模式可分为"中间层型""浅表层型"和"全层型"；ME-NBI表现（图5-6-26、5-6-27）分别对应为隐窝间区域增宽、波浪样微血管、螺旋状血管[70]。

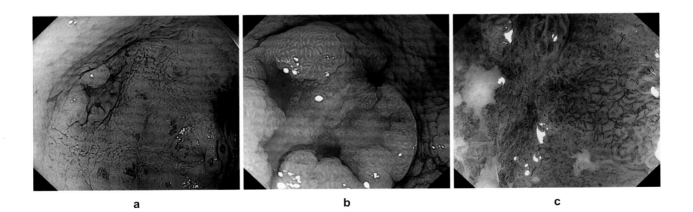

a

b

c

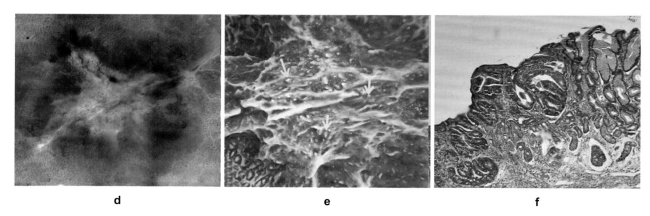

图5-6-24 FNP。a、b. 胃窦前壁的凹陷型病变,发红,边缘不规则、呈棘状,伴有反应性隆起;c. ME-NBI可见不规则网格状血管;d、e. ESD术后标本进行实体显微镜观察:凹陷区域可见密集的小凹开口样结构(黄色箭头);f. ESD病理证实为高分化管状腺癌(tub1),侵犯黏膜下层浅层(sm1)

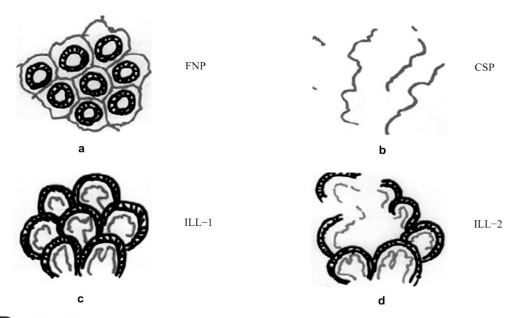

图5-6-25 早期胃癌放大内镜分型。a. FNP:由网格状血管包绕的小凹开口结构;b. CSP:表现为螺旋状血管,且几乎所有的微结构都消失了;c. ILL-1:绒毛状结构包绕着袢状微血管。d. ILL-2:绒毛状结构出现破裂

(资料来源:Yokoyama A, Inoue H, Minami H, et al. Novel narrow-band imaging magnifying endoscopic classification for early gastric cancer. Dig Liver Dis, 2010, 42(10): 704-708.)

放大内镜下如微结构缺失,则提示未分化型癌[71],因未分化型癌不能形成腺管结构,当累及上皮层全层时,小凹上皮破坏、消失,因此放大内镜下微结构不可见;但在分化型癌中,如果小凹过浅或过于密集、隐窝间区域过窄,在ME-NBI下表面微结构也是不可见的[72]。使用醋酸可使胃上皮由半透明变为不透明,光线完全反射,上皮下毛细血管网变得不可见,而表面微结构增强、呈白色[73]。当无法判断表面微结构是否缺失时,可联合醋酸加以鉴别[74-75](图5-6-28)。喷醋染色后,FNP呈pit样结构;CSP呈无腺管结构;ILL呈不规则绒毛状结构(图5-6-29)。

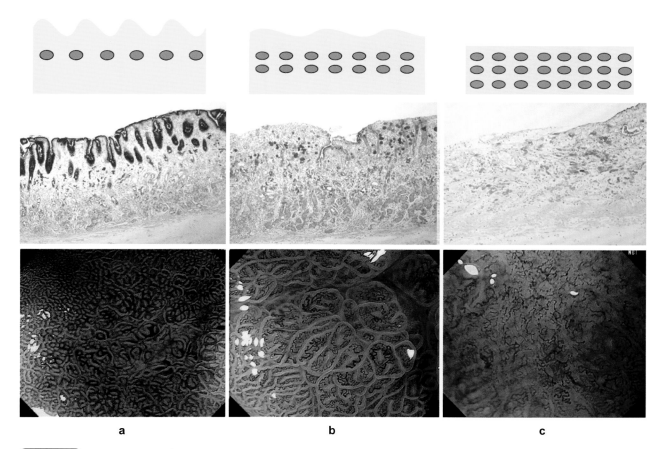

a   b   c

图5-6-26 黏膜内未分化癌ME-NBI表现。a. 中间层型，癌局限于增值带区域，ME-NBI表现为隐窝间区域增宽；b. 浅表层型，癌从浅层延伸到增殖带区域，ME-NBI表现为波浪样微血管；c. 全层型，癌累及整个黏膜层，ME-NBI表现为螺旋状血管

（资料来源：Horiuchi Y, Fujisaki J, Yamamoto N, et al. Accuracy of diagnostic demarcation of undifferentiated-type early gastric cancers for magnifying endoscopy with narrow-band imaging: endoscopic submucosal dissection cases. Gastric Cancer, 2016, 19(2): 515-523.）

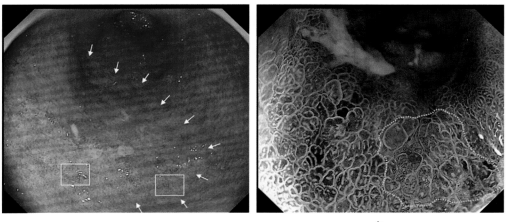

a   b

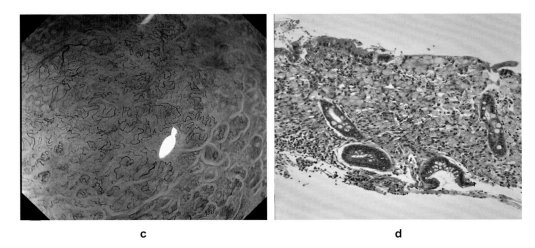

c　　　　　　　　　　d

图5-6-27 未分化癌放大内镜表现。a. 萎缩背景下的褪色调病变（白色箭头）；b. 图a黄框区域放大，可见隐窝间区域增宽，局部微结构扩张、融合，可见波浪样微血管（黄色虚线内）；c. 图a白框区域放大，可见螺旋状血管；d. 活检病理：印戒细胞癌（sig）

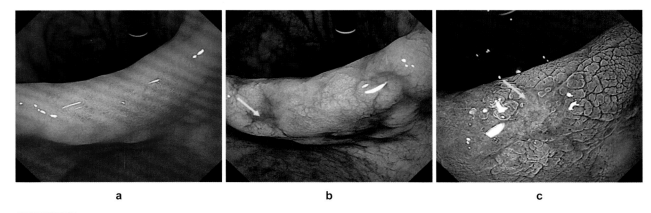

a　　　　　　　　　　b　　　　　　　　　　c

图5-6-28 未分化型癌醋酸染色。a. 白光：胃角的凹陷型病变，中央发红、与背景黏膜同一高度，边缘凹陷、呈褪色调；b. 靛胭脂染色：大致勾勒出病灶轮廓、边缘凹陷、可见色素沉积；c. 醋酸染色：图b凹陷部位（黄色箭头）可见表面微结构缺失

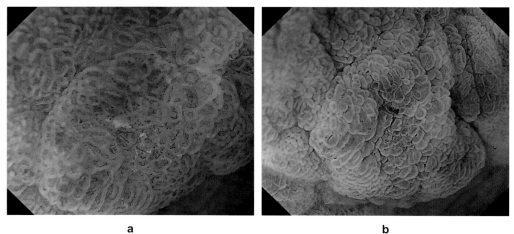

a　　　　　　　　　　b

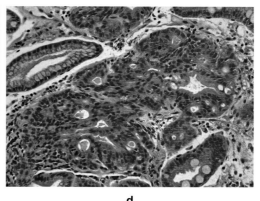

图5-6-29 ILL-1醋酸染色表现。a. ME-NBI呈ILL-1；b. 醋酸染色：呈不规则的绒毛状结构：大小不一、形态各异、方向不同；c、d. 活检病理：分化型胃癌

本节介绍了早期胃癌质的诊断、组织学类型判断两个方面的内容，通常白光下从发生部位、肉眼形态、色调、边缘形态等方面可进行初步的判断。靛胭脂染色是常用的辅助诊断方法，但需注意染色前黏液的清洗；醋酸染色不仅可以在非放大下观察病变白化维持时间的长短，以判断病变性质，还可以结合放大内镜观察表面微结构，但醋酸会引起胃黏膜分泌大量黏液，一般在靛胭脂染色、常规放大观察结束后使用。相较于醋酸和靛胭脂，NBI是方便、有效的诊断手段，一般胃肿瘤在NBI下呈茶褐色，肠上皮化生黏膜呈绿色，但部分肠型分化的肿瘤也可以表现为绿色。可以通过ME-NBI判断有无边界线，评估病变表面微血管、微结构，进行鉴别诊断以及组织学类型的判断。

（张训兵）

参 考 文 献

［1］Yao K, Nagahama T, Matsui T, et al. Detection and characterization of early gastric cancer for curative endoscopic submucosal dissection. Dig Endosc, 2013, 25 Suppl 1: 44-54.

［2］Kaise M, Iwakiri K. Endoscopic Diagnosis of Gastroduodenal Neoplasias: From Detection to Differentiation by White Light and NBI Endoscopy. Gastrointest Endosc, 2017, 29(12): 2148-2158.

［3］Nagami Y, Tominaga K, Machida H, et al. Usefulness of non-magnifying narrow-band imaging in screening of early esophageal squamous cell carcinoma: a prospective comparative study using propensity score matching. Am J Gastroenterol, 2014, 109(6): 845-854.

［4］Watari J, Kobayashi M, Nakai K, et al. Objective image analysis of non-magnifying image-enhanced endoscopy for diagnosis of small depressed early gastric cancers. Endosc Int Open, 2018, 6(12): E1445-E1453.

［5］Yagi K, Nagayama I, Hoshi T, et al. Green epithelium revealed by narrow-band imaging (NBI): a feature for practical assessment of extent of gastric cancer after H. pylori eradication. Endosc Int Open, 2018, 6(11): E1289-E1295.

［6］Guelrud M, Herrera I. Acetic acid improves identification of remnant islands of Barrett's epithelium after endoscopic therapy. Gastrointest Endosc, 1998, 47(6): 512-515.

［7］Yagi K, Aruga Y, Nakamura A, et al. The study of dynamic chemical magnifying endoscopy in gastric neoplasia. Gastrointest Endosc, 2005, 62(6): 963-969.

［8］Schlemper RJ, Riddell RH, Kato Y, et al. The Vienna classification of gastrointestinal epithelial neoplasia. Gut, 2000, 47(2): 251-255.

［9］日本胃癌学会（编）. 胃癌取扱い規約, 第15版. 金原出版, 2017：29-33.

［10］ Schlemper RJ, Itabashi M, Kato Y, et al. Differences in diagnostic criteria for gastric carcinoma between Japanese and western pathologists. Lancet, 1997, 349(9067): 1725-1729.

［11］ 小山恒男. 早期胃癌内镜诊断的方法与策略. 王亚雷译. 沈阳：辽宁科学技术出版社, 2017.

［12］ Muto M, Yao K, Kaise M, et al. Magnifying endoscopy simple diagnostic algorithm for early gastric cancer (MESDA-G). Dig Endosc, 2016, 28(4): 379-393.

［13］ Kanesaka T, Uedo N, Yao K, et al. Multiple convex demarcation line for prediction of benign depressed gastric lesions in magnifying narrow-band imaging. Endosc Int Open, 2018, 6(2): E145-E155.

［14］ Yao K, Anagnostopoulos GK, Ragunath K. Magnifying endoscopy for diagnosing and delineating early gastric cancer. Endoscopy, 2009, 41(5): 462-467.

［15］ Kanesaka T, Uedo N, Yao K, et al. A significant feature of microvessels in magnifying narrow-band imaging for diagnosis of early gastric cancer. Endosc Int Open, 2015, 3(6): E590-E596.

［16］ Yao K, Iwashita A, Tanabe H, et al. White opaque substance within superficial elevated gastric neoplasia as visualized by magnification endoscopy with narrow-band imaging: a new optical sign for differentiating between adenoma and carcinoma. Gastrointest Endosc, 2008, 68(3): 574-580.

［17］ Yao K, Ueo T, Enjoji M, et al. White Opaque Substance as Visualized Using Magnifying Endoscopy. Stomach and Intestine (Tokyo), 2016, 51(5): 711-726.

［18］ Yao K, Iwashita A, Nambu M, et al. Nature of white opaque substance in gastric epithelial neoplasia as visualized by magnifying endoscopy with narrow-band imaging. Dig Endosc, 2012, 24(6): 419-425.

［19］ Ueo T, Yonemasu H, Yada N, et al. White opaque substance represents an intracytoplasmic accumulation of lipid droplets: immunohistochemical and immunoelectron microscopic investigation of 26 cases. Dig Endosc, 2013, 25(2): 147-155.

［20］ Rubin W, Ross LL, Jeffries GH, et al. Some physiologic properties of heterotopic intestinal epithelium. Its role in transporting lipid into the gastric mucosa. Lab Invest, 1967, 16(6): 813-827.

［21］ Siurala M, Tarpila S. Absorptive function of intestinal metaplasia of the stomach. Scand J Gastroenterol, 1968, 3(1): 76-79.

［22］ Ohtsu K, Yao K, Matsunaga K, et al. Lipid is absorbed in the stomach by epithelial neoplasms (adenomas and early cancers): a novel functional endoscopy technique. Endosc Int Open, 2015, 3(4): E318-E322.

［23］ Ueo T, Wada K, Murakami K. Clinical significance of the white opaque substance positive intestinal metaplasia evaluated by H. pylori status. J Gastroenterol Hepatol, 2017, 32: (Suppl 3): 93.

［24］ Togo K, Ueo T, Yao K, et al. White opaque substance visualized by magnifying narrow-band imaging is associated with intragastric acid conditions. Endosc Int Open, 2018, 6(7): E830-E837.

［25］ Wada K, Ueo T, Yonemasu H, et al. Antacids may increase the appearance of white opaque substance in Helicobacter pylori-eradicated gastric epithelial neoplasia. Endosc Int Open, 2019, 7(9): E1144-E1149.

［26］ Uedo N, Ishihara R, Iishi H, et al. A new method of diagnosing gastric intestinal metaplasia: narrow-band imaging with magnifying endoscopy. Endoscopy, 2006, 38(8): 819-824.

［27］ Matsushita M, Mori S, Uchida K, et al. "White opaque substance" and "light blue crest" within gastric flat tumors or intestinal metaplasia: same or different signs? Gastrointest Endosc, 2009, 70(2): 402-403.

［28］ Yao K, Tanabe H, Nagahama T, et al. Novel Magnified Endoscopic Findings with Narrow-band Imaging Characteristic for Very-Well-Differentiated Gastric Adenocarinoma. Stomach and Intestine (Tokyo), 2010, 45(7): 1159-1171.

［29］ Doyama H, Yoshida N, Tsuyama S, et al. The "white globe appearance" (WGA): a novel marker for a correct diagnosis of early gastric cancer by magnifying endoscopy with narrow-band imaging (M-NBI). Endosc Int Open, 2015, 3(2): E120-E124.

［30］ Watanabe Y, Shimizu M, Itoh T, et al. Intraglandular necrotic debris in gastric biopsy and surgical specimens. Ann Diagn Pathol, 2001, 5(3): 141-147.

［31］ Yoshida N, Doyama H, Nakanishi H, et al. White globe appearance is a novel specific endoscopic marker for gastric cancer: A prospective study. Dig Endosc, 2016, 28(1): 59-66.

［32］ Omura H, Yoshida N, Hayashi T, et al. Interobserver agreement in detection of "white globe appearance" and the ability of educational lectures to improve the diagnosis of gastric lesions. Gastric Cancer, 2017, 20(4): 620-628.

［33］ Doyama H, Nakanishi H, Yao K. Image-Enhanced Endoscopy and Its Corresponding Histopathology in the Stomach. Gut Liver, 2021, 15(3): 329-337.

［34］ Iwamuro M, Tanaka T, Sakae H, et al. Two cases of white globe appearance in non-cancerous stomach. Ecancermedicalscience, 2018, 12: 856.

［35］ Iwamuro M, Tanaka T, Kanzaki H, et al. Two Cases of White Globe Appearance in Autoimmune Atrophic Gastritis. Case Rep Gastrointest Med, 2018, 2018: 7091520.

［36］ Maruyama Y, Yoshii S, Kageoka M, et al. Endoscopic findings of autoimmune gastritis-chronic atrophic gastritis type A. Stomach and Intestine, 2019, 54: 998−1009.

［37］ Miwa W, Hiratsuka T, Sato K, et al. Development of white globe appearance lesions in the noncancerous stomach after vonoprazan administration: a report of two cases with a literature review. Clin J Gastroenterol, 2021, 14(1): 48−58.

［38］ Dixon MF. Gastrointestinal epithelial neoplasia: Vienna revisited. Gut, 2002, 51(1): 130−131.

［39］ WHO Classification of Tumours Editorial Board. WHO Classification of Tumors: Digestive System Tumours. 5th ed. Lyon, France, 2019: 76−84.

［40］ Maekawa A, Kato M, Nakamura T, et al. Incidence of gastric adenocarcinoma among lesions diagnosed as low-grade adenoma/dysplasia on endoscopic biopsy: A multicenter, prospective, observational study. Dig Endosc, 2018, 30(2): 228−235.

［41］ Choi WT, Brown I, Ushiku T, et al. Gastric pyloric gland adenoma: a multicentre clinicopathological study of 67 cases. Histopathology, 2018, 72(6): 1007−1014.

［42］ Kushima R, Matsubara A, Yoshinaga S, et al. Clinicopathological Characteristics of Gastric-Type Adenoma(Pyloric Gland Adenoma)—Endoscopic Findings, Histogenesis, Gene Mutations, and Malignant Transformation. Stomach and Intestine(Tokyo), 2014, 49(13): 1838−1849.

［43］ Kasuga A, Yamamoto Y, Fujisaki J, et al. Clinical characterization of gastric lesions initially diagnosed as low-grade adenomas on forceps biopsy. Dig Endosc, 2012, 24(5): 331−338.

［44］ Maki S, Yao K, Nagahama T, et al. Magnifying endoscopy with narrow-band imaging is useful in the differential diagnosis between low-grade adenoma and early cancer of superficial elevated gastric lesions. Gastric Cancer, 2013, 16(2): 140−146.

［45］ Nagahama T, Kojima T, Yao K, et al. Usefulness and Limitations of the Magnifying Endoscopy with Narrow-band Imaging for the Differential Diagnosis of Flat Elevated Adenoma and 0−IIa in the Non-expert Endoscopist. Stomach and Intestine(Tokyo), 2014, 49(13): 1815−1826.

［46］ Kobayashi M, Hashimoto S, Nishikura K, et al. Assessment of gastric phenotypes using magnifying narrow-band imaging for differentiation of gastric carcinomas from adenomas. Gastroenterol Res Pract, 2014, 2014: 274301.

［47］ Yagi K, Saka K, Nozawa Y. Differential Diagnosis of Adenoma and Well differentiated Adenocarcinoma of the Stomach with Magnifying Endoscopy. Stomach and Intestine(Tokyo), 2014, 49(13): 1811−1814.

［48］ Kanesaka T, Sekikawa A, Tsumura T, et al. Dense-type crypt opening seen on magnifying endoscopy with narrow-band imaging is a feature of gastric adenoma. Dig Endosc, 2014, 26(1): 57−62.

［49］ Kanemitsu T, Yao K, Nagahama T, et al. The vessels within epithelial circle (VEC) pattern as visualized by magnifying endoscopy with narrow-band imaging (ME-NBI) is a useful marker for the diagnosis of papillary adenocarcinoma: a case-controlled study. Gastric Cancer, 2014, 17(3): 469−477.

［50］ Lauren P. The two histological main types of gastric carcinoma: diffuse and so-called intestinal-type carcinoma. An attempt at a histo-clinical classification. Acta Pathol Microbiol Scand, 1965, 64: 31−49.

［51］ Nakamura K, Sugano H, Takagi K. Carcinoma of the stomach in incipient phase: its histogenesis and histological appearances. Gan, 1968, 59(3): 251−258.

［52］ WHO Classification of Tumours Editorial Board. WHO Classification of Tumors: Digestive System Tumours. 5th ed. Lyon, France, 2019: 85−95.

［53］ 中村恭一. 胃癌の構造, 第3版. 医学書院, 2005: 227−247.

［54］ Japanese Gastric Cancer Association. Japanese Classification of Gastric Carcinoma-2nd English Edition. Gastric Cancer, 1998, 1(1): 10−24.

［55］ Ono H, Yao K, Fujishiro M, et al. Guidelines for endoscopic submucosal dissection and endoscopic mucosal resection for early gastric cancer. Dig Endosc, 2016, 28(1): 3−15.

［56］ Ono H, Yao K, Fujishiro M, et al. Guidelines for endoscopic submucosal dissection and endoscopic mucosal resection for early gastric cancer (second edition). Dig Endosc, 2021, 33(1): 4−20.

［57］ 中华医学会消化内镜学分会, 中国抗癌协会肿瘤内镜学专业委员会. 中国早期胃癌筛查及内镜诊治共识意见（2014

年4月·长沙). 胃肠病学,2014,(7): 408-427.

［58］ 北京市科委重大项目《早期胃癌治疗规范研究》专家组. 早期胃癌内镜下规范化切除的专家共识意见(2018,北京). 中华消化内镜杂志,2019,36(6): 381-392.

［59］ Nakamura K. So-called "The Triangle of Gastric Carcinoma" for Diagnosing Carcinoma in Early Phase: The Relationship between the Mucosa of cancer development, Histologic Type, and Microscopic Type of Carcinoma . Stomach and Intestine(Tokyo), 1991, 26(1): 15-25.

［60］ Tetsuro Y, Yosuke I, Jyoji O. Observation of the Gastric Mucosa is Useful for Detecting Gastric Cancer. Gastroenterol Endosc, 2017, 29(7): 1158-1166.

［61］ Yoshimura T, Shimoyama T, Fukuda S, et al. Most gastric cancer occurs on the distal side of the endoscopic atrophic border. Scand J Gastroenterol, 1999, 34(11): 1077-1081.

［62］ Yanagisawa A, Kato Y, Sugano H. Histogenetic backgrounds and growth pattern of undifferentiated type microcarcinoma of the stomach-in comparion with differentiated type microcarcinoma. Stomach and Intestine (Tokyo), 1989, 24(12): 1335-1343.

［63］ Ryoji Kushima. Pathological Diagnosis of Early Gastric Carcinoma. Stomach and Intestine (Tokyo) , 2018, 53(5): 647-656.

［64］ 坪井瑠美子,長南明道. 図説「胃と腸」所見用語集2017. 胃と腸,2017,52(5): 586.

［65］ Yao K, Yao T, Matsui T, et al. Hemoglobin content in intramucosal gastric carcinoma as a marker of histologic differentiation: a clinical application of quantitative electronic endoscopy. Gastrointest Endosc, 2000, 52(2): 241-245.

［66］ Tsuji S, Kawano S, Hayashi N, et al. Analysis of mucosal blood hemoglobin distribution in gastric ulcers by computerized color display on electronic endoscopy. Endoscopy, 1991, 23(6): 321-324.

［67］ Hori K, Watari J, Yamasaki T, et al. Morphological Characteristics of Early Gastric Neoplasms Detected After Helicobacter pylori Eradication. Dig Dis Sci, 2016, 61(6): 1641-1651.

［68］ Nakayoshi T, Tajiri H, Matsuda K, et al. Magnifying endoscopy combined with narrow band imaging system for early gastric cancer: correlation of vascular pattern with histopathology (including video). Endoscopy, 2004, 36(12): 1080-1084.

［69］ Yokoyama A, Inoue H, Minami H, et al. Novel narrow-band imaging magnifying endoscopic classification for early gastric cancer. Dig Liver Dis, 2010, 42(10): 704-708.

［70］ Horiuchi Y, Fujisaki J, Yamamoto N, et al. Accuracy of diagnostic demarcation of undifferentiated-type early gastric cancers for magnifying endoscopy with narrow-band imaging: endoscopic submucosal dissection cases. Gastric Cancer, 2016, 19(2): 515-523.

［71］ Kanesaka T, Sekikawa A, Tsumura T, et al. Absent microsurface pattern is characteristic of early gastric cancer of undifferentiated type: magnifying endoscopy with narrow-band imaging. Gastrointest Endosc, 2014, 80(6): 1194-1198. e1.

［72］ Yagi K, Nozawa Y, Endou S, et al. Diagnosis of Early Gastric Cancer by Magnifying Endoscopy with NBI from Viewpoint of Histological Imaging: Mucosal Patterning in terms of White Zone Visibility and Its Relationship to Histology. Diagn Ther Endosc, 2012, 2012: 954809.

［73］ Lambert R, Rey JF, Sankaranarayanan R. Magnification and chromoscopy with the acetic acid test. Endoscopy, 2003, 35(5): 437-445.

［74］ Eleftheriadis N, Inoue H, Ikeda H, et al. Acetic acid spray enhances accuracy of narrow-band imaging magnifying endoscopy for endoscopic tissue characterization of early gastric cancer. Gastrointest Endosc, 2014, 79(5): 712.

［75］ Matsuo K, Takedatsu H, Mukasa M, et al. Diagnosis of early gastric cancer using narrow band imaging and acetic acid. World J Gastroenterol, 2015, 21(4): 1268-1274.

5.7　早期胃癌范围诊断

5.7.1　ME-NBI用于早期胃癌诊断

对于早期胃癌,内镜下治疗越来越广泛。与此相应的,治疗前对病灶的准确判断也显得越来越重要,其中包括对肿瘤边界的确认。现今判断EGC边界的方法主要有3种,即白光内镜、色素内镜及ME-NBI。长期以来,色素内镜一直为内镜医师所青睐,广泛应用于术前对病灶边界的判断。病灶在染色后,黏膜表面的微细变化被突显,如轻微凹陷、隆起及染色程度的差异等。在结合放大技术后病灶表面的微细结构可被清晰显示，表面微细结构的变化可以进一步帮助确定边界。尽管如此，仍然有一部分病灶的边界在色素内镜下不能被清晰显示。在长滨（Nagahama）等[1]的研究中，将近20%的早期胃癌病灶用色素内镜观察失败，而将这些失败病例继续用ME-NBI观察，其中72.6%（45/62）能成功确定边界。另有一项随机研究[2]比较了ME-NBI和靛胭脂染色判断边界的效能，发现ME-NBI组显著优于靛胭脂染色组，具有统计学差异（$P=0.009$）。最新的研究比较了传统白光内镜结合色素内镜、ME-NBI弱放大和ME-NBI强放大对于早期胃癌范围诊断的准确率，发现对于活动性胃炎背景的早期胃癌，ME-NBI弱放大就可以对病变的范围有较准确的判断；而对于除菌后的早期胃癌，ME-NBI强放大对病变范围判断的准确率最高，NBI-ME弱放大次之[3]。详见图5-7-1。

根据胃癌诊断的VS分型，病灶的边界为不规则微血管或不规则表面微细结构的止点。对于未分化型胃癌，肿瘤细胞可能在表面上皮下生长，所以在内镜治疗前，可以在所见边界线外围进行多点活检，根据活检结果来明确其真正的边界。

5.7.2　白光内镜对胃早癌病变范围的判断[4]

白光内镜下肉眼观察胃癌在黏膜内的进展范围需要从3个要素来判断，分别是：① 病变高低差；② 表面性状（黏膜性状、病变边缘的形状）；③ 病变的色调和光泽度以及与背景黏膜的色泽差异。对于病变范围的判断，在边界不明确时，常按"由外到内"的顺序进行；病变较大（或认为较大）时，也可按"由内到外"的顺序进行。

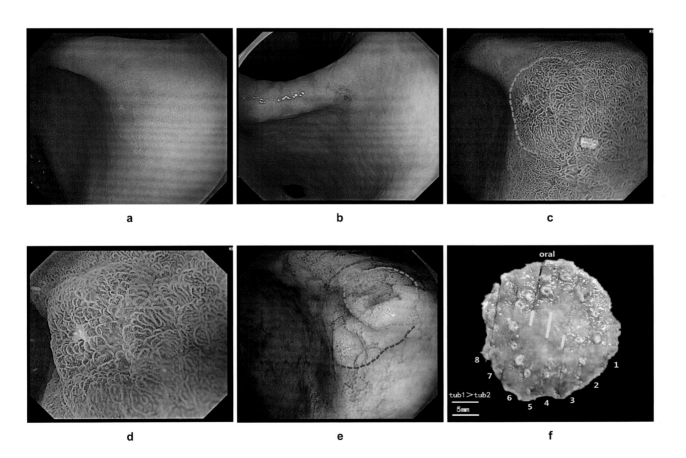

a

b

c

d

e

f

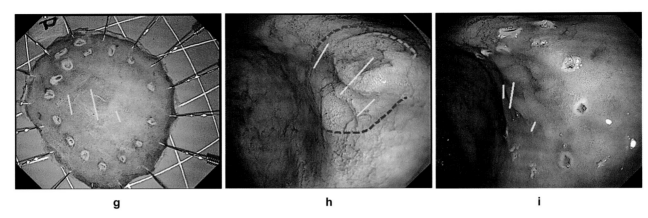

g　　　　　　　　　　h　　　　　　　　　　i

图5-7-1 靛胭脂染色后范围变大。a、b. 白光内镜下在萎缩的背景黏膜上胃角后壁可见一个大小约0.5 cm表面发红的Ⅱc病灶；c. NBI弱放大可见病灶处呈茶褐色，DL（+），腺管排列较为密集，病灶范围如红色虚线所示；d. NBI强放大可见图c茶褐色区域内的MCE大小不一，形态各异，排列极性不规则，微血管扭曲；e. 靛胭脂喷洒后除了图c处的病灶（红色虚线）外，还有一片区域黏膜粗糙，染色沉积不良，所以病变区域较图c范围扩大，紫色虚线为扩大的范围；f、g. 为ESD标本复原图，病理提示多灶性分布，范围约0.4 cm×0.7 cm（#3—5号病理片），以高分化管状腺癌为主，tub1 > tub2，癌组织局限于黏膜层，脉管阴性，水平和垂直切缘均阴性；h、i. 根据ESD标本复原图对应至内镜图上，明显可见病灶范围大于一开始未染色前图c中红色虚线所标的范围，但在标记点之内

1. 隆起型癌（Ⅰs型、Ⅱa型）的病变范围

隆起型病变癌黏膜明显高于周围黏膜，因此比较容易判定癌的范围。Ⅱa型病变边界不清楚的绝对原因是病变的高度较低；相对原因是肠上皮化生及小凹上皮的增生引起癌周围非肿瘤性黏膜相对隆起，使得癌的高度变得不明显。

2. 凹陷型（Ⅱc型）癌的病变范围

Ⅱc型病变癌黏膜相对周围黏膜明显凹陷，癌的范围比较容易判断。Ⅱc型病变边界不清楚的绝对原因是Ⅱc的深度较浅，当分化型腺癌呈浅凹陷形态时，边界往往变得不清楚；相对原因是癌周黏膜萎缩菲薄，Ⅱc凹陷与周围非肿瘤性黏膜的高低差变得不明显。这时要以表面性状、病变色调和光泽度为基础进行范围诊断。当癌灶跨越窦-体边界而存在时，在胃底腺区域边缘出现清楚的Ⅱc，但在中间带到幽门腺区域，由于病变常呈Ⅱb型形态，癌的边缘可以不清楚。由于蚕食像存在于癌和非癌黏膜之间的边界处，所以，Ⅱc型癌边界不清楚时，如没有蚕食像，诊断癌的范围要向外扩大，需怀疑伴有Ⅱb型癌存在。

3. Ⅱb型癌的病变范围

Ⅱb型癌与周围非肿瘤性黏膜之间没有高低差。因此，进行范围诊断时仅能依赖表面构造的变化（色调、胃小区的变化、剩余黏膜颗粒、光泽度）。不过，Ⅱb型癌极少作为单一肉眼型而存在，多以"伴随Ⅱb"的形态被发现，常与Ⅱc及Ⅱa型癌相连。因此，判断癌凹陷和隆起的外侧是否存在"伴随Ⅱb"，对于正确诊断癌的范围很重要。

5.7.3　根据胃癌组织类型进行范围诊断[5]

5.7.3.1　分化型癌

分化型癌大部分是全层置换方式增殖，因此边界相对清晰。黏膜表层存在癌腺管结构，因此放大内镜下呈不规整的villi或pit样结构，同时也会出现口径不同或行走不整的微血管（图5-7-2）。

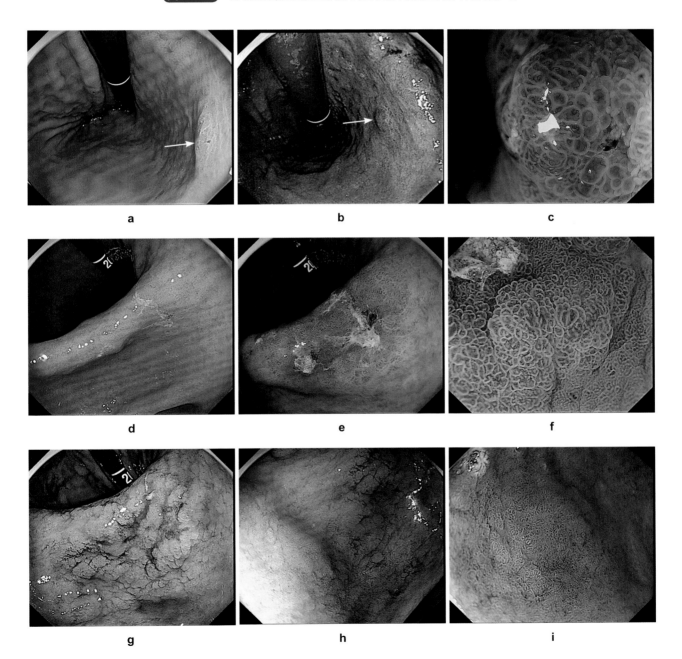

图5-7-2 分化型癌以全层置换方式生长,肿瘤露出表面,容易诊断

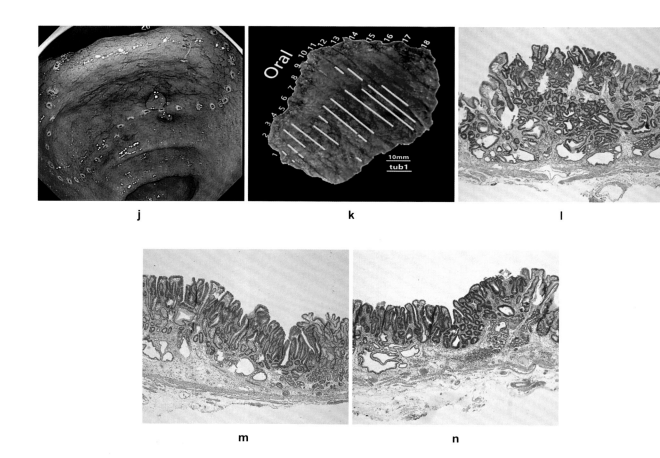

j　　　　　　　　k　　　　　　　　l

m　　　　　　　　n

图5-7-3　　边界判定困难分化型癌。a. 胃黏膜普通内镜白光图：胃体小弯侧可见地图样发红提示除菌后改变。于胃体下部小弯侧见一Ⅱa型病灶；b. NBI非放大远景图：病灶呈茶褐色，边界清晰，DL（+）；c. NBI放大图：呈颗粒、乳头状，形状大小不一，方向不同，MCE宽窄不一致；微血管扭曲及形状各异；d. 胃黏膜普通内镜白光图：胃角后壁侧见一Ⅱc型病灶，色泽发红，表面附有少量黏液；e. NBI非放大观察：病灶呈茶色，有自发性出血；f. NBI放大观察：病灶边界清晰；微结构大小不一致，方向性不同；微血管扭曲，分布不均，形状各异；g. 靛胭脂染色白光观察：病灶呈现着色不良，DL（+）；h. 胃黏膜白光图：胃窦小弯发现一处血管透见不良区域，色泽微黄；i. NBI非放大近景图：病变呈淡茶色，表面微细结构密集，大小不一，排列欠规则；j、k. ESD标记及术后标本复原图；l、m、n. 分别对应3号、11号及13号切片，3处病变均为肿瘤性。

术后病理：肿瘤大小约48 mm×18 mm（位于2#—13#），管状腺癌，表浅扩散型，癌局限于黏膜内，小脉管未见癌栓，水平切缘和垂直切缘干净。

总结：本例分化型癌中，胃体小弯侧、胃角后壁侧病灶易被发现和诊断，但胃窦小弯侧病灶在白光观察仅表现为黏膜下血管透见度下降，NBI观察呈淡茶色，巴黎分型似呈"Ⅱb型"（术后ESD标本及病理证实为0-Ⅱa型）且肿瘤异型度低，均增加了对此处病灶识别的难度，易造成水平切缘阳性。

5.7.3.2　未分化型癌

未分化型癌是肿瘤由腺颈部向侧方发展，最表层覆盖着非肿瘤性上皮，因此其边界多为模糊。在萎缩区域发生的未分化型癌，由于间质宽，未分化型癌在不破坏非肿瘤上皮的情况下向侧方发展，可使病变边界变得极为模糊，内镜判断边界困难

（图5-7-4）。

如果未分化型癌进行全层置换的话，会导致凹陷边界明显。未分化型癌如果发生在非萎缩部位，由于腺管密度高，腺颈部的肿瘤无法向侧方进展，只能进行全层替换，由此可形成明显的边界（图5-7-5）。

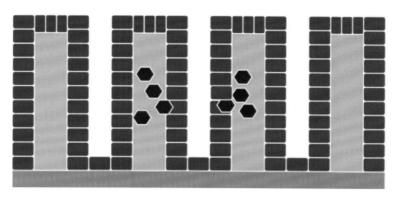

图 5-7-4 未分化型癌在间质存在，表层覆以非肿瘤上皮，诊断困难

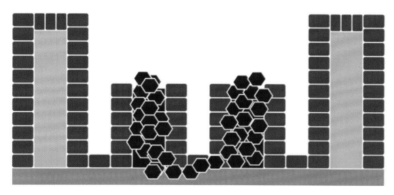

图 5-7-5 未分化型癌如完全露出表面，边界清晰，诊断也变得容易

放大内镜只能观察表层，因此存在于黏膜中层，表层由非肿瘤性上皮覆盖的未分化型癌的诊断十分困难。在极早期，肿瘤组织与周围有相同的表面微细结构，随着肿瘤在间质内不断增殖、破坏正常腺体，引起腺管密度降低，所以最初未分化型癌放大内镜下可见 villi 肿大，pit 减少。病变中央肿瘤量多，所以可以观察到表面结构不清晰和异型血管，但边缘部癌少，无法看到异型血管或者可以观察到腺管开口内的雷纹样血管。此外，Hp 根除后未分化型的边界会显得更清楚。（图 5-7-6、5-7-7）

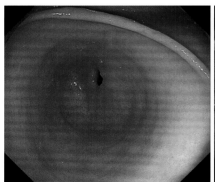
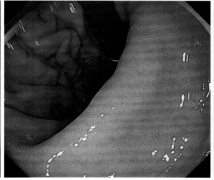
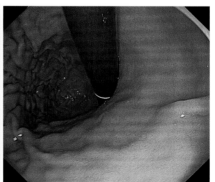

a   b   c

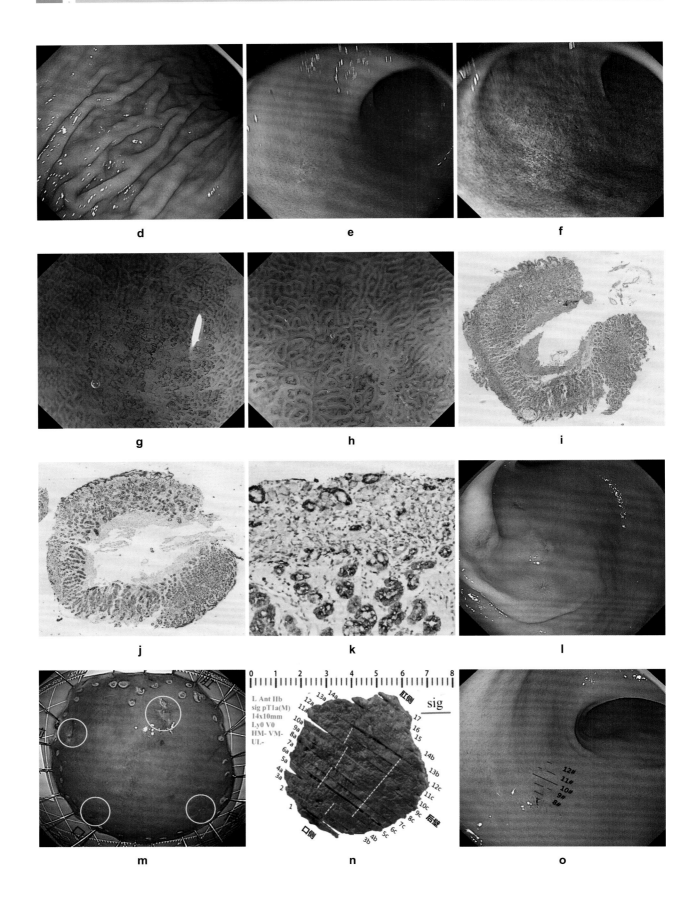

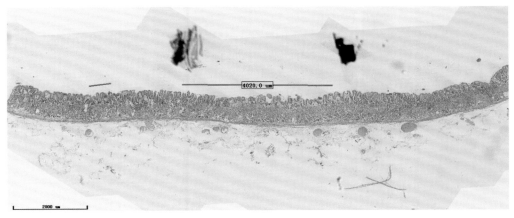

p

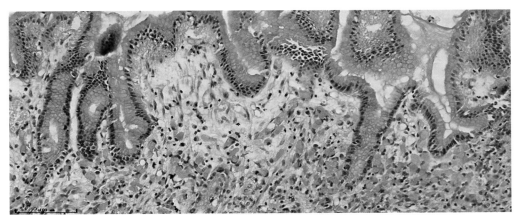

q

图5-7-6 胃窦早期印戒细胞癌边界判定（唐昭荣 重庆市中医院）。a、b、c、d. 胃背景黏膜普通内镜白光图：胃窦、胃角黏膜光滑，未见明显萎缩，胃体小弯RAC−，胃小区稍水肿，胃体大弯黏膜光滑，未见弥漫性充血、水肿。e. 胃窦前壁普通内镜白光图：可见1处褐色调Type 0−Ⅱb型病变，局部边界欠清晰，大小约15 mm。f. NBI非放大图：病灶呈褐色调。g. 病变的NBI放大图：病变白区可见幽灵样消失，微血管迂曲、增粗、破碎、稀疏，可见CSP样微血管。h. 病变的NBI放大图：病变处IP拉长增宽，排列不规则、方向不一致，白区内可见扭曲拉长不规则微血管，呈"雷纹状"微血管。i（HE）、g（CK）、h（CK）：活检病理提示印戒细胞癌，局限于黏膜浅层。l. 四象限活检：四象限活检阴性，ESD治疗，沿四象限活检点外侧约5 mm标记行ESD治疗。m. ESD标本：四象限活检点在标记点内，标本大小约60 mm×50 mm。o、m. 病理复原图：标本大小：60 mm×50 mm（1—17号），大体分型：pType 0−Ⅱb，病变性质 sig，pT1a（M），病变范围：14 mm×10 mm（8b—12b，10a号片）；p、q（11b号片）：ESD病理．印戒细胞癌，局限于黏膜层，主要分布于上皮下浅层，黏膜层次结构破坏。切缘及脉管：pHM−，pVM−，Ly0，V0；背景黏膜：慢性活动性炎，轻度萎缩，未见肠化，未见HP。

免疫组化：CK 显示上皮细胞，CD34 显示脉管，D2−40 显示淋巴管，Desmin 显示平滑肌

病例小结：

1. 发现：无萎缩背景下发现孤立的褐色调病灶要提高警惕

2. 边界：Ⅱb型未分化胃癌，边界时常不清晰，需在放大内镜下行四象限活检

3. 了解早期印戒细胞癌的发生发展模式及上皮下进展时边界判断技巧

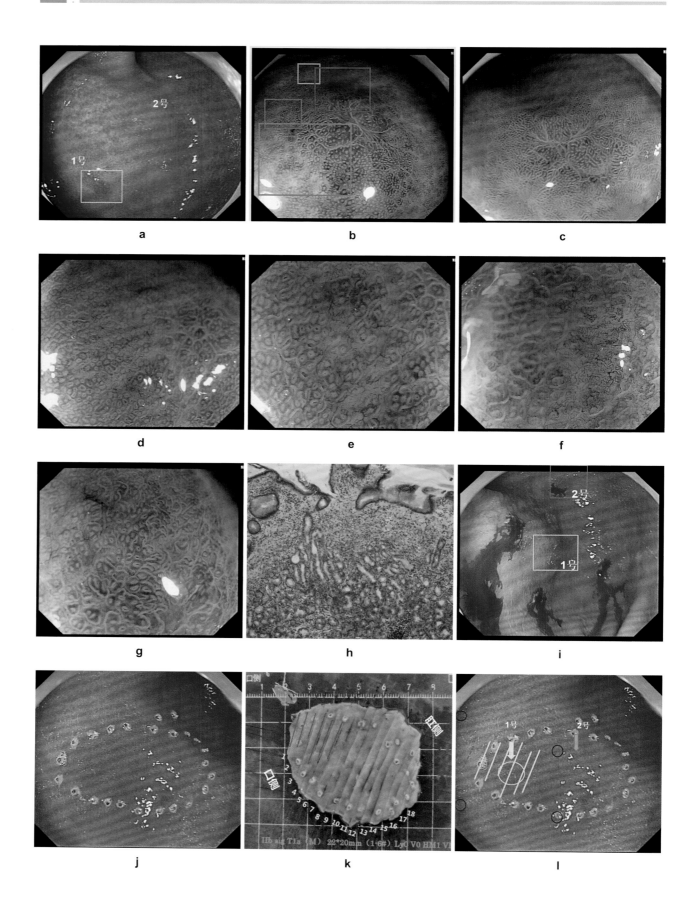

a

b

c

d

e

f

g

h

i

j

k

l

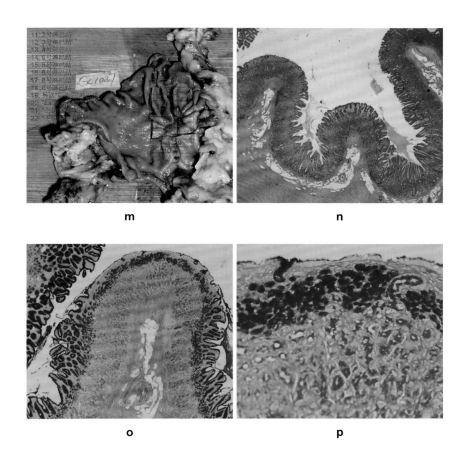

m   n

o   p

图5-7-7 印戒细胞癌病变范围判断困难病例。a. 胃窦体交界大弯白光图：胃黏膜红白相间，见2处黏膜发红的糜烂灶，分别标记为1号和2号。b. 1号病灶NBI弱放大图：病变边界不清晰，IP增宽。c. 2号病灶NBI弱放大图：病变边界不清晰，胃小凹排列较规则，大小基本一致。d、e、f、g. 对1号病灶强NBI放大图：IP增宽，局部白区消失并见wavy microvessels样微血管。h. 对1号病灶活检H & E染色图：表层残存有非癌上皮，腺窝变浅，窝间部扩大，上皮下腺体破坏，可见大量印戒细胞。另：对2号病灶活检，病理提示慢性炎症伴轻度萎缩。i. 1号病灶白光图：对1号病灶进行4象限阴性活检4处活检均为间质见少量炎症细胞浸润。j、k、l. ESD术前标记及术后复原图：胃0-Ⅱb型早期胃癌，大小2.2 cm×2 cm（#1—6），印戒细胞癌，主要局限于黏膜浅层，小脉管内未见癌栓，一侧水平切缘见癌组织（#1），垂直切缘阴性（深蓝色"圈"为四象限阴性活检点）。m. 外科手术标本图：于ESD术后瘢痕处共取材10块。n、o、p. 4号组织条H & E染色和AB/PAS染色图：黏膜最表层覆盖有非癌上皮，其下方存在印戒细胞浸润，腺窝被破坏。

病理诊断：胃窦体交界处印戒细胞癌ESD术后，口侧胃印戒细胞癌残留，范围约1 cm×0.5 cm，局限于黏膜浅层（PAS染色阳性），小脉管未见癌栓（免疫组织化学检查已证实），另送上、下切缘干净。未见淋巴结转移（0/22）。ESD创面异物肉芽肿形成。免疫组化结果：MUC2-，CD34血管+，D2-40淋巴管+。

总结：本例病变导致ESD术后水平切缘阳性原因如下：① 该病灶呈0-Ⅱb型，边界不清，反复活检后引起的黏膜炎症增加了对病变范围识别的难度。② 对4象限阴性活检位置的错误识别是导致本次水平切缘阳性的主要原因，可通过缩短阴性活检后行ESD术的间隔时间或活检处墨汁注射加以避免。

5.7.4 胃早癌边界判断的影响因素

5.7.4.1 Hp根除后肿瘤呈低异型度及肿瘤边缘存在非癌上皮覆盖

赤泽（Akazawa）等[6]研究了Hp根除对胃分化型早癌病灶边界判断的影响，结果发现Hp根除组较hp感染组有更高的边界线（-）比例（11.8% vs 1.5%，P < 0.05）；Hp根除后无法判断边界的病例中，75%为低异型度分化型癌（Tub1-low），75%的

肿瘤边缘有非癌上皮覆盖；在73%的Hp根除后Tub1-low病例和80%的肿瘤边缘为非癌上皮覆盖病例通过ME-NBI仍然能够观察到边界线，因此ME-NBI对Hp根除后分化型早癌的边界判定仍然有用，准确率达88.2%。Hp除菌后边界不清病例见图5-7-8。

放大胃镜检查20天后行ESD治疗时如图5-7-9。

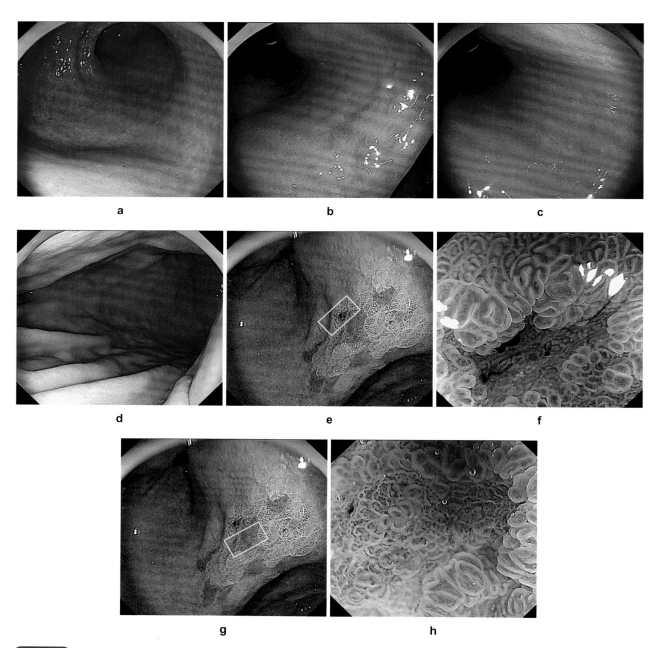

图5-7-8 Hp除菌后边界不清病例。a、b、c、d. 胃背景黏膜普通内镜白光图：胃窦至胃体小弯下部黏膜花斑状发白（C2型萎缩），同时可见色调逆转现象。e. 胃角NBI非放大图，可见病灶有自发性渗血，部分区域呈茶褐色改变，DL（＋）。f. 图e标注处的NBI放大图，病变边界清晰，表面微细结构显示大小不一，形态各异，排列方向不一致，微血管大部分呈Mesh Pattern。g. 逐步将放大视野向病灶中心移动。h. 图g标注处的NBI放大图，可见微结构呈颗粒样改变，大小不一，微血管扩张、扭曲，呈Loop Pattern

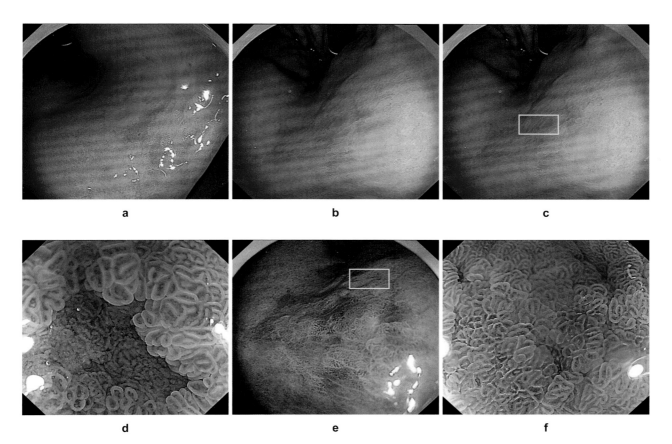

a   b   c

d   e   f

图5-7-9 20天后ESD治疗图。a. 行放大胃镜时图片；b. 行ESD治疗时图片；c、d. 白光下图i病灶处发红明显，与周围黏膜边界清晰；d图病灶处呈淡红色，与周边正常黏膜边界已变得模糊；d. 图k标注处NBI放大图，图d与图5-7-8f为大致相同部位放大图，但已经发生明显改变，色调由图5-7-8f的浅褐色变为图d的青色调，且图d的结构异型性与之前图5-7-8f相比变得不明显；f. 图e标注处NBI放大图，在病灶边缘处结构异型性已变得不明显，边界不清晰

5.7.4.2 组织学性质为分化/未分化混合型、Pap或Pap混合Tub

方（Bang）等[7]的研究显示ESD整块切除率为94.6%，但完整切除率和治愈性切除率仅为77.8%和55.1%，最主要的原因是侧切缘阳性，其次是垂直切缘阳性和LVI。与单纯型EGC相比，混合型胃早癌体积更大，浸润深度更深，有更高的LVI/LNM发生率。

另有研究[8]发现乳头状腺癌较高或中分化管状腺癌更大、更多见淋巴脉管侵犯及黏膜下浸润；乳头状腺癌更多见侧切缘阳性和组织学异质性（混合有印戒或低分化成分，不超过50%）；整块R0切除和治愈性切除率分别为85.1%（高或中分化93.0%）和49.4%（高或中分化82.2%）；对于黏膜层病变的治愈性切除率，乳头状腺癌为72.5%，高或中分化管状腺癌为93.7%（图5-7-10）。

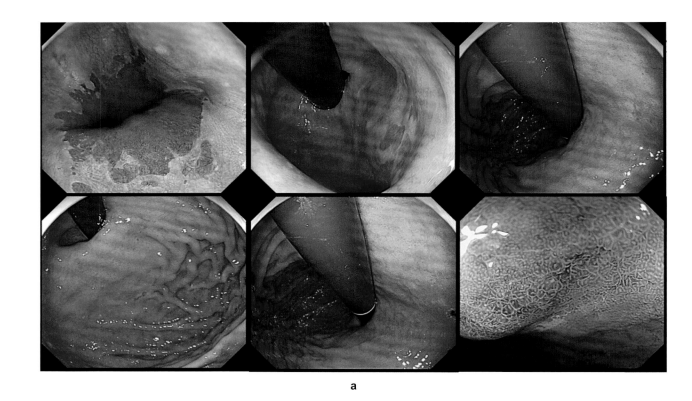

a

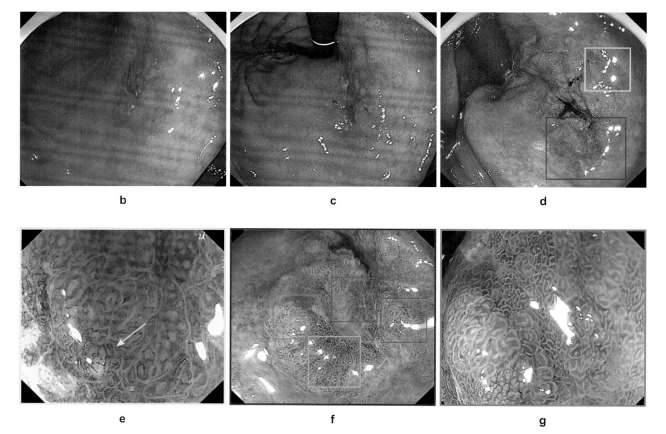

b   c   d

e   f   g

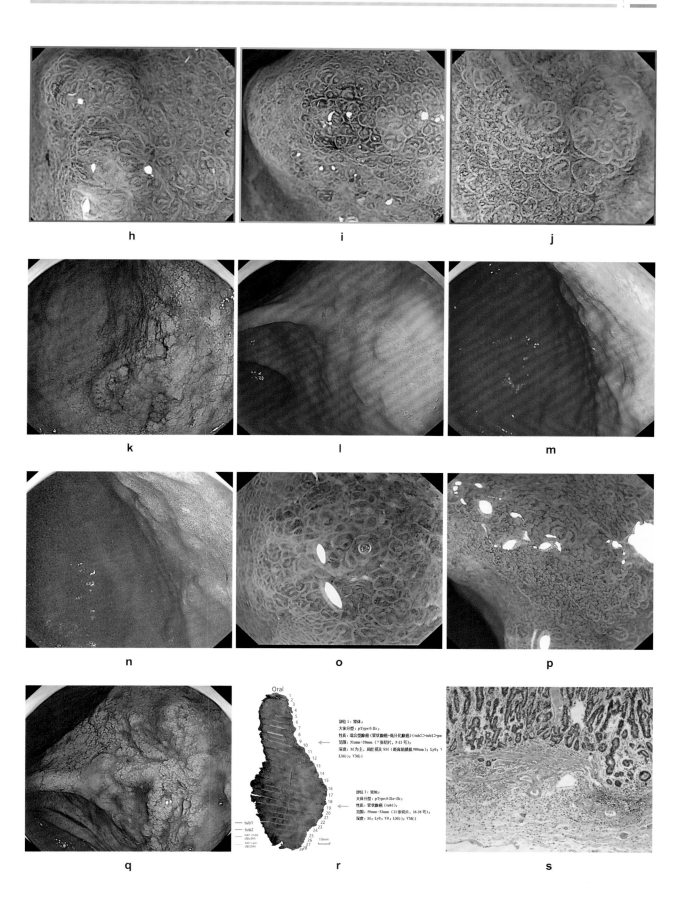

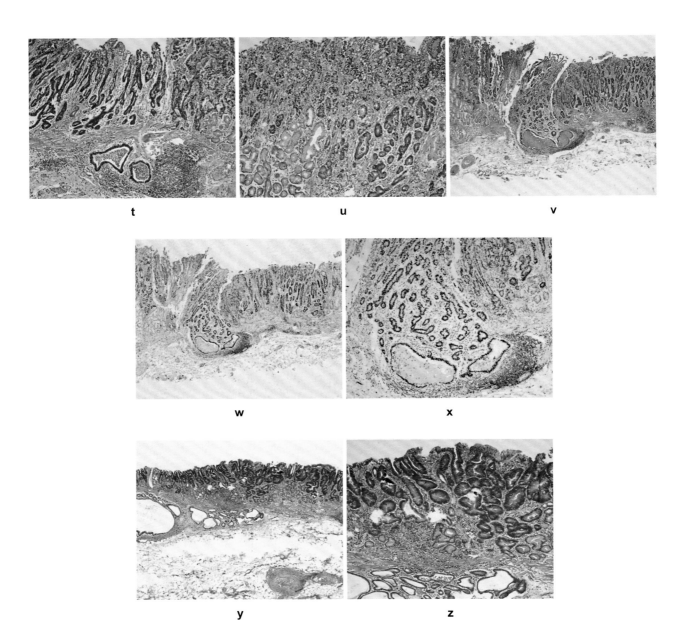

t

u

v

w

x

y

z

图5-7-10 混合型腺癌。a. 背景黏膜内镜图：非活动性胃炎，C3；b、c. 胃体Ⅱc病变白光图：胃体下部小弯侧萎缩背景内Ⅱc发红病变，部分边界不清，大小约2cm×1.5cm；d. 胃体Ⅱc病变NBI：呈茶色调，DL(+)；e. 图d黄框处ME-NBI：病灶边缘可见WGA(箭头所指)；f～j. 图d蓝框处ME-NBI：微结构不规则，IP增宽，微血管扭曲不规则，呈Loop pattern；k. 胃体Ⅱc病变靛胭脂染色：勾勒边界，内部胃小区不规则；l、m. 胃角病变白光图：胃角后壁萎缩背景内发红Ⅱa+Ⅱc病变，大小约6cm×3cm；n. 胃角病变NBI图：边界清晰，呈茶色调；o、p. 胃角病变ME-NBI：微结构不规则，大小不一，微血管扭曲不规则，呈Loop pattern及mesh pattern；q. 胃角病变靛胭脂染色：勾勒不规则胃小区结构；r. 胃多发病灶复原图；s、t. 胃体Ⅱc病变HE病理图(#7)：高分化及中分化管状腺癌，侵及黏膜下；u、v. 胃体Ⅱc病变HE病理图(#8)：高分化管状腺癌及低分化腺癌，侵及黏膜下；w、x. 8#片免疫组化：MUC2(+)；y、z. 胃角病变HE病理图(20#)：高分化管状腺癌

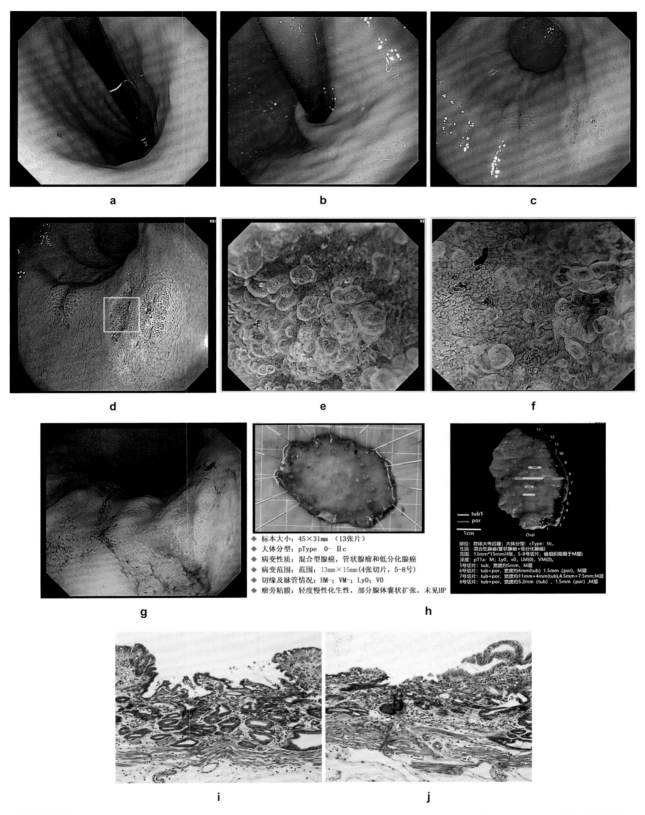

图 5-7-11 混合型腺癌。a、b. 背景黏膜白光图：非活动性胃炎，C2 萎缩；c. 胃体病变白光图：胃体大弯侧偏后壁可见一Ⅱc 发红病变，边界清晰，约 1.2 cm；d. 胃体病变 NBI：呈茶色调，边界清楚；e、f. 病变 NBI 放大图：表面微结构形态不规则，大小不一，病灶中央可见 mesh pattern 及少量可疑的 VEC；g. 病变靛胭脂染色：病变呈红色不染；h. 最终诊断：胃体 pType 0-Ⅱc，45 mm×31 mm，tub1＞por，pT1a，Ly0，V0，HM（－），VM（－）；i. 病理图：高分化管状腺癌；j. 病理图：低分化腺癌

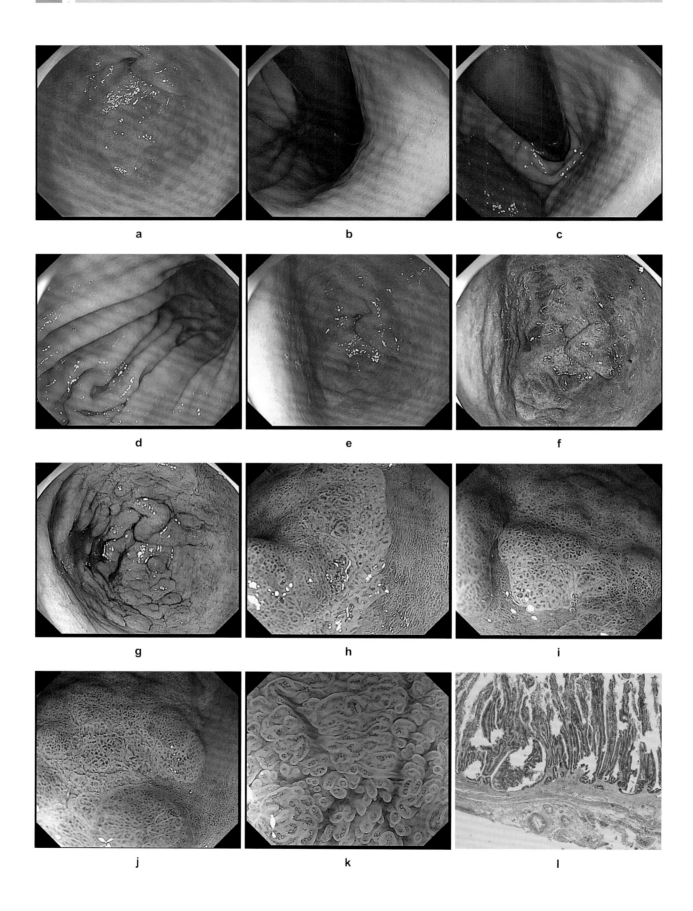

a

b

c

d

e

f

g

h

i

j

k

l

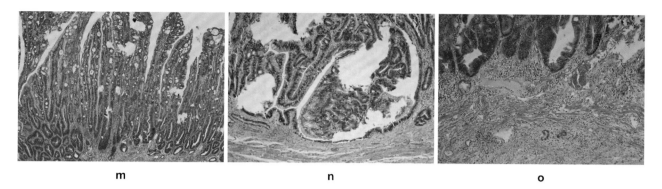

m　　　　　　　　　　n　　　　　　　　　　o

图5-7-12　混合型腺癌图。a～d. 背景黏膜：白光：非活动性胃炎（除菌后），木村竹本分类C-3萎缩；e. 白光：胃窦见全周Ⅱa病灶，延至十二指肠球部近幽门侧约2/3周，表面发红；f. NBI下病变呈褪色调，边界清晰；g. 喷洒靛胭紫后，病变区域发红不染；h～k. ME-NBI：白区增宽，微结构致密，大小形状不等、排列紊乱，呈乳头颗粒样改变，MV扩张、扭曲、口径、大小不一，并见VEC形态；l～o. "胃窦全周"标本，病理：胃窦Ⅱa型早期癌，范围100 mm×45 mm，累及胃窦全周，乳头状腺癌和管状腺癌，癌组织局限于黏膜层，脉管内未见癌栓，口侧切缘及基底部干净，部分肛侧切缘见癌组织残留。十二指肠球部：管状腺癌，小灶性侵及黏膜下层（SM1），脉管内未见癌栓，基底部干净。

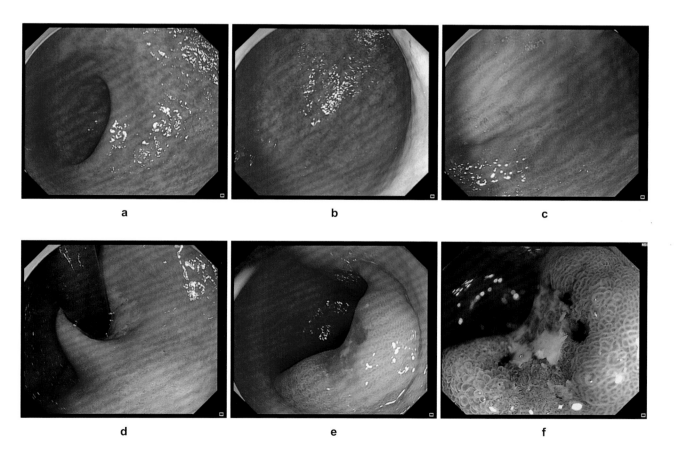

a　　　　　　　　　　b　　　　　　　　　　c

d　　　　　　　　　　e　　　　　　　　　　f

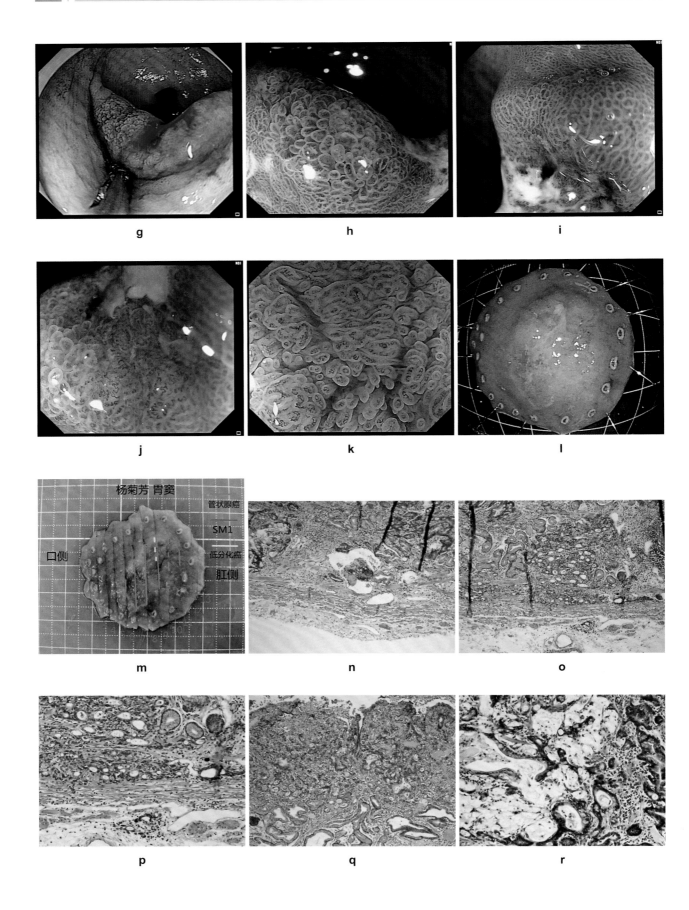

g

h

i

j

k

l

m

n

o

p

q

r

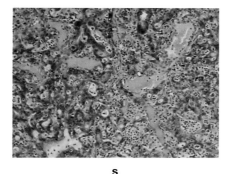

s

图5-7-13 混合型腺癌图。a～d. 背景黏膜 白光：活动性胃炎，木村竹本分类O-1萎缩；e. 白光：胃窦见一Ⅱa+Ⅱc病灶，大小约3.0 cm×2.0 cm，表面发红；f. NBI下病变边缘呈茶色，中央青褐色；g. 喷洒靛胭紫后，病变中央染色不佳；h～k. ME-NBI：病灶中央见大量黏液附着，MCE大小形状不等、排列紊乱，MV扩张、扭曲，口径、大小不一，局部可见wavy样血管及WGA；病灶边缘MCE呈乳头样改变，并见VEC形态。行ESD治疗；l～s. 胃窦Ⅱa+Ⅱc型早癌，范围22 mm×35 mm，混合型腺癌（以管状腺癌为主，部分为低分化腺癌和黏液腺癌），小灶性癌组织（管状腺癌）侵及黏膜下层（SM1）（8—10号片）。脉管内见癌栓（7—8号片），切缘和基底部阴性。其中8号片：tub1 > tub2 > por > muc，低分化腺癌在上皮下层潜行，与分化型腺癌马赛克样交错分布，且表层有分化型腺癌覆盖；黏液腺癌分布在黏膜深层，接近黏膜肌层，未侵及黏膜肌层，范围约160 μm；SM1处为tub2浸润，深度约30 μm，范围约25 μm；小灶癌。9号片：tub1 > tub2癌组织为非连续性分布，与正常组织呈马赛克样分布，SM1处为tub2浸润，深度约20 μm，范围约20 μm。10号片：tub1，SM1处为tub1浸润，深度约25 μm，范围约20 μm。

5.7.4.3 胃中下部交界（胃角及附近），浅表扩散型，或Ⅱb/Ⅱc具有爬行型生长特点的EGC（牵手型腺管）。

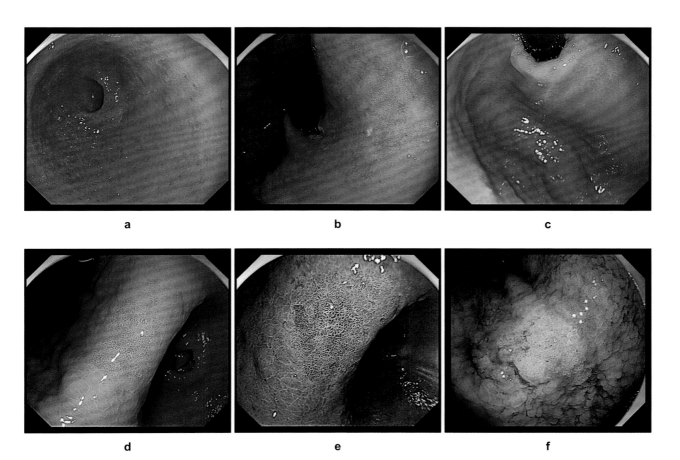

a

b

c

d

e

f

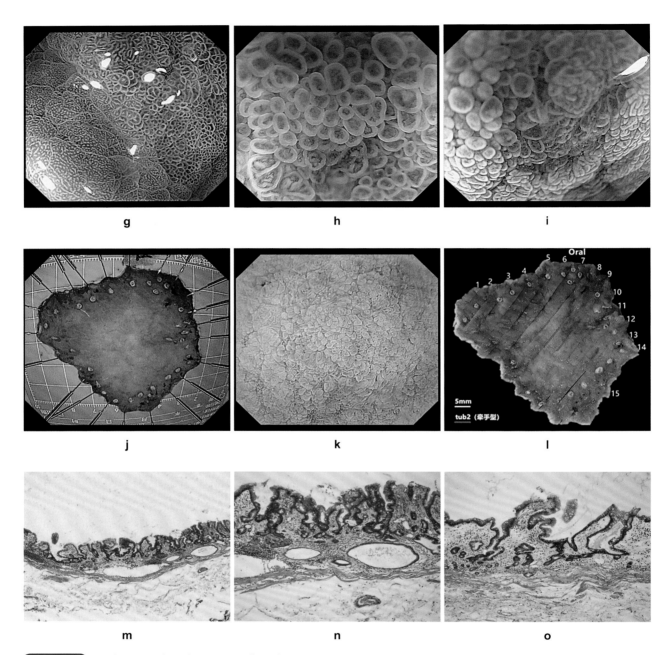

图5-7-14 胃角Ⅱb型牵手癌。a～c. 背景黏膜 白光:非活动性胃炎(除菌后),木村竹本分类O-1萎缩。白光下胃角见一Ⅱb病灶;d. 白光:胃角见一Ⅱb型病变,位于中间带,大小约1.5 cm×2.0 cm,表面发红。e. NBI下病变整体呈青色调,中央略茶;后壁边界显示不清。f. 喷洒靛胭紫后,病变区域发红不染。g、h. ME-NBI:MCE大小形状不等、排列紊乱,呈乳头样改变,局部可见VEC形态,喷洒醋酸后乳头样结构显著。四象限活检阴性,于活检点外标记,行ESD治疗。j～o. ESD切除标本病变大小约60 mm×60 mm,标本病理证实为"胃角"Ⅱa型早期胃癌,范围为5 mm×12 mm,管状腺癌,tub2(牵手癌),癌组织局限于黏膜层,癌腺管爬行于黏膜中层,手拉手、形成不规则分支、融合。脉管阴性,水平和垂直切缘干净。免疫组化:Ki67约(1%+),P53(+),CD34(+),D2-40(+),CK(+)。

5.7.4.4 癌的边缘为小凹上皮锯齿状增生或不同程度的上皮内瘤变组织。

总之，无论观察何种病变时都要注意细致观察病变的全部边缘。有时联合采用靛胭脂或 ME-NBI 的话，会更容易看清边界。即使采用这些方法，偶尔也会存在辨识困难的情况，所以必要时可采用活检来帮助确定其范围。

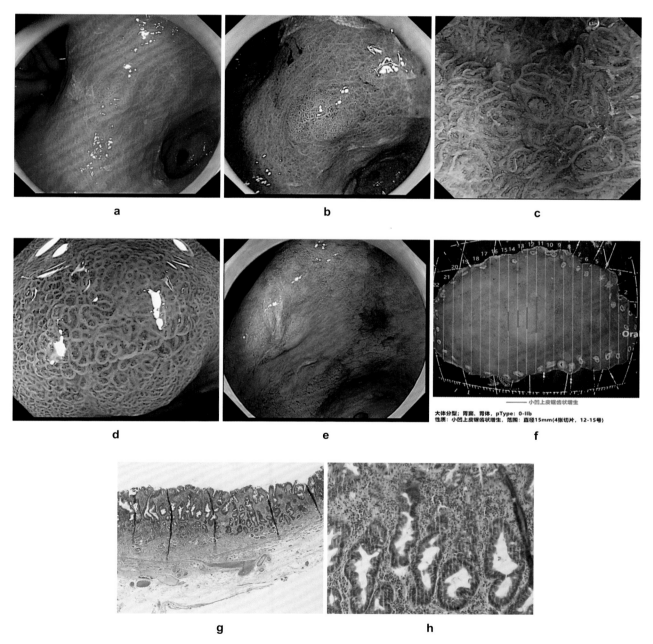

图 5-7-15 癌边缘小凹上皮锯齿状增生。a. 胃窦病变白光图：胃窦前壁近小弯侧见一Ⅱb+Ⅱa病变。b. 胃窦病变 NBI 图：边界欠清。c、d. 胃窦病变 ME-NBI：边界欠清，表面微细结构轻度不规则。e. 靛胭脂染色：见发红不染区。f. 病理复原图 g、h. 病理图：小凹上皮锯齿状增生

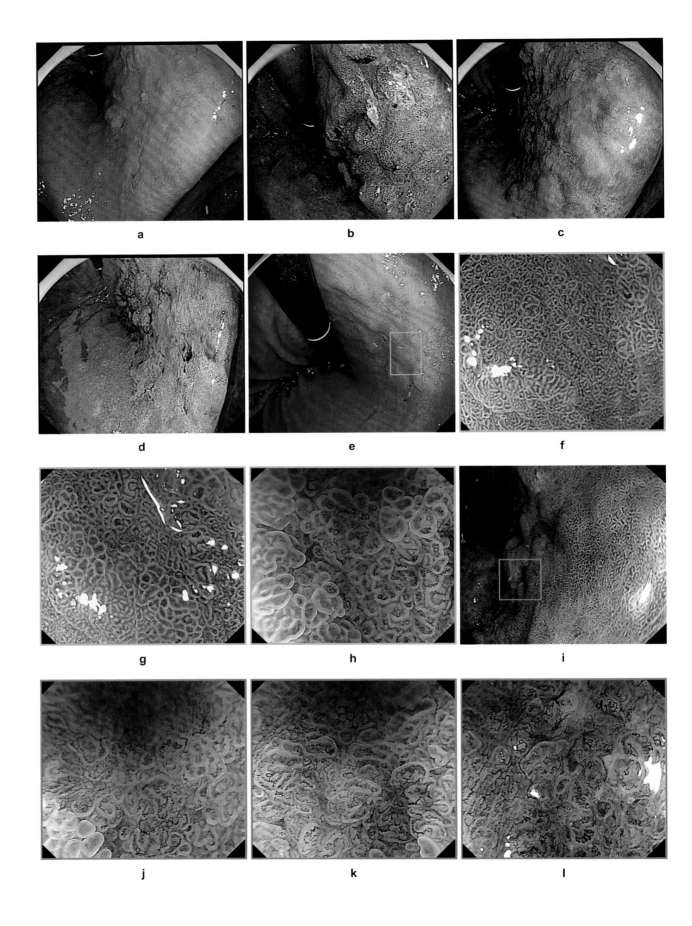

a

b

c

d

e

f

g

h

i

j

k

l

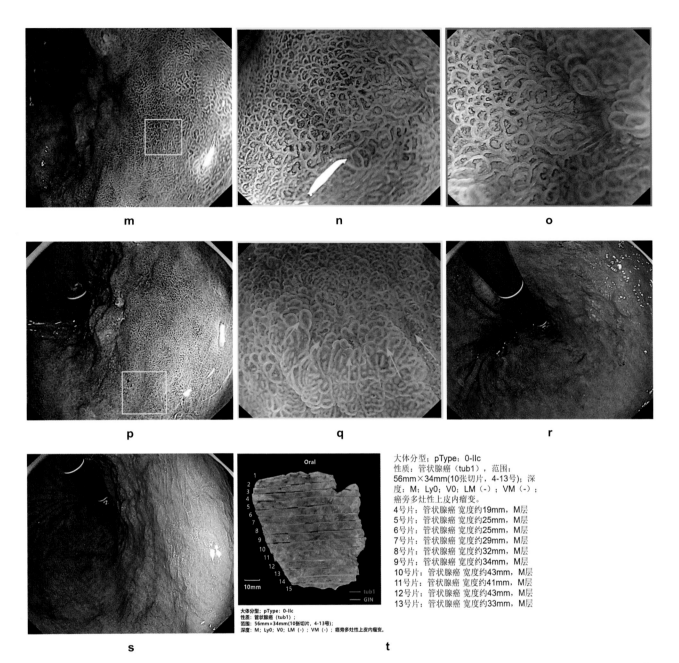

大体分型：pType：0-IIc
性质：管状腺癌（tub1），范围：
56mm×34mm（10张切片，4-13号）；深
度：M；Ly0；V0；LM（-）；VM（-）；
癌旁多灶性上皮内瘤变。
4号片：管状腺癌 宽度约19mm，M层
5号片：管状腺癌 宽度约25mm，M层
6号片：管状腺癌 宽度约25mm，M层
7号片：管状腺癌 宽度约29mm，M层
8号片：管状腺癌 宽度约32mm，M层
9号片：管状腺癌 宽度约34mm，M层
10号片：管状腺癌 宽度约43mm，M层
11号片：管状腺癌 宽度约41mm，M层
12号片：管状腺癌 宽度约43mm，M层
13号片：管状腺癌 宽度约33mm，M层

图5-7-16 癌旁多灶性上皮内瘤变。a. 胃体病变白光图：胃体下部小弯侧发红Ⅱc+Ⅱb病变，大小约5 cm，表面粗糙，口侧边界清晰，肛侧边界欠清。b. 胃体病变NBI图：NBI可见病变呈茶色调，口侧边界清晰；c. 靛胭脂染色口侧边界清晰，肛侧边界欠清；d. 醋酸染色：口侧边界清晰，肛侧边界欠清；e～h. 病变中央白光图及ME-NBI：边界清晰，IMSP（+），IMVP（+），可见Loop pattern；i～l. 病变前壁ME-NBI：DL（+），IMSP（+），IMVP（+），可见Loop pattern；m～o. 病变肛侧ME-NBI：DL（+），IMSP（+），IMVP（+），可见Loop pattern；p～q. 病变肛侧ME-NBI：DL（+），IMSP（+），IMVP（+）；r、s. 病变靛胭脂染色：见红色不染区，勾勒边界；t. 最终诊断：胃体pType 0-Ⅱc，56 mm×34 mm，tub1，pT1a，Ly0，V0，HM（-），VM（-），癌旁多灶性上皮内瘤变

参 考 文 献

［1］ Nagahama T, Yao K, Maki S, et al. Usefulness of magnifying endoscopy with narrow-band imaging for determining the horizontal extent of early gastric cancer when there is an unclear margin by chromoendoscopy(with video) Gastrointest Endosc, 2011, 74: 1259-1267.

［2］ Kiyotoki S, Nishikawa J, Satake M, et al. Usefulness of magnifying endoscopy with narrow-band imaging for determining gastric tumor margin. J Gastroenterol Hepatol, 2010, 25: 1636-1641.

［3］ 内多訓久,前田充毅,重久友理子,他.早期胃癌の範囲診断.胃と腸,2020,55（1）：18-27.

［4］ 小山恒男.早期胃癌内镜诊断的方法与策略.

［5］ 小山恒男.胃癌の範囲診断における 拡大内視鏡の有用性と限界.胃と腸,2015,50（3）：247-249.

［6］ Akazawa Y, Ueyama H, Yao Y, et al. Usefulness of Demarcation of Differentiated-Type Early Gastric Cancers after Helicobacter pylori Eradication by Magnifying Endoscopy with Narrow-Band Imaging. Digestion, 2018, 98(3): 175-184.

［7］ Bang CS, Yang YJ, Lee JJ, et al. Endoscopic Submucosal Dissection of Early Gastric Cancer with Mixed Type Histology: A Systematic Review. Dig Dis Sci, 2020, 65(1): 276-291.

［8］ Kim TS, Min BH, Kim KM, et al. Endoscopic submucosal dissection for papillary adenocarcinoma of the stomach: low curative resection rate but favorable long-term outcomes after curative resection. Gastric Cancer, 2019, 22(2): 363-368.

（陈海英　李晓波）

5.8　早期胃癌深度诊断

所谓浸润深度，是指消化道癌浸润到消化道壁的哪一层。目前对胃癌的治疗中较流行的方法是以内镜切除为中心的局部治疗。在这种状况下，胃癌浸润深度判断最重要的是鉴别病变是罕有转移的M癌（包含SM微小浸润癌），还是有转移风险的SM深部浸润癌。

目前尚无公认的ME-NBI研究来证实内镜预测早期胃癌浸润深度的可行性。2011年在日本举行的上消化道NBI诊断大会上，所有参会专家都否决了NBI在该方面的作用[1]。他们认为，虽然肿瘤细胞已经浸润至黏膜下层，但黏膜表面可能不会产生与此相一致的变化，而NBI只能反应黏膜表层的改变，因此，用NBI来预测深度并不可靠。

而白光内镜所见诊断胃癌浸润深度的要点分为隆起型癌与凹陷型癌（表5-8-1）[2]。

1. 隆起型
隆起型多数是分化型腺癌（pap,tub1,tub2）[3]。

有粗大结节或黏膜下肿瘤样隆起要怀疑黏膜下浸润。平台状、楔形或台状变形提示T1b SM或更深[4]。

O-Ⅰ型病变的肿瘤直径及隆起基底部的性状是很重要的因素。小野等[5]认为肿瘤直径不超过20 mm时多为M层，超过30 mm时SM的比例增高。但即使超过5 cm，进展期癌的概率也只有30%。30 mm以上的病变，如吸气后病变呈硬化状态，需考虑进展期癌。如果隆起基底部有蒂或亚蒂，M层可能性高，呈黏膜下肿瘤样隆起的病变SM浸润可能大。O-Ⅰ型病变表面有凹陷、凹凸不整或溃疡的，要怀疑SM浸润。

O-Ⅱa型病变多数为M层病变。小野的研究[5]发现Ⅱa型病变约90%为M层，进展期的很罕见。如有大小不等的粗大结节或黏膜下肿瘤样隆起，中央凹陷或表面明显发红需怀疑SM浸润。肿瘤的直径与病变浸润深度的关系类似Ⅰ型病变。

2. 凹陷型
凹陷形态是影响病变深度诊断的独立因子之一。凹陷内有大小不等结节，凹陷边缘呈黏膜下肿瘤样隆起,异常发红,凹陷内结构消失,深凹陷,粗大隆起,台状上举,皱襞融合需高度怀疑黏膜下深浸润[6]。充气吸气观察病变处胃壁僵硬程度,僵硬需怀疑深浸润(图5-8-1、5-8-2)。

表5-8-1　M及SM癌的大体鉴别特点

类　型	大　小	色　调	形　态	
			隆起的性状	凹陷的性状
0-Ⅰ型				
cM	20 mm以下		有蒂～亚蒂	无
cSM	30 mm以上	头端发红	无蒂,基底呈黏膜下肿瘤样	凹陷,溃疡
0-Ⅱa型				
cM	20 mm以下		表面的胃小区结构存在	无
cSM	40 mm以上	头端发红	高的隆起	深凹陷,大小不等结节,中央凹陷,表面糜烂
0-Ⅱc型,UL(-)				
cM	20 mm以下		无隆起	浅凹陷
cSM	20 mm以上	头端发红	粗大隆起,台状隆起,边缘黏膜下隆起	深凹陷,凹陷内无结构,凹陷内结节
0-Ⅱc型,UL(+)				
cM			无隆起	皱襞先端变细
cSM		头端发红	台状上举	皱襞融合

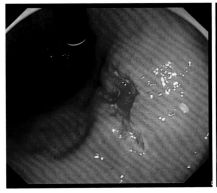
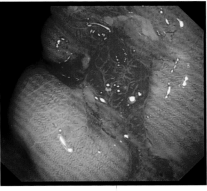
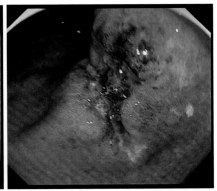

a　　　　　　　　　　b　　　　　　　　　　c

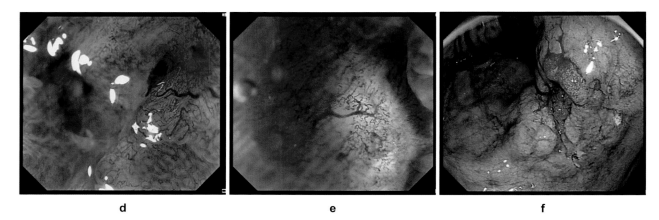

d   e   f

图5-8-1 病灶周围呈黏膜下样隆起深浸润癌。a、b. 白光胃镜：胃体下部小弯见一大小约2.0 cm×2.0 cm凹陷性病变，表面发红、僵化，凹陷周围呈黏膜下肿瘤样的隆起表现，边缘呈断崖状；c～f. NBI观察呈茶褐色改变。ME-NBI观察病变边缘可见白区幽灵般消失，中央可见结构不规整的螺旋状微血管及扭曲、扩张的粗大癌血管，靛胭脂染色见不染区。考虑SM深浸润未分化癌。外科手术病理示"胃小弯"印戒细胞癌(浸润溃疡型)，侵及浆膜下层，神经束见侵犯

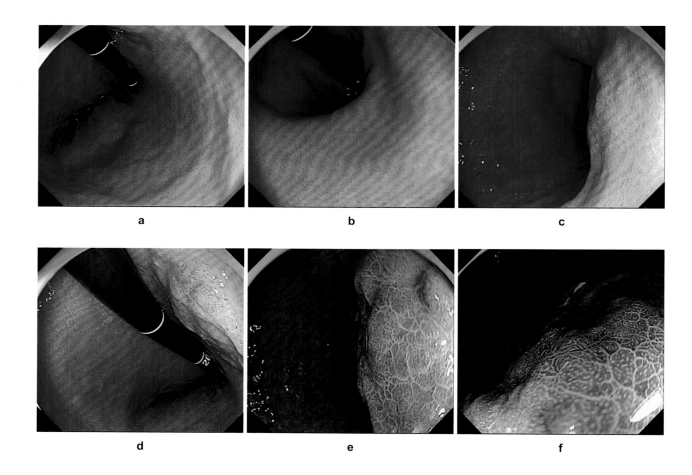

a   b   c

d   e   f

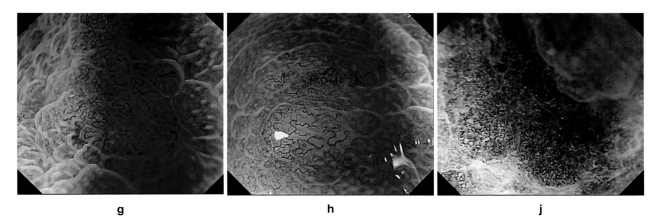

g   h   j

图5-8-2 未分化型癌伴有深部浸润。a、b. 胃背景黏膜普通内镜白光图：胃体、胃角黏膜光滑、红润，RAC阳性；c、d. 胃体普通内镜白光图：胃体小弯侧见一直径约2.5 cm似黏膜下肿瘤样缓坡隆起，中央凹陷发红；e、f. 病灶NBI近景和弱放大观察：病灶呈茶褐色改变，边界清晰；g、h. 病灶边缘部强放大观察：MCE拉伸、IP增宽，微血管呈Raimon血管及wavy微血管；i. 病灶中央部中倍放大观察：微结构消失，可见CSP样微血管。

总结：该病灶为在胃体部非萎缩黏膜区域出现的似SMT样病变，中央凹陷，表面微细结构消失，可见CSP样微血管，考虑未分化型癌伴有深部浸润，故建议外科治疗。术后病理："胃体"低分化腺癌，部分为印戒细胞癌（浸润型4 cm×3.5 cm×1.2 cm），侵至浆膜层；神经束见侵犯，脉管内见癌栓；小弯淋巴结（3/20）见癌转移。上切缘、下切缘、网膜、大弯淋巴结（0/6）、"第8a组淋巴结"（0/1），均阴性。

参 考 文 献

［1］ Uedo N, Fujishiro M, Goda K, et al. Role of narrow band imaging for diagnosis of early-stage esophagogastric cancer: current consensus of experienced endoscopists in Asia-Pacific region. Dig Endosc, 2011, 23 Suppl 1: 58-71.

［2］ 松浦倫子,飯石浩康,上堂文也,他.早期胃癌の深達度診断.胃と腸,2015,50（5）:603-615.

［3］ Sano T, Okuyama Y, Kobori O, et al. Early gastric cancer. Endoscopic diagnosis of depth of invasion. Dig Dis Sci, 1990, 35: 1340-1344.

［4］ 光永篤,村田洋子,長廻紘,他.内視鏡によるm・sm胃癌の鑑別.胃と腸,1992,27:1151-1166.

［5］ 小野裕之,吉田茂昭.胃癌の深達度診断—内視鏡像からみた深達度診断.胃と腸,2001,36:334-340.

［6］ 長南明道,三島利之,石橋潤一,他.切開・剥離法（ESD）に必要な早期胃癌の術前内視鏡診断—深達度診断を中心に.胃と腸,2005,40:769-777.

（陈海英）

5.9 从病理角度看分化型胃腺癌黏液表型

5.9.1 背景

1965年，劳伦（Lauren）根据胃癌的组织学形态和生物学行为，将具有肠型特征的胃癌定义为肠型胃癌，而弥漫性生长、缺乏细胞之间连接、一般不形成腺管、具有和肠型完全不同特征的胃癌称为弥漫型胃癌[1]，大致相当于中村分型的分化型和未分化型[2]。其发生基础是前者多继发于肠上皮化生，后者缺乏肠上皮化生的过程。

传统观点认为幽门螺杆菌感染、萎缩性胃炎会导致肠化生[3]，致使胃癌风险增加[4,5]。肠型胃腺癌多发生于中、重度肠化的背景黏膜中,而弥漫型胃腺癌则产生于胃固有黏膜[2]。然而,少部分肠型腺癌也可以起源于没有肠化生的胃黏膜,这类病变仅依靠苏木精-伊红染色有时会鉴别困难,所以单纯的组织学分型存在不足。人们开始思索那些与肠化无关的肠型胃癌的起源,以及应该如何更精确的分类和鉴别。进入二十世纪八九十年代,随着对黏液主要成分黏蛋白性质的分析,以及黏蛋白的核心蛋白单克隆抗体的广泛应用,人们对胃癌的黏液表型进行了详细的研究,将胃癌分为不同的黏液表型。在常见的肠型胃癌中,也存在具有胃型黏液的"胃型腺癌",有报道其约占肠型胃癌的27.1%[6]。相对于具有肠型黏液表型的肠型胃癌,胃型黏液表型的肠型胃癌较少见,其组织学形态和发育模式具有一定的特征性,增殖指数低于其他的类型。随着癌的进展,黏液表型可以向肠型或者混合型转化,组织学上可向未分化型癌转变,侵袭性和转移可能性都明显增加。所以区分胃癌的黏液表型,尤其是对肠型胃癌(对应中村分型的分化型胃癌)的黏液表型进行分类,对理解肿瘤的发生、临床预后均有重要的意义。

5.9.2　胃黏液表型的分类

胃癌的特征和癌组织产生的黏液有关。黏液的主要成分是黏蛋白(mucin)。黏蛋白是一种高分子量、重糖基化的蛋白,构成了胃肠道上皮的大部分黏液,耐蛋白水解,维持黏膜屏障,保护上皮细胞。黏蛋白根据其核心蛋白的不同种类进行分类。虽然典型的病例可以用标准的苏木精-伊红染色来区分,但是要准确地判断黏液表型则需要使用特异性标志物。CD10可作为小肠吸收细胞管腔表面刷状缘的标志,MUC2为肠杯状细胞的标记,MUC5AC为胃上皮(小凹细胞)的标记,MUC6为幽门腺(幽门腺细胞、颈黏液细胞、假幽门腺细胞)的标记[7]。

因此,CD10和MUC2被认为是肠型表型的诊断标志物,而MC5AC和MUC6可用于诊断胃表型。根据这些标志物的表达和组合,胃癌的黏液表型可以分为4组,即肠型(I)、胃型(G)、胃肠混合型(GI)和无法分类型/空型(unclassified/null)(图5-9-1a)。

肠化生根据形态可分为不完全型和完全型,不完全型的特征是胃腺管内有杯状细胞,而完全型除杯状细胞外还有小肠吸收细胞[8]。这些类型在细胞组成和在胃癌发生中所起的作用不同。不完全型肠化生与癌密切相关,而完全型肠化生有人甚至不认为是癌前病变[9,10]。还有人将肠化分为大肠型(MUC2阳性,CD10阴性)和小肠型(CD10阳性)。

根据不同的肠化生类型,还可以将胃癌黏液表型分为完全肠型、不完全肠型、胃型和无法分类型(图5-9-1b)。完全肠型CD10阳性,MUC5AC或MUC6阴性(表5-9-1)。不完全肠型CD10或MUC2和MUC5AC或MUC6同时阳性,或MUC2单独阳性。胃型表型MUC5AC或MUC6阳性,CD10和MUC2阴性。无法分类型CD10、MUC2、MUC5AC和MUC6均为阴性。根据肠化生类型对黏蛋白表型进行分类有助于理解癌的生物学行为及辅助治疗策略的选择。

另外,有一些平时较少用的标志物,如人胃黏蛋白(human gastric mucin, HGM),也是胃小凹上皮标志物。M-GGMC-1与Paradoxical concanavalin A Ⅲ(ConA Ⅲ)是胃幽门腺标志物。CDX2属于肠道上皮细胞分化相关的特异性转录因子,在肠道发育的早期即有表达,调节肠上皮细胞的增殖和分化,被认为可以诱导杯状细胞特异的MUC2基因表达,定位于肠上皮细胞。CDX2的表达提示肠型黏液表型可能性大,其在胃癌中的表达可以先于形态学改变(表5-9-1)。

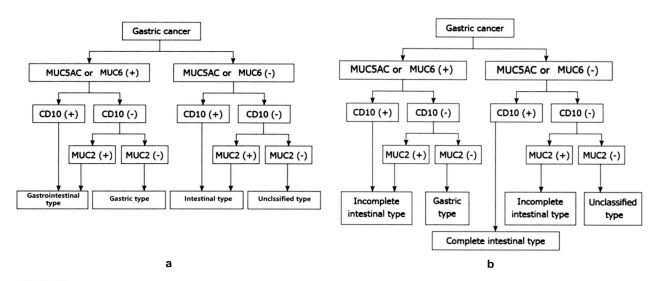

b

图5-9-1 基于黏液分型的胃癌分类。a. 根据黏蛋白标志物的表达组合行胃癌黏液表型分类；b. 根据肠化生类型的黏蛋白标志物表达组合行胃癌黏液表型分类

表5-9-1 胃癌黏液表型主要标志物

黏液表型	胃型（小凹上皮型）	胃型（幽门腺型）	肠型（杯状细胞型）	肠型（小肠型）	肠 型
标志物	MUC5AC、HGM	MUC6、M-GGMM-1、Con A Ⅲ	MUC2	CD10	CDX2
阳性部位	小凹上皮	幽门腺、假幽门腺、颈黏液细胞、贲门腺、Brunner腺	杯状细胞	刷状缘	肠上皮细胞
阳性模式	细胞质	细胞质	细胞质	细胞膜	细胞核

5.9.3 胃黏液表型的临床意义

胃型和肠型黏液表型的分化型腺癌在生物学行为上有一定的差异。具体来说，胃型分化型腺癌表现为硬癌性浸润，而肠型分化型腺癌呈实性生长。另外，尽管胃型分化型腺癌最初为中、高分化型癌，但是在发展过程中其组织学形态常常会转变为印戒细胞癌或低分化腺癌。田岛（Tajima）等[21]报道进展期胃癌患者中，胃型黏液表型较肠型黏液表型患者的预后更差。由此可知，胃型分化型腺癌较其他类型的分化型腺癌具有更强的侵袭和转移等恶性潜能。

近年来，随着内镜下黏膜切除术（endoscopic mucosal resection, EMR）、内镜下黏膜剥离术（endoscopic submucosal dissection, ESD）或腹腔镜等微创手术治疗等的普及和发展，大大提高了早期胃癌患者的生活质量。然而胃型分化型腺癌，即便是早期，选择EMR、ESD或局部切除手术作为根治性治疗也需要非常谨慎。Koseki等报道，与肠型腺癌相比，胃型腺癌的淋巴管、血管侵犯和淋巴结转移的发生率均显著增高，但也有发现局限于黏膜层的胃型腺癌恶性潜能可能并不明显。

5.9.4 胃黏液表型的病理学特征

5.9.4.1 组织学特征

典型的肠型分化型腺癌表现为类似肠上皮化生的腺管，呈直管状结构，细胞质一般呈暗色调，嗜酸性较强,能看出向杯状细胞分化的种种迹象。在小肠型腺癌中,能观察到刷状缘结构,与腺瘤不同,其极少出现大量的潘氏细胞。胃型分化型腺癌包括小凹上皮型腺癌和幽门腺型腺癌。典型的小凹上皮型腺癌中有类似胃小凹上皮的乳头状腺管结构,上皮细胞胞质鲜亮透明、嗜酸性较弱、MUC5AC及HGM均阳性。幽门腺型腺癌中可以发现类似胃幽门腺的组织学形态,细胞呈立方状、有明亮的细胞质、核增大、排列较乱、多有明显的核仁。但在异型度较低的情况下,要注意与幽门腺腺瘤进行鉴别。

5.9.4.2 背景黏膜特征

分化型腺癌的发生大都与其背景黏膜关系密切。胃癌的黏液表型倾向于模拟其周围的黏膜[29]。胃型分化型腺癌周围黏膜的肠化较轻甚至不明显,而胃肠混合型和肠型分化型腺癌周围黏膜的肠化生常呈中、重度,胃型腺癌常出现于表达胃型或混合型黏蛋白的区域。但是也有研究发现,在11.8%的胃型分化型腺癌背景中观察到肠化生,因此早期分化型胃腺癌的黏蛋白表型并不能完全反应周围胃黏膜的黏蛋白类型。

桦岛(Kabashima)等发现多灶性病变在胃型腺癌和具有不完全型肠化的背景黏膜中更为多见。同时多发性早癌及其背景黏膜往往处于不稳定状态,更常具有胃和肠的混合表型,这种不稳定性被认为是高肿瘤潜能和多发性癌的原因之一。与胃肠混合型和肠型分化型腺癌相比,伴肠上皮化生的胃型分化型腺癌被认为是不成熟的,提示具有胃表型的分化型腺癌在组织发生上来源于胃腺本身,无肠上皮化生,但随着肿瘤的生长和肠化生的出现,肠型黏液表达,由胃黏液表型转变为胃肠混合型或肠型分化型腺癌。

5.9.4.3 遗传背景

有研究表明分化型胃腺癌患者的遗传背景因黏液表型的不同而存在差异。p53基因是一种抑癌基因,无论胃型还是肠型,其过表达在分化型腺癌中都广泛存在,而在未分化型腺癌中则少见。肿瘤的微卫星不稳定性(microsatellite instability, MSI)状态代表了分布在整个基因组中的短串联重复序列的突变,有研究表明MSI与胃型黏液表型表达紧密相关。山崎(Yamazaki)等也报道了MSI与胃型黏液表型显著相关,而与CD10表达呈负相关。APC基因突变与CD10表达和肠型黏液表型显著相关,与HGM和MUC6表达呈负相关。这些结果表明,MSI与胃的腺上皮细胞分化有关,而向肠上皮细胞的分化则反映了APC的突变。

c-erbB-2基因编码具有酪氨酸激酶活性的表皮生长因子样生长因子受体,其过表达往往提示胃癌患者预后不良,但在胃型分化型腺癌中未见报道。分化型胃腺癌的黏蛋白表型依赖于基于染色体等位基因缺失的独特的遗传图谱、MSI和p53过表达。因此,对黏液表型进行分类可以帮助我们理解分化型腺癌癌变的遗传学基础。

5.9.5 胃黏液表型的内镜特点

5.9.5.1 胃型分化胃腺癌的非放大内镜特点

胃黏膜特异性黏蛋白被定义为胃型黏蛋白,尽管分化型胃腺癌可能随着浸润深度和大小的增加而改变其黏蛋白表型。根据最近的报道,早期胃癌胃型分化腺癌的发生率为7.9% ~ 23.9%。早期胃型分化腺癌有比肠型分化腺癌直径明显更大,黏膜下浸润率更高的趋势。一项关于胃型分化腺癌的大体特征的研究显示表面呈褐色调和肿瘤边缘无波浪型改变的发生率明显高于肠型分化腺癌。在另一项研究中,胃型分化腺癌黏膜层着色均匀,边缘模糊,而肠型分化腺癌黏膜呈红色,边缘隆起,边界清晰。这些特点也反映了要正确诊断早期胃型分化腺癌非常困难。小田(Oda)等报道胃型分化腺癌较肠型更易出现边缘不清、色调均匀的情况。考虑到内镜诊断中的这些困难,显然需要一种能够精确诊断胃型分化腺癌的方法。显微镜下，通常很难鉴别胃型分化病变与肠上皮再生或炎症改变。胃型分化腺癌分化较好，细胞异型性轻微常常导致诊断困难，术前活检标本尤甚。这些肿瘤具有潜在的高度恶性，并伴有淋巴或静脉侵犯和淋巴结转移的高发病率，但可能会出现内镜怀疑肿瘤诊断但活检病理阴性，最后随访发展为进展期癌的病例，以及内镜切除因边界不清术后侧切缘阳性的病例，故胃型分化型胃早癌准确临床和病理诊断仍是极大的挑战。

5.9.5.2　胃型分化胃腺癌的放大内镜特点

以高分化型黏膜内癌为对象进行研究，我们将NBI放大内镜图像分为两大类，一类是乳头、颗粒状构造，内部有环状血管，冈山（Okayama）等人称之为"小叶间襻状血管（intra-lobularloop，ILL）"；另一类是网格状血管包围着类圆形、管状的腺管开口，中良（Nakayoshi）等人最先将分化型癌特有的网格样微小血管称作"细网格状（fine network pattern）"。八木（Yagi）等人将其称为"筛孔状（mesh pattern）"。小山等人则更加强调重视表面微细构造，分为"绒毛样构造（Villi）"和"小凹样构造（Pit）"。

Kobayashi等通过窄带成像放大内镜（NBI-ME）将分化型早期胃癌的微血管分ILL和FNP，评估了120个黏膜内、分化良好的管状腺癌。结果显示26例ILL病灶中，黏液蛋白表型为胃型或胃肠型者24例（92.3%）（其中纯胃型16例，61.5%）。26个FNP病灶中，22个（84.6%）为肠型表型。Kang等基于微表面结构研究显示乳头状结构与MUC5AC和MUC6的表达相关，圆型Pit状和/或管状结构与CD10的表达相关。

2016年一篇来自韩国的研究利用NBI-ME分析了160个胃早癌病例，发现MUC5AC对应乳头状微结构或MS缺失和CSP型微血管，MUC6对应乳头状微表面结构和loop状微血管病变，FNP型微血管CD10表达更多见。

所以，大部分胃型分化型胃癌，都以乳头、颗粒状表面微结构为主，白区鲜明，在其内部可见蜿蜒曲折的微血管，而典型的肠型分化型胃癌可见圆形或管状小凹开口，点状、短棒状、椭圆形的白区，周围包绕网格状血管。这与组织学上胃型分化型胃癌小凹方向各异，腺管弯曲分支，表面高低不平，常伴乳头状增生；而肠型分化型胃癌小凹上皮多呈短而相对垂直的腺管，表面高度相对一致有关。如果小凹深度过浅或排列过密可能导致内镜下小凹开口及白区观察不清，只能通过包绕的网格状血管来推测小凹开口的形态（图5-9-2、5-9-3）。

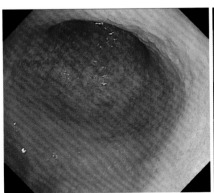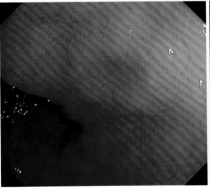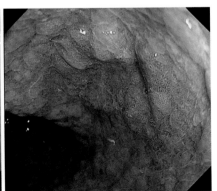

| a | b | c |

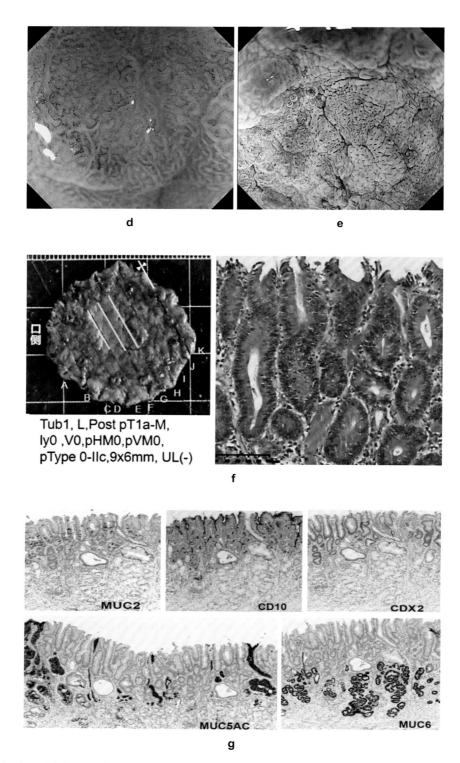

Tub1, L,Post pT1a-M,
ly0 ,V0,pHM0,pVM0,
pType 0-IIc,9x6mm, UL(-)

图5-9-2 完全型肠型分化型胃癌(四川省人民医院胡晓提供)。a. 白光胃窦可见黏膜变薄,红白相间,以白为主;b. 白光胃体下部后壁可见一直径1.0 cm Ⅱc病变,局部发红,尚柔软;c. NBI观察可见病变呈茶色调;d. NBI放大观察可见mesh样微血管,部分白区不鲜明,跟周围黏膜存在边界;e. 醋酸染色后可见病变部呈现pit样结构,排列细密;f. HE见呈直立管状结构,肿瘤细胞呈高柱状,核大,呈杆状,部分呈假复层,深染、胞浆呈嗜双色性;g. 免疫组化提示该肿瘤肠型黏液标志物MUC2(+),CD10(+),CDX2(+),胃型黏液标志物MUC5AC及MUC6阴性,诊断为完全型肠型分化型胃癌。

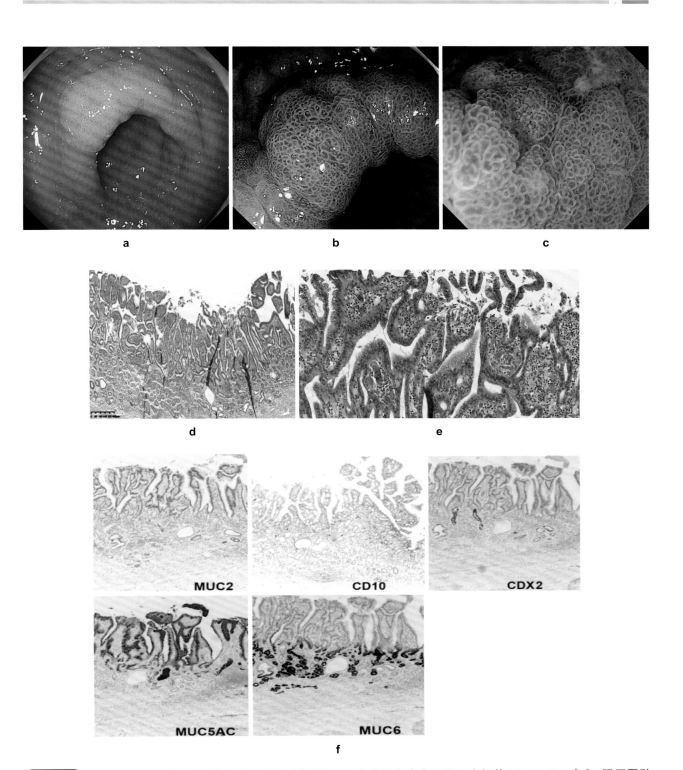

图5-9-3 胃型分化型胃癌(四川省人民医院胡晓提供)。a. 白光胃窦小弯可见一直径约3.0 cm Ⅱa病变,跟周围黏膜呈同色调;b、c. NBI放大见loop样微血管,微结构呈乳头颗粒样;d、e. HE见结构紊乱呈复杂乳头状,肿瘤细胞呈立方状,核呈卵圆形,核位于基底,核质比增大,胞质清亮,呈嗜酸性;f. 免疫组化提示该肿瘤肠型黏液标志物MUC2(−),CD10(−),CDX2(−),胃型黏液标志物MUC5AC及MUC6阳性,诊断为胃型分化型胃癌

5.9.6 讨论

胃癌的生物学行为及其与背景黏膜的关系因黏蛋白表达不同而呈现出不同的特点。相较于肠型分化型腺癌,胃型分化型腺癌具有独特的临床病理学特征,尤其是更恶的生物学行为。内镜多呈褪色调,边界不清,绒毛颗粒乳头样微表面结构,组织学常见低细胞异型度改变,无论是内镜还是病理诊断都更加困难。在胃癌的诊断中应重视这一类型的癌,除传统的苏木素伊红染色观察外,还应进行黏蛋白免疫组化染色,以确保诊断无误。此外,与不同黏蛋白表型相关的不同遗传背景可能影响胃癌的发生途径。

但是,目前人们对黏液表型的认识和理解还有很大的局限和不足。

首先,既往的大部分研究将同时具有胃型和肠型表达的胃腺癌归为胃肠混合型,但是并未进行进一步的亚分类,比如根据胃型和肠型黏液表型所占的比例分为胃型为主型或者肠型为主型;根据组织分型分为胃型分化型,胃型未分化型,肠型分化型和肠型未分化型;就像肠型胃癌通常分为完全型和不完全型,胃型胃癌理论上也应该根据起源不同分为胃型小凹上皮型,胃型固有腺型,胃型小凹上皮固有腺混合型等,其生物学行为和预后也应该有所区别;另外胃型固有腺型里有一种幽门腺型肿瘤,常出现于胃体中上部,因为MUC6阳性而归为胃型胃癌,但其来源既非胃固有腺,也非肠化,而是来源于解痉多肽表达化生(spasmolytic peptide expressing metaplasia, SPEM),那么这种特殊类型和其他来源于胃固有黏膜的胃型肿瘤之间必然存在差异;近年来陆续报道了一种发生于胃窦的HP阴性肠型胃癌,缺乏萎缩肠化的背景,提示肠型胃癌也并非都继发于肠化,而是源自胃窦峡部具有Lgr5+的肠型干细胞;其他还包括选择黏液标志物的种类和阳性反应截断值不一,以上均会导致不同研究者的结论存在分歧甚至完全相左。

其次,在肿瘤的进展过程中,可以发生黏液表型的转化,比如肠型表型出现胃型表达,或者胃表型出现肠型表达,因此一部分混合型是由胃型或肠型转化而来,那么还有一部分混合型可能是从干细胞直接发生而来。以上这些不同类型其分子通路、生物学行为、内镜病理表现可能均存在差异。哪些基因突变导致或参与了这些转化目前尚不清楚。另外,所谓无法分类型,指的是四种经典的胃和肠型标志物,MUC5AC、MUC6、CD10、MUC2均阴性。这里笔者有几种假设,第一,CDX2作为一种后来出现的肠型黏液表型标志物,并非经典标志物,可以先于形态学改变,也先于MUC2和CD10表达,那么一部分无法分类型可能其实CDX2阳性,未来可能会出现肠型黏液;第二,早癌作为癌的早期阶段,有一些黏蛋白表达还不稳定或不成熟,所谓无法分类型,目前几种经典的标志物表达阴性,但随着肿瘤的进展,终会呈现胃或肠黏液表型,期待未来有一些更新更特异的胃型和肠型的标志物出现可以进行分类。

最后,传统观点认为胃型黏液分化型胃癌生物学行为更恶性,侵袭性和淋巴转移率更高,但是以胃底腺型胃癌,幽门腺型胃癌,树莓样小凹上皮型或侧向发育型小凹上皮型为代表的胃型分化型胃癌生物学行为相对肠型分化型胃癌更加良性。反而一类以腺体在黏膜峡部"爬行"或"牵手"生长的超高分化肠型胃癌更容易早期出现黏膜下浸润,脉管及淋巴结转移并常常出现低黏附性肿瘤。胃型分化型胃癌中似乎只有乳头状腺癌和一部分小凹上皮胃癌生物学行为更恶。那么到底哪一些胃型腺癌生物学行为更差,原因是什么,或者其实黏膜表型和生物学行为之间并没有直接关系,目前也没有定论。

有一点可以肯定的是黏液分型的意义除了不同表型有其独特的临床病理特征以外,伴随着癌的发生和发展,肿瘤细胞分泌的黏液会出现表达和分布的混乱和异常,分层现象的消失,这也是肿瘤和非肿瘤细胞重要的区别。似乎就是在黏液分型转化,或者出现去分化的时候,生物学行为出现了改变,哪些原因驱动了这些改变,值得进一步研究。

相较于大肠癌,胃腺癌的分子通路还没有研究清楚,临床富于多样性,其主要原因是其组织分化程度、黏液表型、异型程度、是否具有分层现象等不同要素混杂在一起,相互影响。另外胃固有腺细胞种类多样,功能复杂,所以不同类型和来源的肿瘤又因为不同的构成要素比例不一,造成生物学行为具有极大异质性。

人们对疾病的认识从器官到组织到细胞,再到蛋白,最后归根结底到基因层面,黏液分型毕竟只是蛋白水平的研究,基于各种原因,肿瘤可以表达或不表达,还可以不同的表达。但目前的分子分型[34]仍不能很好地指导临床。笔者认为似乎根据其来源将胃癌分为源于胃干细胞的原发性型和源于化生的继发型更为合理。

总而言之,研究黏液表型和胃癌的关系主要目的是为了探索胃癌的本源,目前还存在无数的未知,人们永不会停止追求真相的步伐。

(胡 晓)

参 考 文 献

[1] Lauren P. The two histological main types of gastric carcinoma: diffuse and so-called intestinal-type carcinoma. an attempt at a histo-clinical classification. *Acta Pathol Microbiol Scand*, 1965, 64: 31−49.

[2] Nakamura K, Sugano H, Takagi K. Carcinoma of the stomach in incipient phase: its histogenesis and histological appearances. *Gann*, 1968, 59: 251−258.

[3] Byrd JC, Yan P, Sternberg L, et al. Aberrant expression of gland-type gastric mucin in the surface epithelium of Helicobacter pylori-infected patients. *Gastroenterology*, 1997, 113: 455−464.

[4] Stemmermann GN. Intestinal metaplasia of the stomach. A status report. *Cancer*, 1994, 74: 556−564.

[5] Tahara E. Molecular mechanism of stomach carcinogenesis. *J Cancer Res Clin Oncol*, 1993, 119: 265−272.

[6] Tatematsu M, Ichinose M, Miki K, et al. Gastric and intestinal phenotypic expression of human stomach cancers as revealed by pepsinogen immunohistochemistry and mucin histochemistry. Acta Pathol Jpn, 1990, 40: 494−504.

[7] Shiroshita H, Watanabe H, Ajioka Y, et al. Re-evaluation of mucin phenotypes of gastric minute well-differentiated-type adenocarcinomas using a series of HGM, MUC5AC, MUC6, M-GGMC, MUC2 and CD10 stains. *Pathol Int*, 2004, 54: 311−321.

[8] Kawachi T, Kogure K, Tanaka N, et al. Studies of intestinal metaplasia in the gastric mucosa by detection of disaccharidases with "Tes-Tape" . J Natl Cancer Inst, 1974, 53: 19−30.

[9] Segura DI, Montero C. Histochemical characterization of different types of intestinal metaplasia in gastric mucosa. *Cancer*, 1983, 52: 498−503.

[10] Tosi P, Filipe MI, Luzi P, et al. Gastric intestinal metaplasia type III cases are classified as low-grade dysplasia on the basis of morphometry. *J Pathol*, 1993, 169: 73−78.

[11] Koseki K, Takizawa T, Koike M, et al. Distinction of differentiated type early gastric carcinoma with gastric type mucin expression. Cancer, 2000, 89: 724−732.

[12] Matsuoka M, Aizawa Y, Nagamata H, et al. Significance of the mucin phenotype of early gastric cancer. *Jikeikai Med J*, 2003, 50: 29−36.

[13] Kabashima A, Yao T, Sugimachi K, et al. Relationship between biologic behavior and phenotypic expression in intramucosal gastric carcinomas. *Hum Pathol*, 2002, 33: 80−86.

[14] Higuchi K, Nishikura K, Ajioka Y, et al. Macroscopic findings and mucous phenotypes of early gastric depressed type carcinomas. *Acta Medica et Biol*, 2006, 54: 9−20.

[15] Yoshino T, Shimoda T, Saitoh A, et al. Macroscopic features of differentiated adenocarcinoma with gastric or intestinal phenotype expression in early gastric cancer (in Japanese with English abstract). *Stomach and Intestine*, 1999, 34:

513-525.

[16] Oda I, Gotoda T, Hasuike N, et al. Endoscopic features of differentiated-type early gastric carcinoma with gastric mucin phenotype (in Japanese with English abstract). *Stomach and Intestine*, 2003, 38: 684-692.

[17] Namikawa T, Kobayashi M, Kitagawa H, et al. Differentiated adenocarcinoma with a gastric phenotype in the stomach: difficulties in clinical and pathological diagnoses. *Clin J Gastroenterol*, 2009, 2: 268-274.

[18] Yao T, Utsunomiya T, Oya M, et al. Extremely well-differentiated adenocarcinoma of the stomach: clinicopathological and immunohistochemical features. *World J Gastroenterol*, 2006, 12: 2510-2516.

[19] Shimoda T, Fujisaki J, Kashimura H, et al. Histological type of gastric carcinoma in relation to the mode of intramural spreading of cancer cells (in Japanese with English abstract). *Stomach and Intestine*, 1991, 26: 1125-1134.

[20] Tsuji N, Ishiguro S, Mano M, et al. Time trends for small gastric cancer in Japan. *Gastric Cancer*, 2000, 3: 123-127.

[21] Tajima Y, Shimoda T, Nakanishi Y, et al. Gastric and intestinal phenotypic marker expression in gastric carcinomas and its prognostic significance: immunohistochemical analysis of 136 lesions. *Oncology*, 2001, 61: 212-220.

[22] Kabashima A, Yao T, Maehara Y, et al. Relationship between biological behavior and phenotypic expression in undifferentiated-type gastric carcinomas. *Gastric Cancer*, 2005, 8: 220-227.

[23] Sugai T, Habano W, Uesugi N, et al. Three independent genetic profiles based on mucin expression in early differentiated-type gastric cancers — a new concept of genetic carcinogenesis of early differentiated-type adenocarcinomas. *Mod Pathol*, 2004, 17: 1223-1234.

[24] Fiocca R, Luinetti O, Villani L, et al. Molecular mechanisms involved in the pathogenesis of gastric carcinoma: interactions between geneticalterations, cellular phenotype and cancer histotype. *Hepatogastroenterology*, 2001, 48: 1523-1530.

[25] Endoh Y, Sakata K, Tamura G, et al. Cellular phenotypes of differentiated-type adenocarcinomas and precancerous lesions of the stomach are dependent on the genetic pathways. *J Pathol*, 2000, 191: 257-263.

[26] Yamazaki K, Tajima Y, Makino R, et al. Tumor differentiation phenotype in gastric differentiated-type tumors and its relation to tumor invasion and genetic alterations. *World J Gastroenterol*, 2006, 12: 3803-3809.

[27] Tajima Y, Yamazaki K, Makino R, et al. Gastric and intestinal phenotypic marker expression in early differentiated-type tumors of the stomach: clinicopathologic significance and genetic background. Clin Cancer Res, 2006, 12: 6469-6479.

[28] Uchino S, Tsuda H, Maruyama K, et al. Overexpression of c-erbB-2 protein in gastric cancer. Its correlation with long-term survival of patients. *Cancer*, 1993, 72: 3179-3184.

[29] Kabashima A, Yao T, Sugimachi K, et al. Gastric or intestinal phenotypic expression in the carcinomas and background mucosa of multiple early gastric carcinomas. *Histopathology*, 2000, 37: 513-522.

[30] Egashira Y, Shimoda T, Ikegami M. Mucin histochemical analysis of minute gastric differentiated adenocarcinoma. *Pathol Int*, 1999, 49: 55-61.

[31] Goldenring JR, Nam KT, Wang TC. Spasmolytic polypeptide-expressingmetaplasia and intestinal metaplasia: time for reevaluation of metaplasias and the origins of gastric cancer. Gastroenterology, 2010, 138: 2207-2210.

[32] Ozaki Y, Suto H, Nosaka T et al. A case of Helicobacter pylori-negative intramucosal well-differentiated gastric adenocarcinoma with intestinal phenotype. Clin J Gastroenterol, 2015, 8: 18-21.

[33] Kim TH, Shivdasani RA, Stomach development, stem cells and disease. Development, 2016, 143(4): 939-942.

[34] Cancer Genome Atlas Research Network. Comprehensive molecular characterization of gastricadenocarcinoma. Nature, 2014, 513: 202-209.

5.10　根据Hp感染状态筛查早期胃癌

Hp感染状态可分为Hp未感染、Hp现症感染和Hp既往感染。在不同的Hp感染状态中，早期胃癌的发生率、组织学类型和内镜表现都有所不同。因此，建议内镜医师根据Hp感染状态的不同，进行有针对性的筛查策略。

5.10.1　Hp现症感染

Hp现症感染的早期胃癌在临床上是最常见的，其组织学类型以分化型胃癌为主，有时也可发现未分化型胃癌。典型的分化型胃癌的常规胃镜表现为萎缩褪色调的背景黏膜中出现发红的、形态不规则的病变，病变的范围也因"红白色调"的差异而变得容易判断。

Hp现症感染的分化型胃癌的ME-NBI特征通常符合"VS分型系统"（图5-10-1）。"VS分型系统"是目前临床上最常用于分化型胃癌的放大内镜诊断标准，其内容为：① 不规则的微血管形态和分界线；② 不规则的表面微结构和分界线。至少符合以上2个标准之一者，判定为癌，同时不符合上述2个标准者判定为非癌。当背景黏膜炎症比较重时，由于黏膜充血水肿明显，分化型胃癌的ME-NBI表现也可变得不典型（图5-10-2）。

5.10.2 Hp既往感染

Hp除菌后，早期胃癌的内镜特征与Hp现症感染时有所不同。

第一，除菌后胃癌表层覆盖的非癌上皮增多，癌腺管和非癌腺管相互混杂、呈马赛克状分布。常规胃镜观察，癌变区域不明确；ME-NBI观察，部分癌变区域呈胃炎样改变，内镜下经常难以对其进行精确诊断。

日本八木一芳等学者将Hp除菌1年后发现的胃癌（除菌组）和Hp现症感染的胃癌（非除菌组）在内镜表现和组织学表现方面进行对比研究，发现绝大部分（93.6%）未除菌组胃癌的表面只有少量非癌上皮覆盖，覆盖面积比例小于整个胃癌区域的10%；而大部分（66.7%）除菌组胃癌的表面覆盖较多的非癌上皮，其比例大于整个胃癌区域的10%，部分病例甚至超过50%。而Hp除菌后胃癌的内镜表现方面，37.5%的病例在常规胃镜观察时表现为胃炎样改变；高达41.7%病例的边界在ME-NBI显

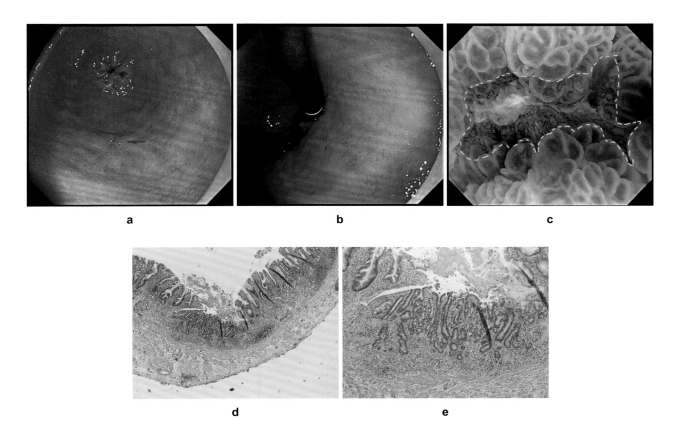

a b c

d e

图5-10-1 Hp现症感染，胃窦分化型胃癌。a. 胃窦萎缩的背景黏膜中出现一处小的0-Ⅱc型病变（蓝色箭头所示），表面发红；b. 胃体黏膜弥漫性发红、点状充血，提示Hp现症感染；c. ME-NBI观察，病灶形态不规则，分界线清晰可见（黄色圈），微血管不规则，腺管开口不规则，病变边缘处可见WGA，考虑为分化型胃癌。d、e. 该病变ESD术后病理图，管状腺癌，癌组织局限于黏膜层，Hp（+）

像下表现为胃炎样改变，与周边背景黏膜分界不清；54.2%病例的癌变区域的ME-NBI表现为胃炎样改变（图5-10-3）。

第二，非癌腺管的伸长现象（图5-10-4）。除菌后，早期胃癌的非癌腺管向表层伸长，使得癌上皮仅存在于癌变区域的表层。由于深部非癌

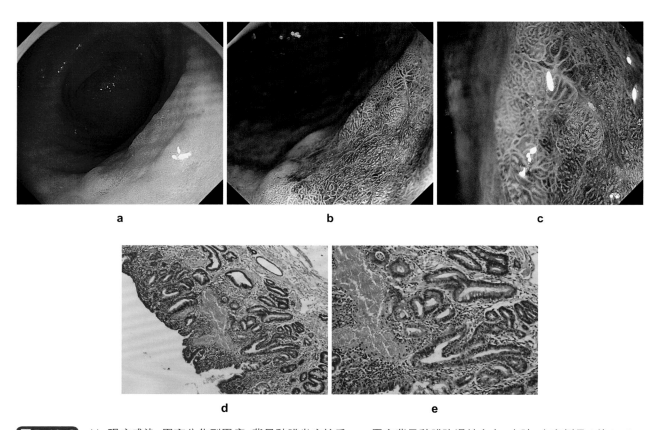

图5-10-2 Hp现症感染，胃窦分化型胃癌，背景黏膜炎症较重。a. 胃窦背景黏膜弥漫性充血、水肿，大弯侧见1处0-Ⅱc型病变，表面发红，边界清晰；b. NBI低倍放大胃镜观察，病变大部分区域呈青色调改变，局部呈茶褐色；c. NBI高倍放大胃镜观察，茶褐色区域可见不规则微血管；d、e. ESD术后病理图，管状腺癌，癌组织局限于黏膜层，重度活动性炎症，Hp（+）

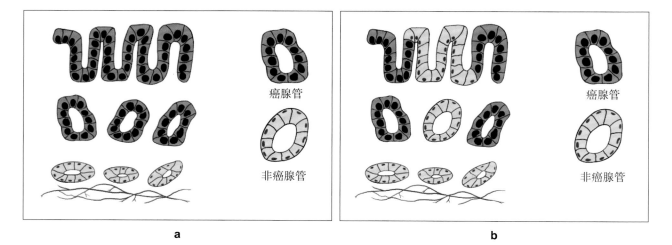

图5-10-3 非癌上皮出现在早期胃癌病灶表层的状态。a. 典型的高分化腺癌的表现；b. 除菌后胃癌的表现

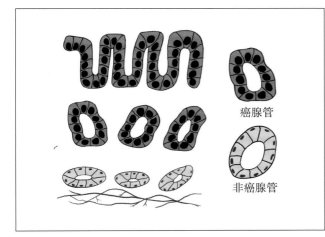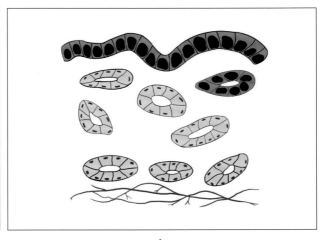

癌腺管

非癌腺管

a

b

图5-10-4 非癌腺管的伸长现象。a. 非除菌胃癌的表现；b. 除菌后胃癌的表现

tub癌

图5-10-5 除菌后分化型胃癌的上皮下进展

腺管基本保持胃炎腺管的形态，因此，胃镜观察显示癌变区域的外观仍呈胃炎样改变，内镜诊断难度较大。

第三，分化型胃癌的上皮下进展（图5-10-5）。除菌后分化型胃癌也存在类似未分化型胃癌那样表层覆盖非癌上皮，而癌腺管则向深部进展的现象，这种类型的早期胃癌非常难以发现。由于癌变区域非癌上皮深部存在较多的癌腺管，非癌上皮的窝间距往往会出现不同程度的拉长，排列方向不一致，胃小区也变得粗大。

对于Hp除菌后胃癌的特殊内镜表现，内镜医师需要注意以下几方面：① Hp既往感染者的背景黏膜出现"色调逆转"是除菌后分化型胃癌的高危因素，胃镜筛查时需提高警惕；② 应该充分认识到Hp除菌后胃癌在内镜下经常表现为胃炎样改变；③ 即使Hp除菌后胃癌具有这样的特点，ME-NBI或者色素内镜仔细观察还是可以辨认出胃癌边界的；④ 通过ME-NBI仔细观察，可以发现癌变区域的轻微不规则改变（图5-10-6至图5-10-10）。

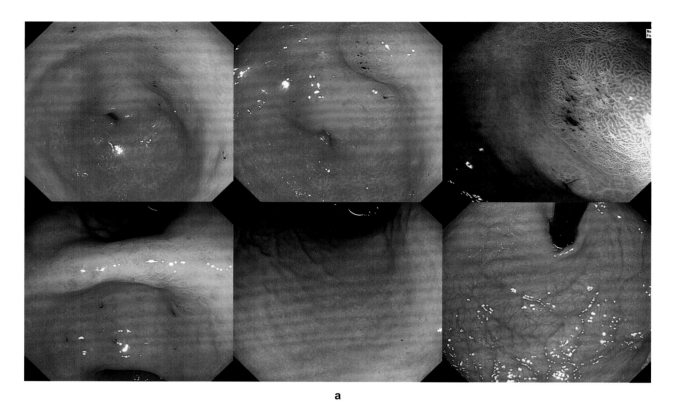

a

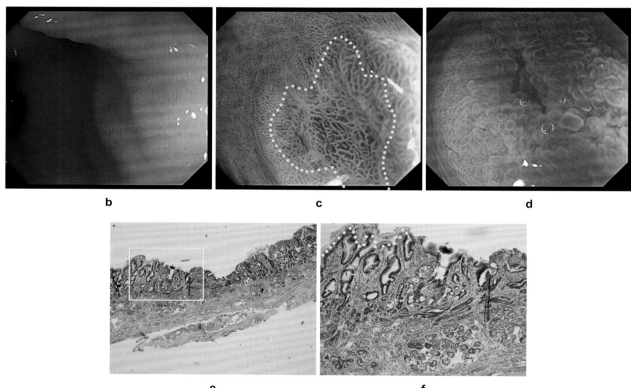

b   c   d

e   f

图5-10-6 除菌后胃癌。a. 胃背景黏膜普通内镜白光图：非活动性胃炎，C1萎缩；b. 胃窦病变白光图：胃窦小弯侧偏后壁见1处0-Ⅱc型病灶，表面发红，边界清晰；c. 胃窦病变ME-NBI：边界清晰（黄圈），病变呈茶褐色，腺管结构不规则，部分腺管呈乳头状或颗粒状，微血管未见明显异常；d. 醋酸染色：腺管呈乳头状或颗粒状；e、f. ESD术后病理图，管状腺癌，癌性腺管（蓝圈）表面被覆非癌上皮（黄色虚线），最终诊断Tub1＞Tub2，pT1a（M），10 mm×8 mm，ly0，v0，LM（－），VM（－）。

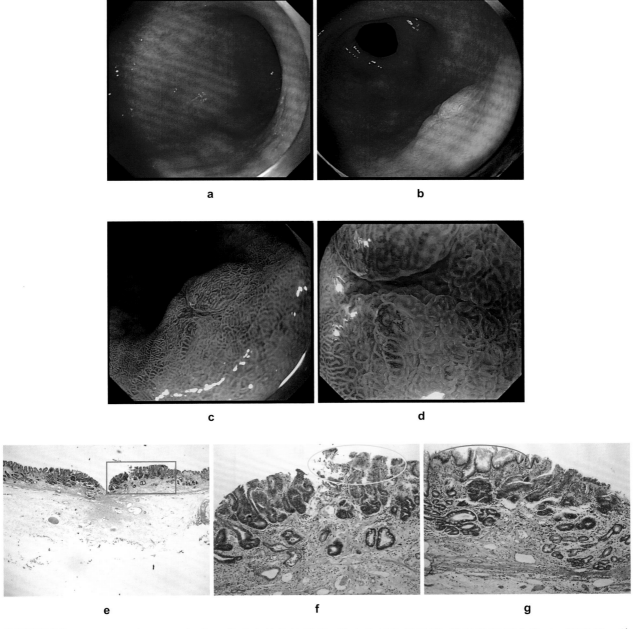

a

b

c

d

e

f

g

图5-10-7 除菌后胃癌。a. 胃部背景黏膜为萎缩性胃炎,散在片状发红黏膜,提示除菌后改变;b. 胃窦见一处 0-Ⅱa+Ⅱc型病变,表面发红,略偏黄色;c. NBI观察,病灶呈茶褐色,边界清楚;d. ME-NBI观察,病灶表面微结构异性 度不明显,微血管增粗、迂曲,病灶周边可见LBC;e～g. ESD术后病理:Tub1,3 mm,M,v0,ly0,pVM−,pHM−。黄圈内 为癌性上皮,蓝圈内为非癌上皮。

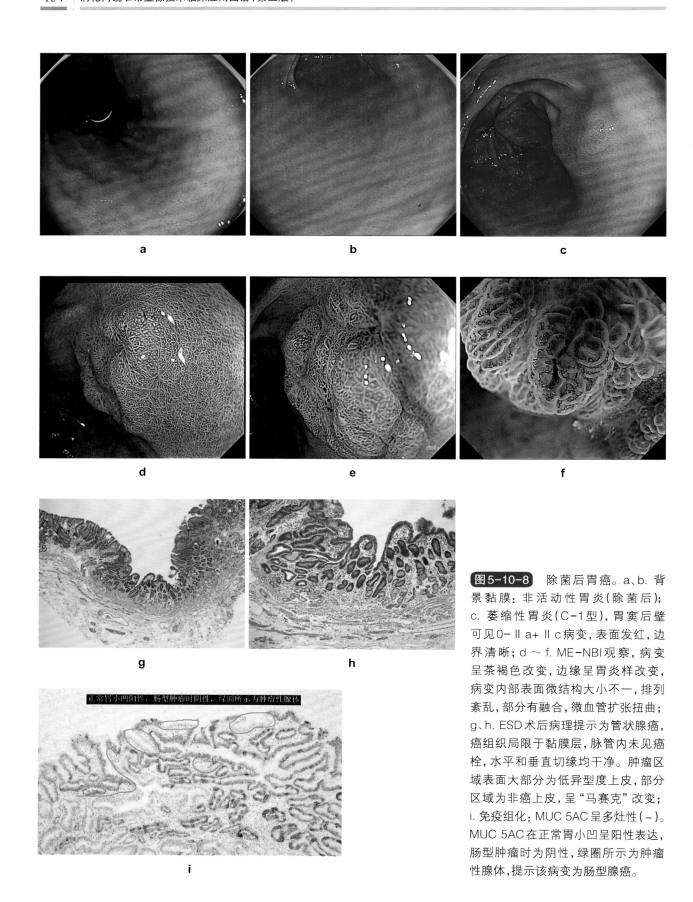

图5-10-8 除菌后胃癌。a、b. 背景黏膜：非活动性胃炎(除菌后)；c. 萎缩性胃炎(C-1型)，胃窦后壁可见0-Ⅱa+Ⅱc病变，表面发红，边界清晰；d~f. ME-NBI观察，病变呈茶褐色改变，边缘呈胃炎样改变，病变内部表面微结构大小不一，排列紊乱，部分有融合，微血管扩张扭曲；g、h. ESD术后病理提示为管状腺癌，癌组织局限于黏膜层，脉管内未见癌栓，水平和垂直切缘均干净。肿瘤区域表面大部分为低异型度上皮，部分区域为非癌上皮，呈"马赛克"改变；i. 免疫组化：MUC 5AC呈多灶性(-)。MUC 5AC在正常胃小凹呈阳性表达，肠型肿瘤时为阴性，绿圈所示为肿瘤性腺体，提示该病变为肠型腺癌。

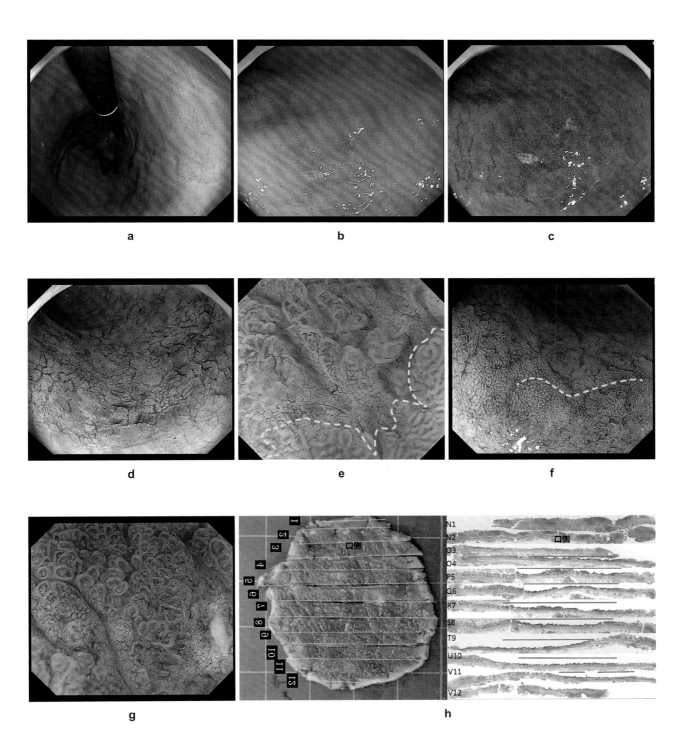

a

b

c

d

e

f

g

h

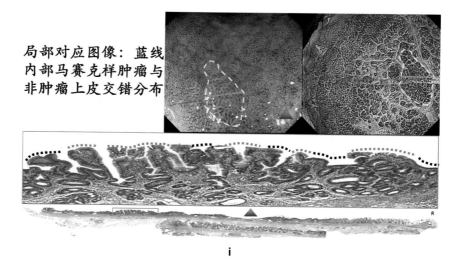

局部对应图像：蓝线
内部马赛克样肿瘤与
非肿瘤上皮交错分布

i

图5-10-9 除菌后胃癌(同济大学附属东方医院徐勤伟提供)。a、b. 胃背景黏膜普通内镜白光图：胃体小弯侧可见地图样发红，提示除菌后胃黏膜，C3萎缩，胃窦体交界处F线肛侧见一微黄色病灶，边界清晰；c、d. 病变呈茶色调，长径约2 cm，胭脂染色后病灶边界清晰，微黄色调更加显著，表面胃小区部分呈粗大绒毛状；e～g. 口侧边界强放大观察，病变紧贴F线生长，见不规则微血管，粗细不均、扭曲成网，见不规则微血管及微乳头结构，微血管扭曲增粗；h. pType-0Ⅱc，20 mm×18 mm，高级别上皮内瘤变/tub1(除菌后改变)，pT1a，ly0，v0，UL-，HM-，VM-；i. 肿瘤与非肿瘤上皮交错分布，呈马赛克样

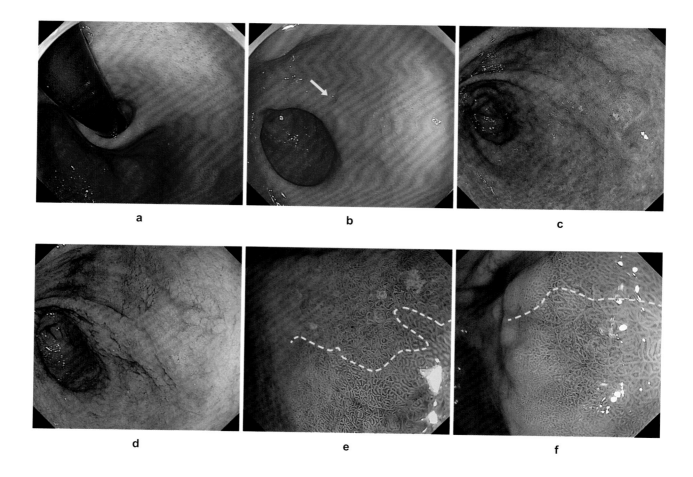

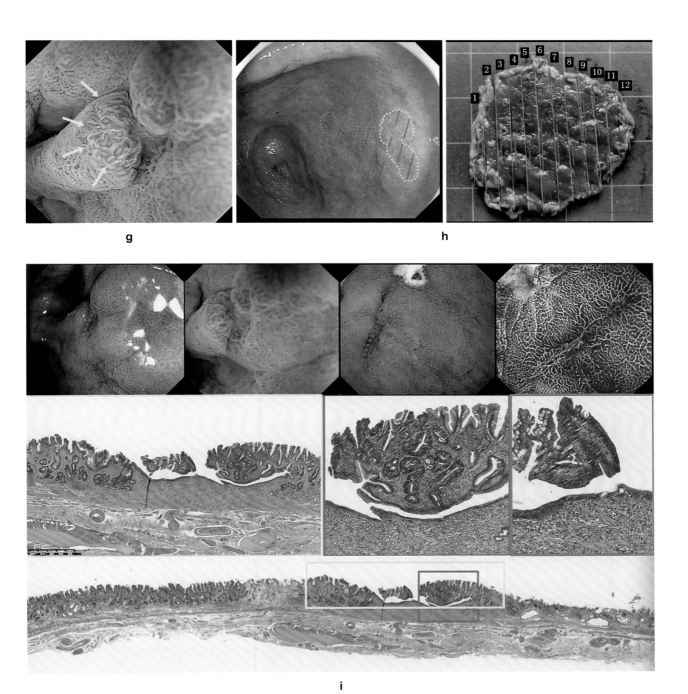

g

h

i

图5-10-10 除菌后胃癌(同济大学附属东方医院徐勤伟提供)。a、b. 胃背景黏膜,C3萎缩、除菌后胃黏膜改变。胃窦后壁略褪色调病灶,边界清晰,箭头所指为活检瘢痕处;c、d. NBI中景观察提示萎缩背景内部局部红茶色调,边界清晰,长径约2.5 cm。靛胭脂染色可见后壁一0-Ⅱc病变,边界清晰,表面胃小区结构不清晰;e～g. 病变大弯侧边界NBI放大,弱放大提示大弯侧边界清晰,黄色虚线上部显著异型的不规则微血管及微结构存在。病变小弯侧边界NBI放大图下见不规则微血管及微结构。肛侧活检部位可见清晰DL,不规则微血管及微结构存在;h. 最终诊断:pType-0Ⅱc,tub1,25 mm×15 mm,pT1a(M),UL(-),ly0,v0,HM(-),VM(-);i. 活检处病理图(高分化管状腺癌)。

5.10.3 Hp未感染

Hp未感染时，胃癌的发病率相对较低。吉村大辅等学者分析了其所在医院10余年间所收集的50例Hp未感染胃癌的特点，发现Hp未感染胃癌主要为贲门癌或食管胃结合部腺癌、胃型超高分化型腺癌和印戒细胞癌三大类。病变分布及组织学类型如图5-10-11所示，胃型超高分化型腺癌主要位于胃体上部，印戒细胞癌则主要位于胃底腺和幽门腺交界区域。面对Hp未感染状态时，内镜医师可借鉴以上研究结果对Hp阴性胃癌采取相应的筛查策略。Hp阴性分化型胃癌罕见，国内外偶有个案报道。

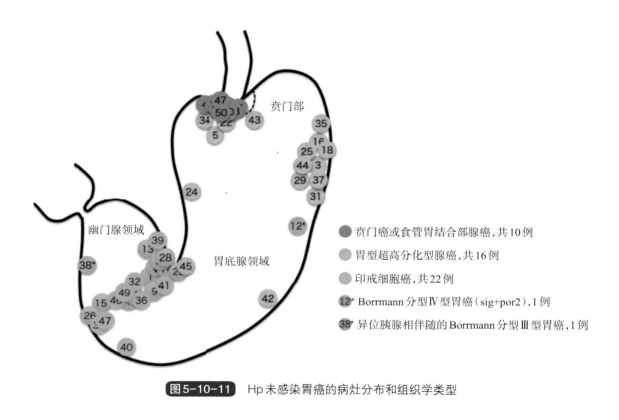

图5-10-11 Hp未感染胃癌的病灶分布和组织学类型

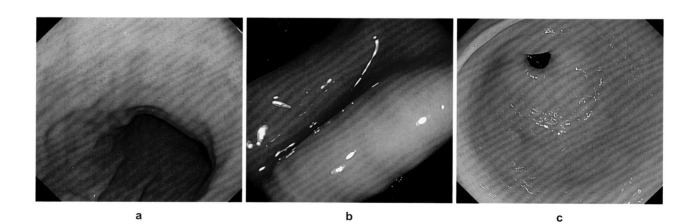

a　　　　　　　　　b　　　　　　　　　c

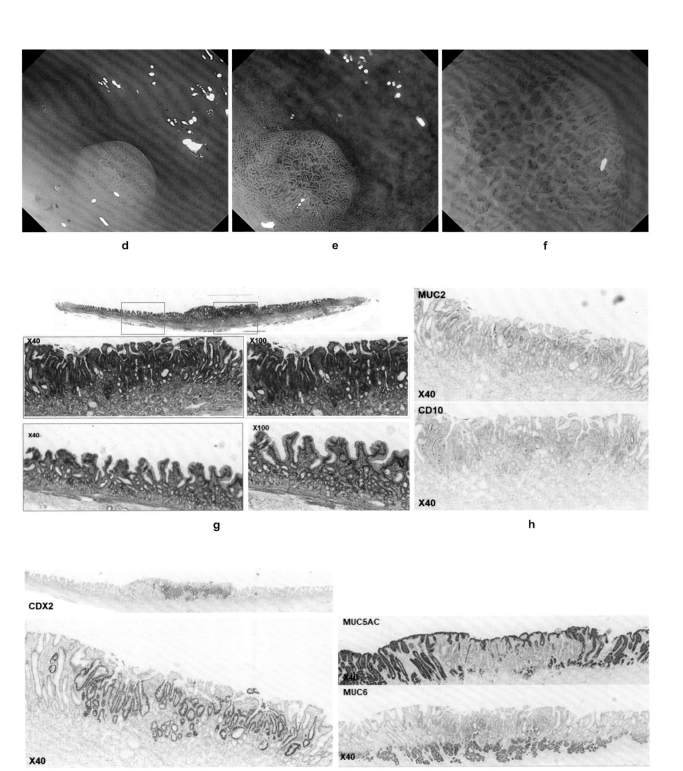

d

e

f

MUC2
X40

CD10
X40

g

h

CDX2

MUC5AC
X40

MUC6
X40

i

j

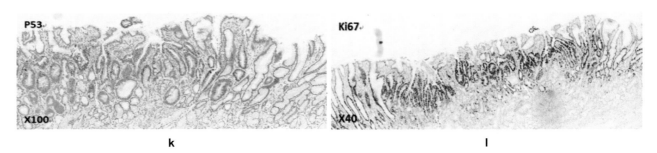

k   l

图5-10-12 Hp阴性胃癌。a、b. 背景黏膜普通白光图：胃体、胃角黏膜光滑、红润，未见充血、水肿及皱襞肿胀、迂曲，RAC阳性；c. 胃窦白光图：胃窦黏膜光滑、有光泽，可见树枝样血管纹理，于幽门前区前壁侧见1处0-Ⅱa型病变，表面色泽与周围黏膜相近；d. 病变白光非放大近景图：病变顶端凹凸不平，色泽微黄；e. 病变NBI非放大图：病变呈亮茶色，边界线清晰（白色箭头所示）；f. 病变NBI放大图：MCE大小不一，方向不一致，呈多形性；微血管扭曲、扩张；g. ESD标本HE染色图：tub1，黄线部分为癌，肿瘤呈腺管状密集排列，结构轻度不规则，癌细胞核大深染，核质比增大。癌灶（红色框）及非癌部分（绿色框）固有腺体萎缩不明显，未见肠上皮化生；h、i. 肠型黏膜表型抗体IHC染色图：CD10、MUC2及CDX2在肿瘤组织中呈阳性表达；j. 胃型黏液表型抗体IHC染色图：MUC5AC、MUC6在肿瘤组织中呈阴性表达；k. P53抗体IHC染色图：肿瘤区域P53阳性表达；l. Ki76抗体IHC染色图：肿瘤区域Ki67呈弥漫阳性表达，分化梯度消失。该患者进一步检测：^{13}C-UBT、粪便Hp抗原、血清Hp IgG均阴性，ESD术后标本Hp抗体IHC染色阴性

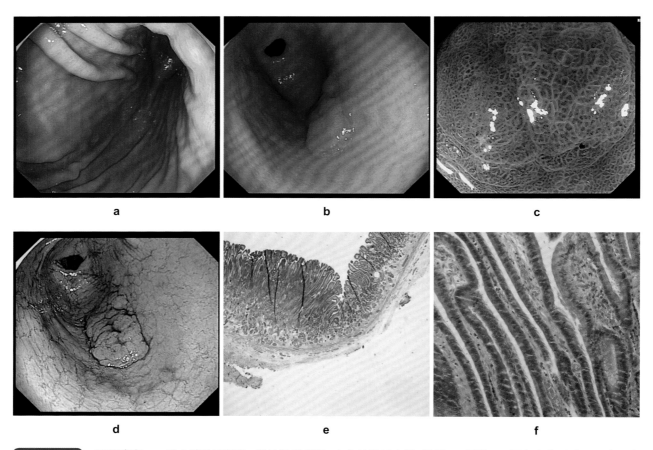

a   b   c

d   e   f

图5-10-13 胃型腺癌。a. 胃内清洁无黏液，胃体黏膜光滑，大弯皱襞无水肿，提示Hp阴性；b. 胃窦大弯后壁见一处大小约3.0 cm×2.5 cm的0-Ⅱa型的病变，色调与周围黏膜相近，略发红，边界较清晰；c. ME-NBI观察，病变边界清晰，表面微结构致密，呈颗粒、乳头状loop pattern；d. 靛胭脂染色，病变边界清晰，表面有分叶的倾向；e、f. ESD术后病理提示为胃型腺癌。

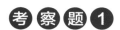

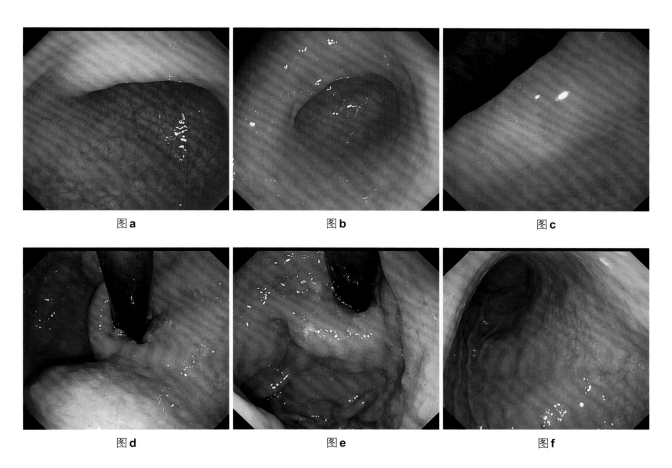

| 图a | 图b | 图c |
| 图d | 图e | 图f |

根据上述6幅图,请分析Hp感染状态、萎缩范围,并找出有病灶的图。

答案:萎缩范围从胃窦、胃角、胃体小弯、贲门累及到胃体前后壁,为O-2型;萎缩区域可以看到地图状发红,非萎缩区域(胃体大弯)黏膜光滑,无皱襞粗大、白浊黏液等表现,因此考虑为除菌后状态;图f胃体后壁的萎缩区域,可以看到一处血管网中断区域(图g白色箭头),呈微黄色调,NBI呈茶褐色(图h),ME-NBI(图i、j):不规则绒毛样结构,局部微结构不清晰或缺失、可见网格状血管(图i黄色虚线圈内),高倍放大仍显示不清(图j)。图k为ESD术后标本的结晶紫染色图,蓝色三角形对应图g,可见密集的小凹开口结构(白色箭头)。术后病理(图l,低倍):黄线对应图i黄色虚线区域,放大后(图m)可以看到密集拥挤的直立腺管;蓝线对应周围的绒毛状结构区域,放大后(图n)可以看到腺管垂直排列不规则,隐窝间距更宽。该病例为典型的除菌后发现胃癌,呈胃炎样外观,从血管网中断、白光呈微黄色调、NBI呈茶色调可以识别出病灶;放大内镜表现不规则绒毛状结构和网格状血管/小凹开口结构混杂存在,后者的MCE显示不清与窝间部宽度及腺窝深度不够有关,并非缺失。

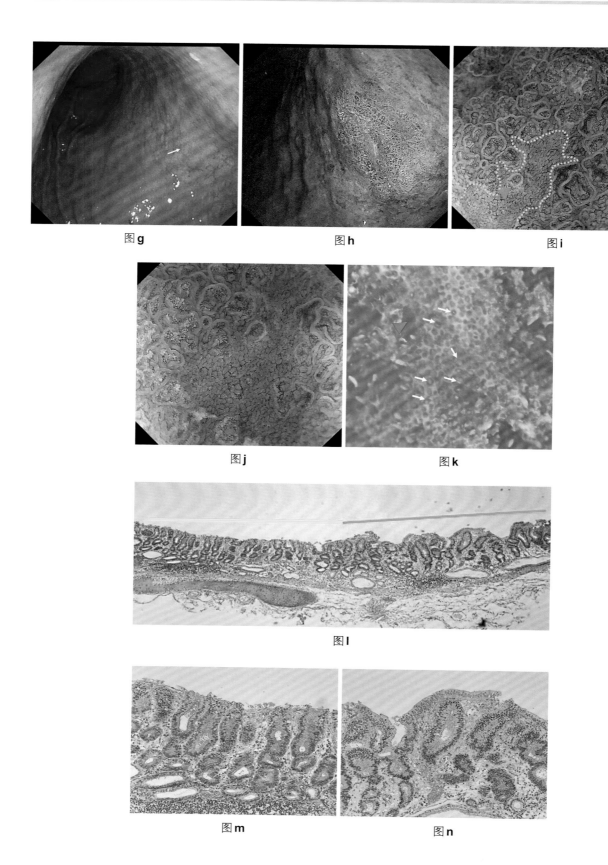

图 g

图 h

图 i

图 j

图 k

图 l

图 m

图 n

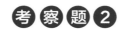

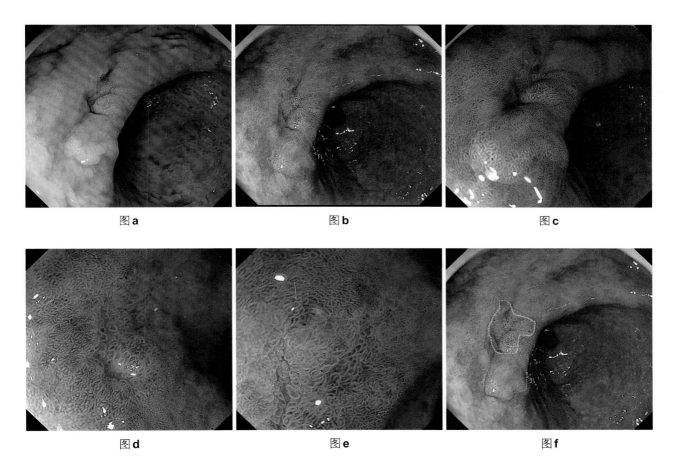

| 图a | 图b | 图c |

| 图d | 图e | 图f |

根据图a～e,请指出图f中的病变范围是红圈、黄圈还是蓝圈?

答案: 图g、h为ESD术后标本结晶紫染色,图g箭头区域对应图f黄圈,可见不规则的绒毛或颗粒样结构,与背景黏膜对比,有大小不一、形态各异、排列不规则等特点,病理(图i)为高分化管状腺癌(tub1);图h箭头区域对应图f蓝圈,可见规则的小凹开口(pit)结构,病理(图j)为正常的胃底腺黏膜。该病例为除菌后发现的早期胃癌,背景黏膜萎缩、肠化明显,NBI非放大呈绿色调,而肿瘤呈茶色调,这样的色调差异有助于筛查;而萎缩背景下残留的正常黏膜,高度上相对的隆起,NBI非放大下呈现的色调与肠化的绿色调不同,与肿瘤有时难以区分,可利用放大内镜评估表面微结构、微血管加以鉴别。

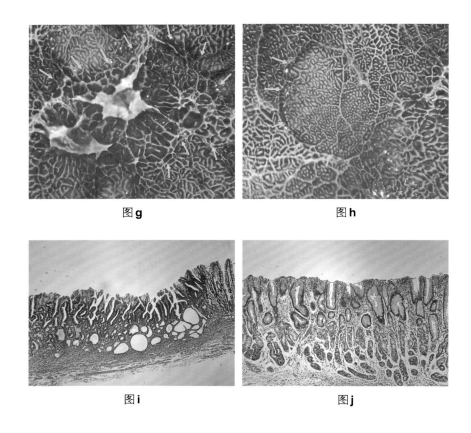

图g

图h

图i

图j

（林燕生）

参考文献

[1] Yao K. The endoscopic diagnosis of early gastric cancer[J]. Annals of Gastroenterology: Quarterly Publication of the Hellenic Society of Gastroenterology, 2013, 26(1): 11.

[2] Saka A, Yagi K, Nimura S. Endoscopic and histological features of gastric cancers after successful Helicobacter pylori eradication therapy[J]. Gastric Cancer, 2016, 19(2): 524-530.

[3] Horiguchi N, Tahara T, Kawamura T, et al. A comparative study of white light endoscopy, chromoendoscopy and magnifying endoscopy with narrow band imaging in the diagnosis of early gastric cancer after Helicobacter pylori eradication[J]. J Gastrointestin Liver Dis, 2017, 26(4): 357-362.

[4] 八木一芳, 小田知友美, 星隆洋. H. pylori除菌後発見胃癌の内視鏡診断と除菌の功罪［J］. 胃と腸, 2018, 53: 672-683.

[5] 吉村大輔, 吉村理江, 加藤雅也. H. pylori未感染胃癌　現状と未来の課題［J］. 胃と腸, 2018, 53: 658-670.

5.11　胃良性病变

胃息肉（gastric ployp）定义：广义的胃息肉为凸向腔内的黏膜及黏膜下组织。因其来源于不同分为源于上皮及上皮下组织的息肉。本章节主要讨论来源于上皮的常见良性息肉性病变，包括胃增生性息肉，胃底腺息肉，腺瘤性息肉，以及因纤维蛋白原在细胞外基质蓄积所致的胃内淀粉样变（表5-11-1）。

表5-11-1　胃增生性息肉,胃底腺息肉及腺瘤的临床及内镜特点

	胃底腺息肉	增生性息肉	腺瘤(腺瘤性息肉)
临床特点			
分布比例	最为常见的上皮性息肉(占47%)	14%～40%(随Hp感染率升高而更为常见)	3%～25%(相较于西方人群,东方人更常见)
潜在恶变率	罕见	低	高
伴随的综合征	家族性腺瘤性息肉病	梅尼埃病	未见相关报道
与Hp感染的关系	不确切(胃底腺息肉考虑为Hp阴性的特征)	相关	无关
与PPI应用的关系	相关	无关	无关
内镜下特征			
最常见部位	胃体(或胃底)	胃窦(单发),胃体/胃窦(多发)	胃窦
大小	较小,1～5 mm		
数目	常多发(＞50个时需考虑息肉病)	单发,也可见多发	单发
形态	亚蒂,表面光滑	无蒂或亚蒂,较小者表面光滑;较大者表面可见糜烂甚至坏死灶	无蒂或扁平的,表面分叶状
背景黏膜	正常胃黏膜	Hp感染后的慢性胃炎伴肠化	常见慢性胃炎伴肠化背景

5.11.1 增生性息肉

定义:源自胃小凹上皮及胃小区的持续炎性刺激导致增生。增生性息肉被称为炎性息肉,与胃慢性炎症相关,常伴随Hp感染(图5-11-1、5-11-2)。

内镜下表现:增生性息肉(hyperplastic polyps)主要分布于胃窦,常单发,表面光滑,圆顶样。直径多在5～15 mm之间;较大的炎性增生性息肉多有分叶及带蒂,息肉表面可能坏死、脱落,从而引起

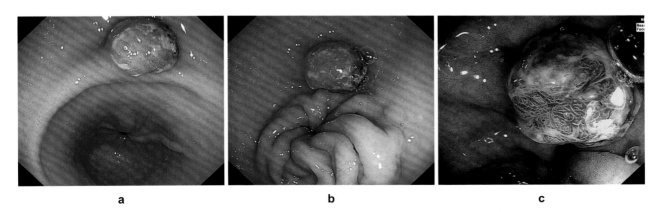

图5-11-1 增生性息肉。a、b. 普通内镜白光图:胃窦小弯侧见一直径约1.2 cm亚蒂隆起,表面充血,局部糜烂,附着黏液;c. NBI图:胃窦增生性息肉表面腺管拉长

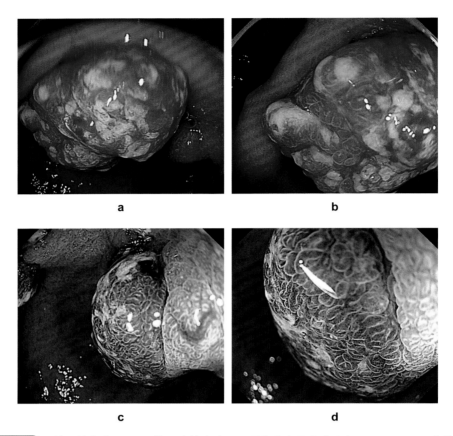

图5-11-2 增生性息肉。a、b. 普通内镜白光图：胃窦小弯见多发直径1.0 ～ 1.5 cm广基及亚蒂隆起，呈鲜红色，表面呈颗粒状，似"桑葚样"改变，局部糜烂，附着黏液；c、d. NBI图：表面腺管呈脑回状改变，白区菲薄，血管可视度较差

慢性失血以及缺铁性贫血。

组织学特征：多可见胃小凹的延长、增粗、扭曲、出芽，间质的水肿，小脉管系统富集、平滑肌纤维束的轻微不规则排列，伴不同程度的急慢性炎症。由于全球不同地域不典型增生的标准不同，导致文献报道的增生性息肉中含局灶的不典型增生发生率从1%到20%的，该部分息肉常被检测出有P53基因的变异、染色体异常以及微卫星不稳定性[2-4]。增生性息肉的整体癌变率低于2%，且常见于直径大于2 cm者[5]。

5.11.2 胃腺瘤

占3% ～ 26%的胃上皮性息肉，与萎缩性胃炎与肠化生密切相关。

内镜下表现：常位于胃窦、多为单发，扁平、无蒂样，直径常小于20 mm。属于胃癌前病变。当腺瘤直径＞20 mm，且组织学上伴有绒毛状结构时具有更高成瘤风险（28% ～ 40%）。即使活检为良性，仍可能存在恶变的细胞[6,7]。

5.11.3 胃底腺息肉

胃底腺息肉（fundic gland polyp）为西方国家上消化道内镜检查最常见的息肉类型。

内镜下表现：多发，较小（常＜10 mm），表面光滑，无蒂，NBI下呈蜂巢样外观，表面血管密度增加[8]（其发生机制与PPI的应用相关）（图5-11-3）。

组织学特征：胃底腺息肉由1个或多个扩张的泌酸腺体构成，扁平状的壁细胞和黏液细胞呈线样

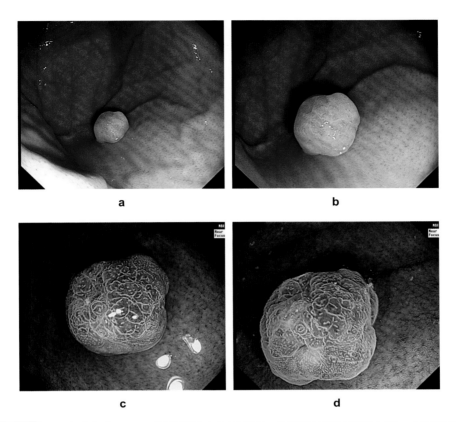

a   b

c   d

图5-11-3 胃底腺息肉。a、b. 可见看到在RAC阳性、非萎缩的背景黏膜上有一个亚蒂型的息肉隆起，表面尚光滑；c、d. 本病例通过near focus观察可看到IP较周围正常黏膜增宽，白区拉伸呈棒状、弧线状，未看到微血管的异型性。通常胃底腺息肉在NBI放大内镜下可看到比正常胃底腺黏膜略大的圆形小凹开口

排列。HE染色下可见线样排列的扁平状的壁细胞和主细胞。息肉表面若覆盖了再生表现，则可能被误判为异型增生，而真正的异型增生，尤其是高级别异型增生，在胃底腺息肉中非常罕见，仅限于息肉病综合征患者。

5.11.4 淀粉样变

定义：组织学上为不可溶性纤维蛋白在细胞外基质的蓄积，多为一类常累及多种器官的系统性疾病[9]。胃肠道的累及在系统性淀粉样变（amyloidosis of the stomach）患者中很常见，而单一器官的累及或胃肠道局灶淀粉样变却是非常罕见的情况。因其内镜下表现极为类似于胃早癌、淋巴瘤，因此鉴别诊断很重要。

胃局灶淀粉样变性大体表现可以为：发红、溃疡、黏膜下肿瘤以及硬癌样表现[10-15]，不同亚型的淀粉样物质沉积内镜下表现也不一样。最常见的两种亚型是轻链淀粉样蛋白（light chain amyloidosis, AL）和淀粉样蛋白A（amyloid A, AA）。AA倾向于沉积在黏膜固有层，以溃疡为主要表现；而AL倾向于沉积在黏膜肌层，以黏膜下层肿瘤样为主要表现。

内镜下表现：白光下多表现为褪色调病变，边界线（demarcation Line, DL）明显，ME-NBI可见表面结构的融合及不规则类圆形小血管（图5-11-4）。

病理：淀粉样蛋白在刚果红染色实验中呈阳性。可见黏膜固有层及黏膜下层的淀粉蓄积而无恶性肿瘤的表现。

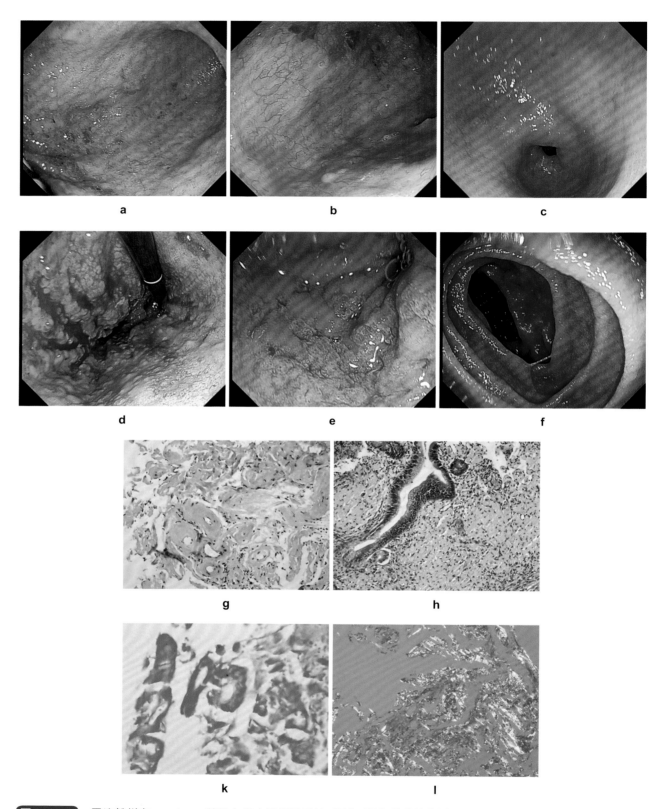

图5-11-4 胃淀粉样变。a、b、c. 普通白光内镜显示胃体、胃底、胃窦黏膜结节样增生、糜烂,脆性增加;d. 少量充气后胃黏膜弥漫性渗血;e、f. 十二指肠球部结节样增生,降部未见异常;g、h. 病理显示黏膜间质大量无结构物质;k、l. 刚果红染色阳性,偏振光呈苹果绿色,符合淀粉样变性。

5.12 特殊类型胃肿瘤

除了上述的胃常见良恶性病变,还有一些特殊类型的肿瘤,归入此节概述。

5.12.1 胃恶性淋巴瘤

胃恶性淋巴瘤(malignant lymphoma of the stomach)为胃肠道淋巴瘤中最累及的部位。

胃淋巴瘤肉眼分类有佐野分型(表5-12-1)及中村分类(表5-12-2)。

胃恶性淋巴瘤最常见为MALT淋巴瘤及弥漫大B型淋巴瘤。

胃MALT淋巴瘤(mucosa-associated lymphoid tissue):常与Hp感染相关,内镜下以浅表型为主要肉眼表现。MALT的组织学分级见表5-12-3。

胃MALT放大内镜特征表现:① 无结构区域

表5-12-1 胃淋巴瘤佐野分型

表浅型(superficial type)	类似早期胃癌的Ⅱc型或反应性淋巴瘤
溃疡型(ulcer type)	肉眼特征为消化性溃疡表现
隆起型(polypoid type)	以黏膜隆起为主体,类似Ⅰ型早期胃癌和Borrmann Ⅰ型胃癌形态
破溃型(fungated type)	Borrmann Ⅱ型样,界限清楚,病变局限,表面形成巨大破溃,其内部可见息肉样隆起
巨大皱襞型(giant fold type)	黏膜皱襞以巨大皱襞样肥厚为主,呈弥漫性或局限性出现

表5-12-2 胃淋巴瘤中村分类

肿块型	形成大的肿块,肿瘤较黏膜面隆起明显,中心形成火山口样肿瘤性溃疡
溃疡浸润型	轻微隆起,向黏膜下组织、固有肌层浸润显著,中心形成不规则溃疡
弥漫浸润型	肿瘤与黏膜面高度相同或略低,形成多发浅溃疡

表5-12-3 MALT的组织学分级

	分级	病理学描述	组织学特征
正常	0	正常组织	黏膜固有层散在浆细胞,未见淋巴滤泡
慢性活动性炎症	1	慢性活动性胃炎	黏膜固有层可见小簇淋巴细胞,未见淋巴滤泡;无淋巴上皮病变
	2	慢性活动性胃炎伴花瓣样淋巴滤泡形成	可见明显的淋巴滤泡形成,周围包绕套区及浆细胞;无淋巴上皮病变
(判断上有争议的"边缘")	3	可疑淋巴组织浸润黏膜固有层,反应性增生不除外	黏膜固有层可见弥漫性包绕淋巴滤泡的小淋巴细胞浸润,上皮层偶可见浸润
疑诊	4	可疑淋巴组织浸润黏膜固有层,淋巴瘤不能除外	黏膜固有层可见弥漫性包绕淋巴滤泡的CCL细胞浸润,上皮层也可见小簇样浸润
确诊	5	低级别B细胞MALT淋巴瘤	黏膜固有层见密集的CCL细胞浸润以及明显的淋巴上皮病变

（nonstructual area）；② 窝间部膨大（ballooning）；③ 异常血管（abnormal vessels）。

胃弥漫大B型淋巴瘤（diffuse large b-cell lymphoma, DLBCL）：常以溃疡型为主要肉眼表现。

胃DLBCL内镜下表现：常常表现为黏膜下隆起的局部肿块样，类似于进展期胃癌的BoormanI及Ⅱ型，但其胃壁的柔软度尚可，其向上隆起肿块的表现倾向较MALT淋巴瘤更为明显；溃疡的特征为"耳廓样"表现，溃疡面被浓稠的黄白苔覆盖。

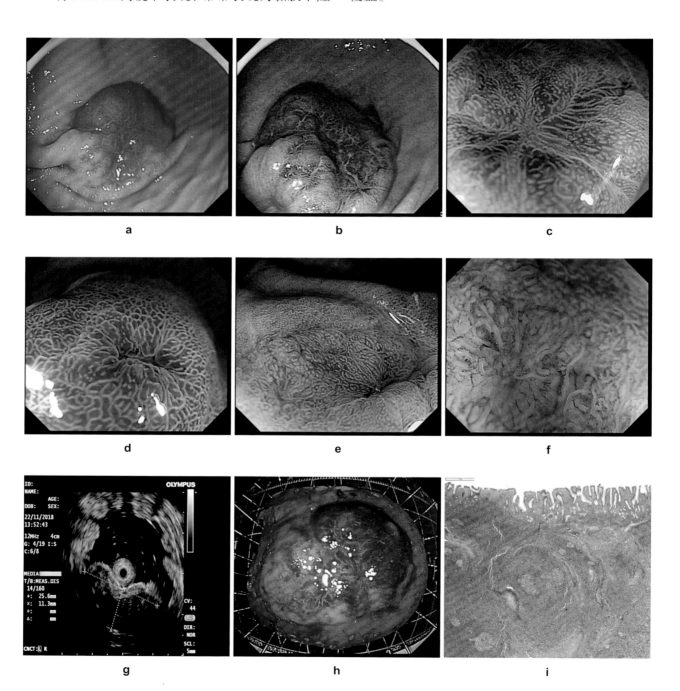

续 表

特　征	1　型	2　型	3　型
脉管转移	罕见	＜10%	＞50%
血浆胃泌素水平	明显升高	明显升高	正常
胃内PH	明显升高	明显降低	正常
血浆嗜铬粒蛋白A	升高	升高	正常
预后	很好	好	差

1型NET：常见于老年女性，与胃酸缺乏（如慢性萎缩性胃炎、迷走神经离断术后、慢性抑酸治疗后）所引起的高胃泌素血症相关。最为常见，临床结局良好，5～10年生存率与普通人群无异。萎缩性胃炎合并ECL细胞异型增生与不合并者相比，其发展为1型GC风险明显增加（发病率分别为6.3&0.3每100人/年）[16]。

内镜下表现：多发生于胃底、体，呈无蒂、息肉状，直径较小（常为5～8 mm，＜10 mm），中央伴或不伴凹陷及溃疡，常多灶性发生。而近期来自一组1型NET患者（7例患者，12例GC）的内镜下NBI观察研究显示，1型NET内镜表现为异常NBI黏膜相，但这些表现对于鉴别腺瘤、低级别、高级别上皮内瘤变等并无特异性[17]。

2型NET内镜下表现类似于1型。

3型NET内镜下表现：常为散发的、较大的息

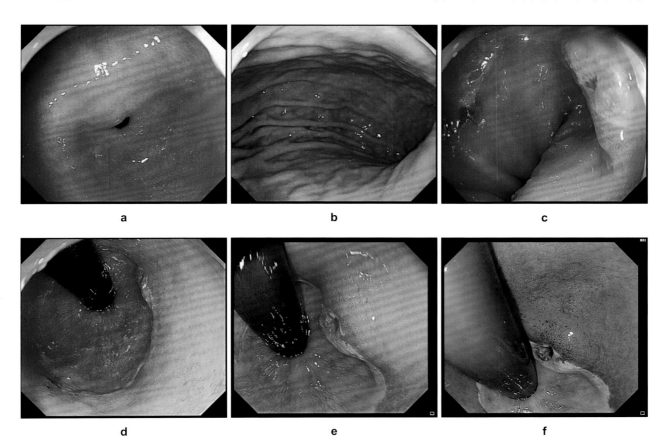

a　　　　　　　　　　b　　　　　　　　　　c

d　　　　　　　　　　e　　　　　　　　　　f

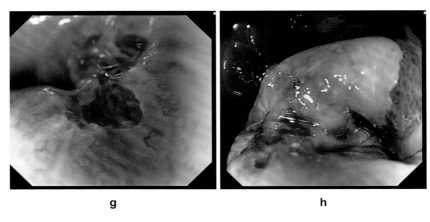

g　　　　　　　　　　　　　　　h

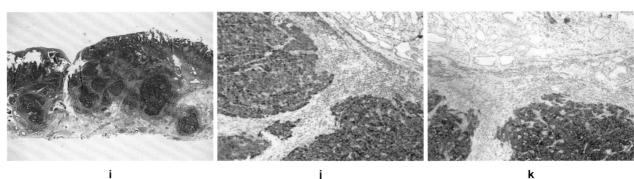

i　　　　　　　　　　j　　　　　　　　　　k

图5-12-2　贲门部神经内分泌癌。a、b. 胃背景黏膜白光图：胃体、胃窦黏膜红润、有光泽，未见皱襞迂曲、肿胀，RAC阳性；c. 贲门部倒镜白光远景图：2点方向，鳞状柱状上皮交界处见1 Ⅱa型隆起性病变，直径约1.5 cm，边界不清，表面充血，中央凹陷；另于7点及10点方向见多发黏膜充血、糜烂灶；d. 贲门部正镜白光近景图：病变呈SMT样隆起，侵及鳞状上皮下，与周围黏膜无明显分界线，予以PPI治疗4周复查；e. 贲门部倒镜白光图：鳞状柱状上皮交界处黏膜充血、糜烂较4周前明显改善，2点方向见1处似SMT样病变，直径约1.5 cm，顶部发红，中心凹陷；f. 贲门部倒镜NBI非放大图：病灶以青色调为主，与周围背景黏膜无明确边界线；g. 病变口侧放大NBI图：鳞状上皮下可见茶褐色背景下的粗细不等、扭曲的微血管；h. 病变中央凹陷处放大NBI图：白色黏液较多，微结构及微血管显示不清；i. 病变ESD术后病理HE染色图：肿瘤浸润至黏膜下层（距离黏膜肌约2 mm），近侧累及食管黏膜；j. 免疫组织化学染色：提示肿瘤部位CgA阳性表达；k. 免疫组织化学染色：提示肿瘤部位Syn阳性表达。最终病理诊断：贲门部神经内分泌癌，肿瘤细胞：CD34（-），D240（-），CgA（+），Syn（+），CK（+），CEA（-）。

肉，直径从20～50 mm不等，全胃均可累及，与高胃泌素血症无关[18-20]。

5.12.3　胃腺鳞癌

　　胃腺鳞癌（gastric adenosquamous carcinoma, GASC）为罕见胃内恶性病变，其诊断基于原发肿瘤中同时具有腺癌及鳞癌的成分，且鳞癌成分不低于25%[21,22]。胃腺鳞癌共占胃恶性肿瘤的1%以下[23]。胃腺鳞癌常见于男性，亚洲人群，发病高峰年龄为60岁左

右。临床常见于远端胃，胃腺鳞癌的生物学行为极为活跃，临床诊断时常伴远处转移[24]。

　　胃腺鳞癌的组织学起源目前仍无定论，最常见的观点有以下几种：① 胃腺癌的鳞状上皮化生；② 异位鳞状上皮的肿瘤转化；③ 化生的鳞状上皮肿瘤转化；④ 腺癌与鳞癌的融合；⑤ 干细胞向腺细胞及鳞状细胞的双向分化[21]。

　　一项纳入167例胃腺鳞癌的临床研究将GSC临床特征进行了总结（表5-12-2）。

表5-12-2　胃腺鳞癌的临床特征

特　　征	胃腺鳞癌（n=167）	百分比（%）
年龄（岁）		
≤60	65	42.2
>60	89	57.8
性别		
男	121	73.3
女	44	26.7
远处转移		
有	32	25.4
无	94	74.6
肿瘤位置分布		
上1/3	39	26.2
中1/3	36	24.2
下1/3	67	45
占据2/3或更多	7	4.6
肿瘤大小		
≤5	58	41.4
>5	82	58.6
分化程度		
分化良好	8	18
分化中等	3	15
分化差	7	11
外科切除		
完全切除	123	78.9
部分切除	25	16
未行外科手术	8	5.1
肿瘤深度		
T1	4	3

续　表

特　征	胃腺鳞癌(n=167)	百分比(%)
T2	22	16.8
T3	36	27.5
T4	69	52.7
淋巴结转移		
N0	15	13.8
N1	36	33
N2	25	22.9
N3	33	30.3

资料来源：FENG F, et al. *Clinicopathological features and prognosis of gastric adenosquamous carcinoma.* Sci Rep, 2017, 7(1): 4597.

5.12.4　EB病毒相关胃癌

EB病毒(epstein-barr virus, EBv)，又称人类疱疹病毒(human herpesvirus 4, HHV-4)。是epstein和barr于1964年首次成功地将burkitt非洲儿童淋巴瘤细胞通过体外悬浮培养而建株，并在建株细胞涂片中用电镜观察到疱疹病毒颗粒，故名。EB病毒仅能在B淋巴细胞中增殖，可使其转化，能长期传代。被病毒感染的细胞具有EBv的基因组，并可产生各种抗原，已确定的有：EBv核抗原(EBna)，早期抗原(ea)，膜抗原(ma)，衣壳抗原(vca)，淋巴细胞识别膜抗原(lydma)。与EBv感染相关的肿瘤性病变见表5-12-3。

EB病毒感染被认为是GSCC(胃鳞状细胞癌)可能的因素[26]，有研究证实EB病毒致胃恶性肿瘤的原因可能基于其所致的基因甲基化异常相关[27]。

EB病毒相关腺癌临床特点：年轻人好发，胃内好发部位为中部及上部胃，尤其好发于部分胃切除术后患者。

组织学特点：早期阶段表现为典型的"花边样结构"，由不规则的网状新生腺体及疏密不等的淋巴细胞浸润构成[28]。

表5-12-3　肿瘤性病变

分　类	
EB病毒相关淋巴瘤	EB病毒相关腺癌
Burkitt's淋巴瘤	淋巴上皮样类癌(LELC)
霍奇金淋巴瘤	克罗恩病样类淋巴反应性类癌
节外自然杀伤T细胞淋巴瘤	传统类型腺癌
罕见类型弥漫大B细胞淋巴瘤	

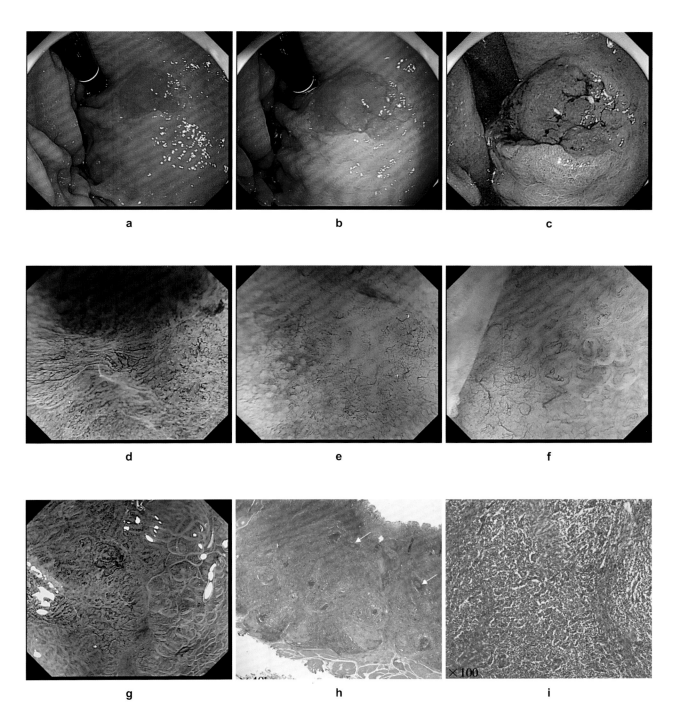

a

b

c

d

e

f

g

h

i

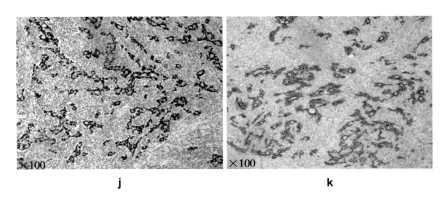

j   k

图5-12-3 EB病毒相关胃癌。a. 胃体上部小弯白光远景图:于胃体上部小弯前壁见1直径约3.0 cm Ⅱa型病变,色泽发红,与周围黏膜分界清晰;b. 胃体上部小弯白光近景图:病变整体似SMT样隆起,顶端发红、质脆,有自发性出血;c. 胃体上部小弯NBI非放大图:吸气观察,病变隆起更加明显,病变顶部略凹陷,呈青色调;d. 病变中央NBI放大图:微结构消失或显示不清,可见扭曲、异质性强的微血管;e、f. 病变边缘NBI放大图:IP扩张、白区融合、大小不一及方向性不一致,局部显示不清或消失;微血管扭曲、分布不均,局部缺失,呈CSP样;g. 病变边缘醋酸染色后NBI放大图:局部微结构缺失,可见大小不一的微结构及扩张、扭曲的微血管;h、i. ESD标本HE染色图:肿瘤浸润至固有肌层,肿瘤细胞呈不规则巢状、条索状分布,形成或不形成腺腔结构,间质中富含淋巴细胞并可见淋巴样滤泡形成(白色箭头);j. EBER抗体IHC染色:肿瘤细胞中EBER呈阳性表达;k. AE1/AE3抗体IHC染色:肿瘤细胞中AE1/AE3抗体呈阳性表达。病理诊断:胃体淋巴上皮瘤样癌/髓样癌/EB病毒相关性胃癌。

5.12.5 幽门腺腺瘤

幽门腺腺瘤(pyloric gland adenomas, PGAs)为向幽门腺方向分化的胃肠道内新生物,其具有向幽门腺癌转化的风险。PGA的发生背景除与自身免疫性胃炎相关外,还被认为与HP相关胃炎及化学性胃炎相关。胃外幽门腺腺瘤被认为与胃黏膜化生以及慢性黏膜损伤相关[29-31]。也有少部分PGA发生于正常胃黏膜背景上[32]。幽门腺腺瘤患者可发生于基因疾病背景患者,如FAP,幼年性息肉综合征等,该类患者发生PGA时间多为较年幼时,但其与高级别上皮内瘤变以及癌变无明显关系。

临床特点:胃幽门腺腺瘤常见于老年女性,平均发现年龄为75岁,胃内分布胃体>窦体交界>胃窦>贲门[32]。

内镜下表现:大部分表现为息肉样、圆顶状、真菌样生长肿瘤,也有报道PGA类似于黏膜下肿瘤表现[33]。幽门腺腺瘤被认为是相对较大的胃息肉,平均直径约16 mm[32]。

病理学特点:类似于正常幽门腺组织,由线样排列的柱状或立方体状的细胞构成紧密排列的管样腺体,与小凹上皮型腺瘤的典型区别在于其缺乏分化良好的顶端黏液帽[34,35]。幽门腺腺瘤细胞的胞质为嗜酸性或嗜酸碱双性。细胞核为圆形至椭圆形,偶可见深染大核。PGA病理学分类:① 无合并传统异型增生;② 低级别上皮内瘤变;③ 高级别上皮内瘤变。

免疫组化特殊染色有助于鉴别PGA:MUC6、MUC5AC染色阳性,AB-PAS染色可将顶端黏液帽染为亮红色,因此可鉴别缺乏顶端黏液帽的PGA。且AB-PAS染色仅可显示PGA上皮细胞的颗粒样胞质。PGA可有局部肠化,细胞核可为CDX2及肠道黏蛋白MUC2着色阳性。

在一项纳入67例PAG多中心研究中,幽门腺腺瘤风险程度与其大小相关:低级别上皮内瘤变平均>15 mm;高级别上皮内瘤变或腺癌平均大小为35 mm;且常常伴随管状绒毛状结构,常常共表达MUC5AC及MUC6的PGA,常常发生于自身免疫性胃炎背景上[36]。

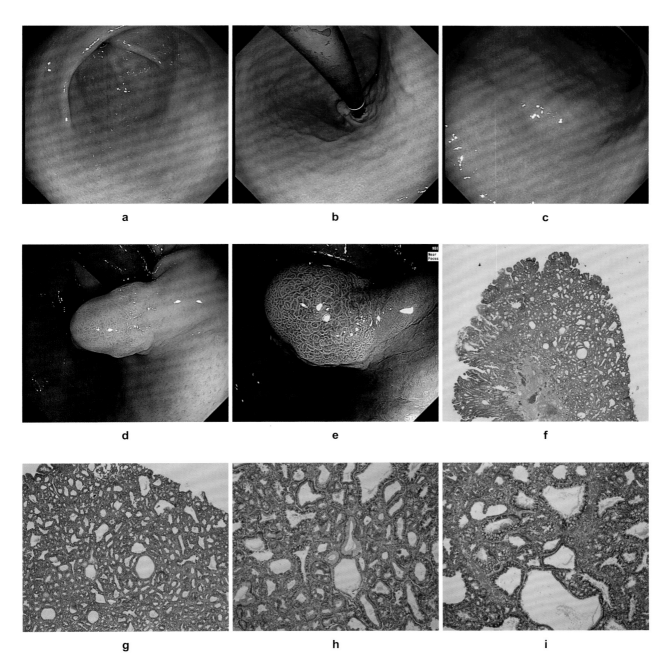

图5-12-4 幽门腺腺瘤。a～c. 胃背景黏膜普通内镜白光图：胃窦、胃体黏膜光滑、红润，未见充血、水肿，RAC阳性；d. 胃底病灶白光图：胃底近贲门大弯侧可见一平坦隆起型病灶，白光呈稍发白色，与周围黏膜颜色相近，可见表面结构稍扩张，呈圆顶样改变；e. 胃底病灶NBI弱放大图：可见病变呈浅茶色，表面微细结构扩张，部分融合呈多边形样改变，局部可见亮蓝嵴；f、g. 病灶标本病理组织学：低倍及中倍观察可见腺体紊乱增殖，局部腺腔扩张明显，呈空泡样；h、i. 病灶标本病理组织学高倍图。在黏膜表面观察到小凹上皮样肿瘤细胞，在病变黏膜的中间层观察到类似黏液颈细胞、壁细胞和幽门腺细胞的肿瘤细胞。

（杨映雪）

参 考 文 献

［ 1 ］ Cheesman AR, Greenwald DA, Shah SC. *Current Management of Benign Epithelial Gastric Polyps.* Curr Treat Options Gastroenterol, 2017, 15(4): 676−690.

［ 2 ］ Lauwers GY, Wahl SJ, Melamed J, et al. *p53 expression in precancerous gastric lesions: an immunohistochemical study of PAb 1801 monoclonal antibody on adenomatous and hyperplastic gastric polyps.* Am J Gastroenterol, 1993, 88(11): 1916−1919.

［ 3 ］ Nogueira AM, Carneiro F, Seruca R, et al. *Microsatellite instability in hyperplastic and adenomatous polyps of the stomach.* Cancer, 1999, 86(9): 1649−1656.

［ 4 ］ Murakami K, Mitomi H, Yamashita K, et al. *p53, but not c-Ki-ras, mutation and down-regulation of p21WAF1/CIP1 and cyclin D1 are associated with malignant transformation in gastric hyperplastic polyps.* Am J Clin Pathol, 2001, 115(2): 224−234.

［ 5 ］ Yao T, Kajiwara M, Kuroiwa S, et al. *Malignant transformation of gastric hyperplastic polyps: alteration of phenotypes, proliferative activity, and p53 expression.* Hum Pathol, 2002, 33(10): 1016−1022.

［ 6 ］ Borch K, Skarsgard J, Franzen L, et al. *Benign gastric polyps: morphological and functional origin.* Dig Dis Sci, 2003, 48(7): 1292−1297.

［ 7 ］ Stolte M, Sticht T, Eidt S, et al. *Frequency, location, and age and sex distribution of various types of gastric polyp.* Endoscopy, 1994, 26(8): 659−665.

［ 8 ］ Omori T, Kamiya Y, Tahara T, et al. *Correlation between magnifying narrow band imaging and histopathology in gastric protruding/or polypoid lesions: a pilot feasibility trial.* BMC Gastroenterol, 2012, 12: 17.

［ 9 ］ Falk RH, Comenzo RL, Skinner M. *The systemic amyloidoses.* N Engl J Med, 1997, 337(13): 898−909.

［10］ Kamata T, et al. *Localized gastric amyloidosis differentiated histologically from scirrhous gastric cancer using endoscopic mucosal resection: a case report.* J Med Case Rep, 2012, 6: 231.

［11］ Bjornsson S, Johannsson JH, Sigurjonsson F. *Localized primary amyloidosis of the stomach presenting with gastric hemorrhage.* Acta Med Scand, 1987, 221(1): 115−119.

［12］ Idei, H, et al. *[A case report of localized gastric amyloidosis].* Nihon Shokakibyo Gakkai Zasshi, 1994, 91(9): 1437−1441.

［13］ Jin, S. Z., et al. *Endoscopic submucosal dissection combined with orally administered dimethyl sulfoxide for primary gastric localized amyloidosis.* Clin Res Hepatol Gastroenterol, 2014, 38(4): e79−e83.

［14］ Wu D, et al. *A case report of localized gastric amyloidosis.* World J Gastroenterol, 2003, 9(11): 2632−2634.

［15］ Yamaguchi T, et al. *Localized gastric amyloidosis mimicking a submucosal tumor-like gastric cancer.* Gastrointest Endosc, 2015, 82(1): 175−177.

［16］ Vanoli A, et al. *Histologic changes in type A chronic atrophic gastritis indicating increased risk of neuroendocrine tumor development: the predictive role of dysplastic and severely hyperplastic enterochromaffin-like cell lesions.* Hum Pathol, 2013, 44(9): 1827−1837.

［17］ Lahner E, et al. *Endoscopic appearances of polypoid type 1 gastric microcarcinoids by narrow-band imaging: a case series in a referral center.* Eur J Gastroenterol Hepatol, 2016, 28(4): 463−468.

［18］ Basuroy R, et al. *Review article: the investigation and management of gastric neuroendocrine tumours.* Aliment Pharmacol Ther, 2014, 39(10): 1071−1084.

［19］ Lawrence B, et al. *The epidemiology of gastroenteropancreatic neuroendocrine tumors.* Endocrinol Metab Clin North Am, 2011, 40(1): 1−18, vii.

［20］ Lawrence B, et al. *A clinical perspective on gastric neuroendocrine neoplasia.* Curr Gastroenterol Rep, 2011, 13(1): 101−109.

［21］ Shirahige A, et al. *Fatal submucosal invasive gastric adenosquamous carcinoma detected at surveillance after gastric endoscopic submucosal dissection.* World J Gastroenterol, 2015, 21(14): 4385−4390.

［22］ Yoshida K, et al. *Early gastric cancer of adenosquamous carcinoma type: report of a case and review of literature.* Jpn J Clin Oncol, 1996, 26(4): 252−257.

［23］ Chen H, et al. *Clinicopathological characteristics, diagnosis, treatment, and outcomes of primary gastric adenosquamous carcinoma.* World J Surg Oncol, 2015, 13: 136.

［24］ Kim YS, et al. *[Clinicopathological features and differences of p53 and Ki-67 expression in adenosquamous and squamous cell carcinomas of the stomach].* Korean J Gastroenterol, 2006, 47(6): 425－431.

［25］ Feng F, et al. *Clinicopathological features and prognosis of gastric adenosquamous carcinoma.* Sci Rep, 2017, 7(1): 4597.

［26］ Takita J, et al. *Primary squamous cell carcinoma of the stomach: a case report with immunohistochemical and molecular biologic studies.* Hepatogastroenterology, 2005, 52(63): 969－974.

［27］ Ryan JL, et al. *Epstein-Barr virus-specific methylation of human genes in gastric cancer cells.* Infect Agent Cancer, 2010. 5: 27.

［28］ Uemura Y, et al. *A unique morphology of Epstein-Barr virus-related early gastric carcinoma.* Cancer Epidemiol Biomarkers Prev, 1994, 3(7): 607－611.

［29］ Kushima R, et al., *'Pyloric gland-type adenoma' arising in heterotopic gastric mucosa of the duodenum, with dysplastic progression of the gastric type.* Virchows Arch, 1999, 435(4): 452－457.

［30］ Albores-Saavedra J, et al. *Intraductal tubular adenoma, pyloric type, of the pancreas: additional observations on a new type of pancreatic neoplasm.* Am J Surg Pathol, 2004, 28(2): 233－238.

［31］ Adsay V, et al. *Intracholecystic papillary-tubular neoplasms (ICPN) of the gallbladder (neoplastic polyps, adenomas, and papillary neoplasms that are ＞/=1. 0 cm): clinicopathologic and immunohistochemical analysis of 123 cases.* Am J Surg Pathol, 2012, 36(9): 1279－1301.

［32］ Vieth M, et al. *Pyloric gland adenoma: a clinico-pathological analysis of 90 cases.* Virchows Arch, 2003, 442(4): 317－321.

［33］ Min CC, et al. *Gastric pyloric gland adenoma resembling a submucosal tumor: A case report.* World J Clin Cases, 2020, 8(11): 2380－2386.

［34］ Kushima R, et al. *Pyloric gland type adenoma of the gallbladder with squamoid spindle cell metaplasia.* Pathol Res Pract, 1996, 192(9): 963－969; discussion 970－971.

［35］ Chen ZM, et al. *Pyloric gland adenoma: an entity distinct from gastric foveolar type adenoma.* Am J Surg Pathol, 2009, 33(2): 186－193.

［36］ Choi WT, et al. *Gastric pyloric gland adenoma: a multicentre clinicopathological study of 67 cases.* Histopathology, 2018, 72(6): 1007－1014.

6 十二指肠篇

在胃镜检查中，一般需要观察十二指肠球部及十二指肠降部乳头平面以上的部位。本章讨论常规胃镜检查中所观察到的十二指肠乳头平面以上部位的上皮性肿瘤及良性疾病。

6.1 十二指肠上皮性肿瘤

6.1.1 原发性十二指肠腺瘤/腺癌

原发性十二指肠腺瘤或腺癌的发病率极低，占消化道恶性肿瘤的0.3%～0.5%，患者年龄多在50岁以上，男性多于女性，好发病部位主要集中在降部，主要病理学类型为腺癌。与结直肠癌类似，十二指肠腺癌也有"腺瘤-腺癌"的发展过程，故NBI模式下特征与结直肠腺癌特征相似（图6-1-1至图6-1-3）。

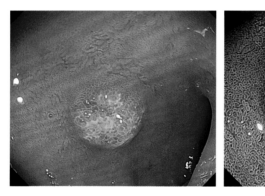
a

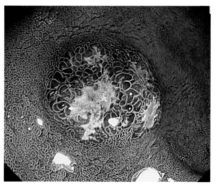
b

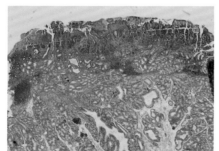
c

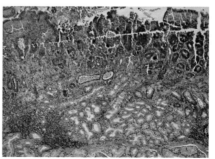
d

图6-1-1 十二指肠管状腺瘤（浙江省余姚市人民医院黄戡提供）。a. 白光下可见十二指肠球部见一息肉样隆起突向腔内，发红充血，表面不平；b. NBI模式下可见窝间部增宽，但是微腺管和血管的结构基本规则；c、d. 病理证实为管状腺瘤

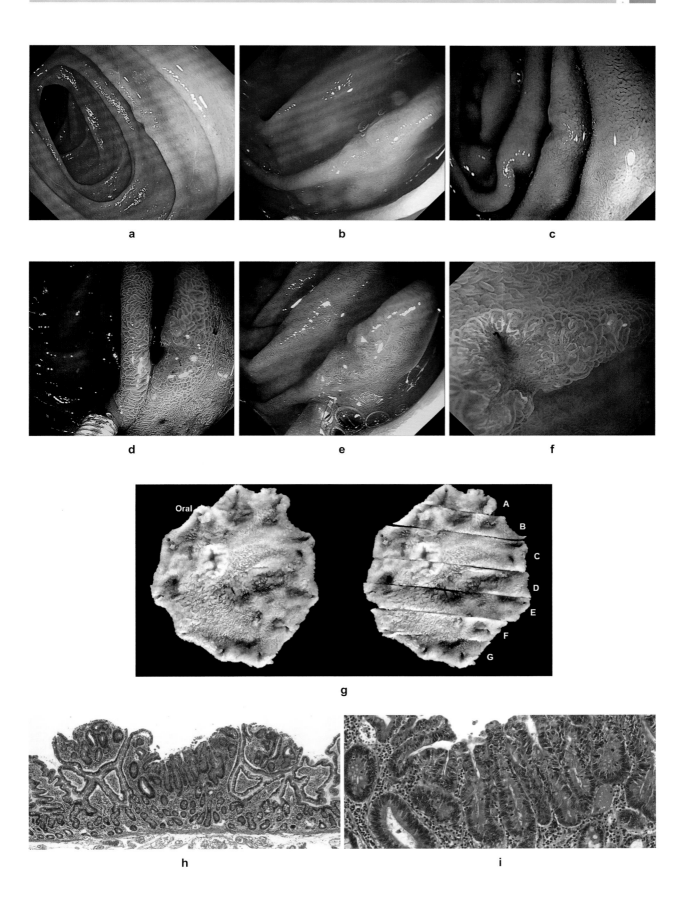

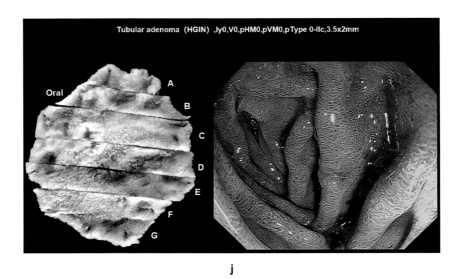

j

图6-1-2 十二指肠管状腺瘤伴高级别上皮内瘤变。a、b. 病变普通内镜白光图：十二指肠降部非乳头部病变，大小约 4 cm×2 cm，0-Ⅱc型，表面发红；c. 病变靛胭脂染色图：边界清晰，病变表面非绒毛状结构；d. 病变NBI+醋染图：病变表面结构勾勒不清；e. NBI弱放大图：整体褐色色调，表面微血管呈不规则网状；f. NBI水下放大图：病变区域不规则线圈状表面微结构，非绒毛状，有不规则WOS；g. 离体标本图：固定后标本大小约2 cm×2.5 cm，取材后得到7条组织；h. 病变区域黏膜层上1/2内密集直立性肿瘤性腺管，穿插数处正常肠腺；i. 细胞核增大，核质比升高，核椭圆形改变，极性开始出现紊乱，局部有假复层现象；j. 病理复原图：管状腺瘤，高级别上皮内瘤变

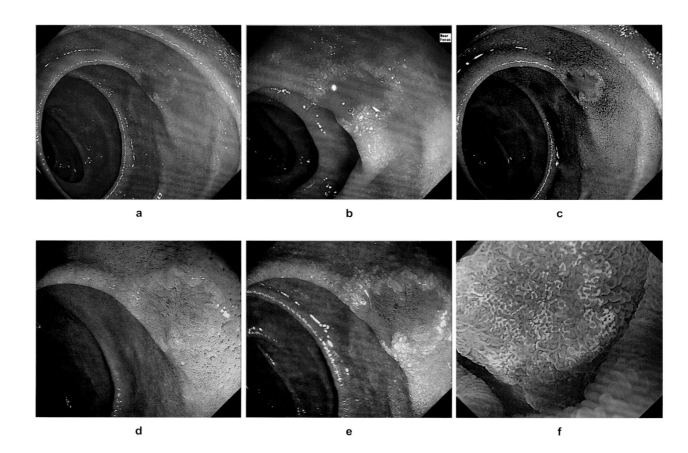

a

b

c

d

e

f

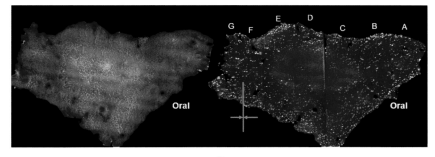

g

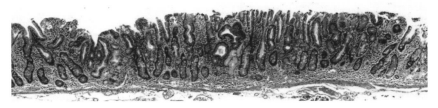

h

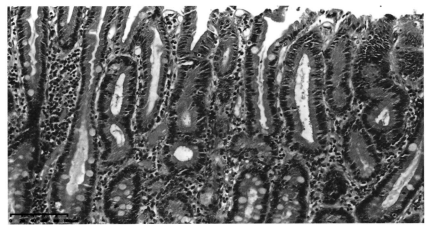

i

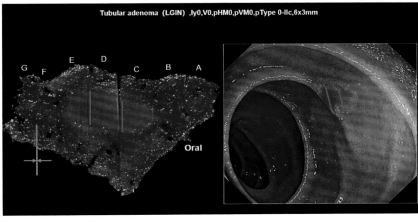

j

图6-1-3　十二指肠管状腺瘤伴低级别上皮内瘤变(浙江省余姚市人民医院黄戬提供)。a、b. 病变白光内镜图：十二指肠降部非乳头部病变，大小约6 mm×3 mm，0-Ⅱc型，表面发红；c. 病变靛胭脂染色图：边界清晰，有毛刺感；d. 病变NBI+醋染图：病变表面平坦，不规则针尖样+裂隙样微结构；e. NBI弱放大图：病变整区域呈褐色色调，表面微血管呈不规则网状；f. NBI水下放大图：病变区域不规则线圈状表面微结构，有不规则WOS；g. 离体标本图：固定后标本大小约2 cm×1.3 cm，取材后得到7条组织；h. 病变区域黏膜层内直立性肿瘤性腺管与正常肠腺交错分布；i. 细胞核增大呈笔杆状，核质比升高，极性尚存多位于基底膜侧；j. 病理复原图：管状腺瘤，低级别上皮内瘤变

6.1.2　十二指肠Brunner腺瘤

十二指肠腺腺瘤又称息肉样错构瘤或Brunner瘤。Brunner瘤可能并不是真正的肿瘤，而是结节性增生的一种表现或者是错构瘤。病理以组织学正常的十二指肠Brunner腺呈结节性增生，伴有导管和散在的间质成分为特征。存在于黏膜下层的Brunner腺体，是由Brunner腺增生所致，形成一种隆突性病变伴有导管和散在的间质成分；腺体常被成束的平滑肌分开，表面被覆十二指肠黏膜，周围有结缔组织包绕，可为局灶状、多灶状或弥漫状病变，并可伴有十二指肠炎及糜烂。内镜下十二指肠Brunner腺瘤多呈单发，息肉样隆起性病变，无蒂或由黏液和黏液下组织形成蒂，大部分直径在10～20 mm（图6-1-4、6-1-5）。最常见的部位是

十二指肠第一部分和第二部分交界处的后壁。超声内镜对其有较高诊断价值。

6.2　十二指肠良性疾病

6.2.1　十二指肠淋巴管扩张

内镜下表现为十二指肠黏膜水肿、肥厚，绒毛苍白，大小不等的黄白色粟米样结节或呈多发白色假性小息肉（图6-2-1）。

6.2.2　十二指肠淋巴滤泡增生

内镜下表现为多发的黏膜结节样隆起，大小不一，但直径通常不超过5 mm。边缘整齐，界线清楚，部分淋巴滤泡密集融合（图6-2-2）。

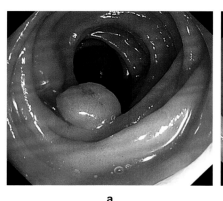
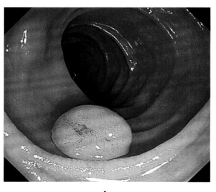

| a | b |

图6-1-4　Brunner腺增生。可见息肉样增生隆起，表面光滑，顶端中央可见凹陷及腺管开口

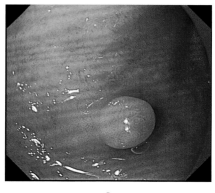
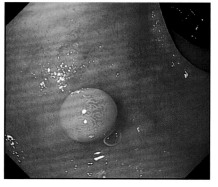

| a | b |

图6-1-5　Brunner腺错构瘤。十二指肠可见一处息肉样隆起，表面光滑，质地软，在内镜下与单发的个体较大的十二指肠布氏腺增生较难鉴别

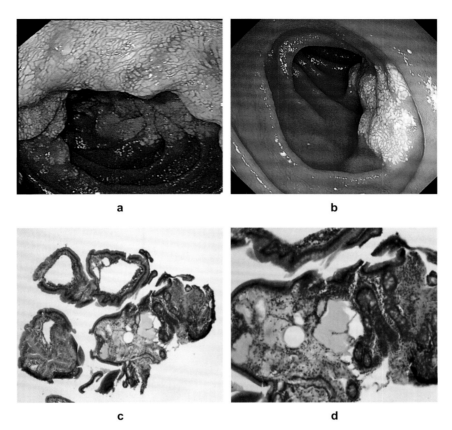

a b

c d

图6-2-1 十二指肠降部淋巴管扩张。a、b. 十二指肠黏膜呈致密白点样改变,若以ME-NBI观察,淋巴管扩张常在表层可见微小血管;c、d. 活检标本可见扩张的淋巴管

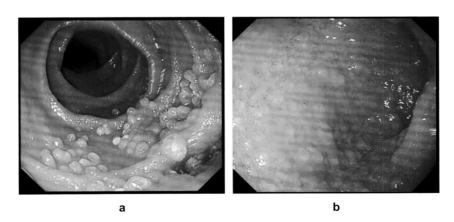

a b

图6-2-2 十二指肠淋巴滤泡增生。可见结节样多发性小隆起,质软,色泽稍发白,活检标本可见淋巴滤泡增生。

（丁　慧）

7 > 结直肠篇

7.1 结肠放大内镜观察技巧

1. 检查前准备和用药

肠道准备的情况直接决定结肠镜检查的结果。NBI模式下，残留的粪便或粪汁呈红色，新鲜出血呈黑色，影响病灶的检出和鉴别，另外肠腔中的泡沫对观察的影响也较大，检查前应充分完善肠道准备（推荐PEG 3 ～ 4 L或匹克硫酸钠 3 L分次服用方案＋祛泡剂）。检查过程中随时冲洗，适当使用祛泡剂冲洗，保持视野清晰。

2. NBI参数设定

以奥林巴斯公司LUCERA ELITE 290主机为例，NBI色彩增强设置的选择有3档（共1、2、3三档），结构增强模式中NBI普通观察时建议选择A4或A6模式，NBI放大观察时推荐选择A8模式。结构增强中A模式是增强低波长的光谱，可增强黏膜表面结构，B模式是增强细微结构粗细结构，对微血管的观察很有帮助。

3. NBI观察方法

由于肠腔较大，而260系统主机的NBI模式光源亮度较暗，260结肠镜中仅有2条导光束，因而距离内镜镜面较远的黏膜无法观察清楚。290系统主机则采用了全新的光源，在亮度上明显增强，290结肠镜增加了1条导光束，有利于NBI模式下病灶的检查和观察，可以直接使用NBI模式取代白光进行退镜。但是对于260系统，仍建议采用螺旋法缓缓退镜，在保证足够亮度的情况下检查尽量多的肠腔黏膜。

4. NBI放大观察方法

与上消化道相比，结肠迂曲冗长，插入较困难；某些弯曲部位和皱襞口侧的黏膜难以暴露清楚；另外肠道蠕动、呼吸、心脏及大血管搏动以及粪汁、泡沫都会影响内镜与黏膜的相对稳定性，影响图像的采集和清晰度。为了保持病灶与镜面的相对平行和稳定，可以借助先端帽、闭合状态的活检钳、喷洒管或专用的无创器械轻轻顶住病灶靠近内镜侧面的正常黏膜，同时调节肠腔内空气量，使病灶表面与焦平面重叠，获得整个视野的清晰图像。

发现需要放大观察的病灶后，须遵循先远后近、先周边后中央的顺序逐步进行观察。先调节好放大的倍率，然后再逐渐接近病灶获得清晰的图像。另外目前CF-HQ290I/L内镜具有near focus功能，可一共一键式的40倍放大，操作简单易学，可以满足大多数情况下的应用，但在肿瘤浸润深度的判断上，还需要借助放大内镜的高倍放大功能（图7-1-1）。

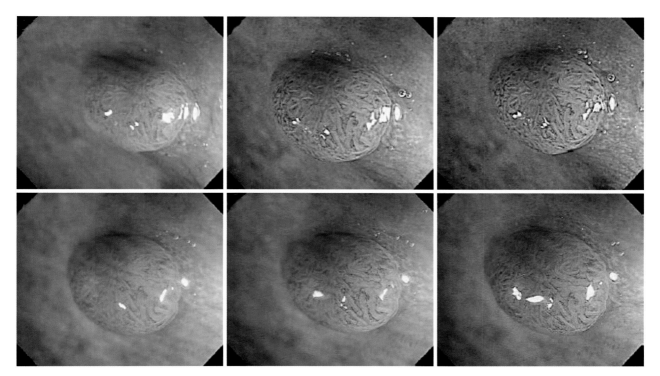

图7-1-1　同一处病灶在不同结构增强模式下的不同表现

7.2　结肠癌的肉眼型及分期

7.2.1　结肠癌的肉眼分型

结直肠癌的肉眼分型依据巴黎分型类似于胃和食管可分为0～5六种类型[1]，具体见表7-2-1。

其中0型（表浅型）主要见于早期癌，其分型和早期胃癌[2]相似。0-Ⅰ型（浅表隆起型）中又细分为0-Ⅰp、0-Ⅰsp、0-Ⅰs三个亚型，0-Ⅱ型（表面型）和胃早癌完全一致细分为0-Ⅱa、0-Ⅱb、0-Ⅱc三个亚型（图7-2-1），和早期胃癌不同的是

表7-2-1　结直肠癌的肉眼分型

0型：浅表型	Ⅰ型（浅表隆起型）	Ⅰp（有蒂）
		Ⅰsp（亚蒂）
		Ⅰs（无蒂）
	Ⅱ型（表面型）	Ⅱa（浅表隆起型）
		Ⅱb（表面平坦型）
		Ⅱc（浅表凹陷型）
1型：隆起型		
2型：局限溃疡型		
3型：溃疡浸润型		
4型：弥漫溃疡型		
5型：无法分类		

结直肠中不存在0-Ⅲ型早癌。如病变中有2种类型混合,可在两种类型中以"+"连接加以描述,如0-Ⅱa+Ⅱc,0-Ⅰs+Ⅱc等(图7-2-2)。

0型的病灶一般较小,肉眼型的判定需要在肠腔完全充气舒展后观察,是否有凹陷/隆起的判断很多时候需要借助靛胭脂染色。巴黎分类[3]中0-Ⅱa是指病变的高度小于闭合的活检钳(约2.5 mm),如果大于此高度则判定为0-Ⅰs型(图7-2-3)。

侧向发育型肿瘤(laterally spreading tumor, LST)是近几年比较热门的一个名词,它是由工藤[4]等在2008年提出的一类以侧向发育生长为主,深部浸润较少的病变的统称。由于其生长特性,大多适合内镜下治疗,因此对于其深度的判断就尤为重要。但LST并不是大体学(肉眼型)分类,因此在本节中不展开讨论。

7.2.2 结肠癌的分期

结肠癌的临床分期传统上采用的是Dukes分期,此外还有TNM分期,对于进展期结肠癌Dukes分期在临床上的指导意义较大,但早癌的诊疗在TNM分期中的T分期应用较多。

7.2.2.1 Dukes分期

Ⅰ期(Dukes A期)

A0期:癌局限于黏膜。

A1期:癌局限于黏膜下层。

A2期:癌侵及肠壁肌层未穿透浆膜。

Ⅱ期(Dukes B期)

病变侵及浆膜,或周围组织和器官,但尚可一并切除。

Ⅲ期(Dukes C期)

C1期:伴病灶附近淋巴转移。

C2期:伴供应血管和系膜切缘附近的淋巴结转移。

Ⅳ期(Dukes D期)

D1期:伴远处脏器转移。

D2期:伴远处淋巴转移(如锁骨上淋巴结转移等),或供应血管根部淋巴结广泛转移无法全部切除者。

D3期:伴腹膜广泛扩散,无法全部切除者。

D4期:病变已广泛浸润邻近器官无法切除者。

7.2.2.2 T分期

TX:原发肿瘤无法估计。

T0:临床未发现肿瘤。

Tis:原位癌。

T1:肿瘤侵及黏膜下。

T1a:肿瘤浸润≤sm1(距黏膜肌层1 000 μm)。

T1b:肿瘤浸润>sm1(距黏膜肌层14 000 μm),但≤sm3。

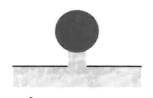

0-Ⅰp
Protruded, pedunclated

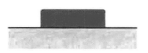

0-Ⅰs
Protruded, sessile

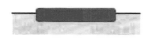

0-Ⅱa
Superficial, elevated

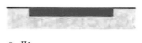

0-Ⅱb
Flat

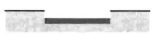

0-Ⅱc
Superficial shallow, depressed

图7-2-1 结肠早癌的肉眼分型

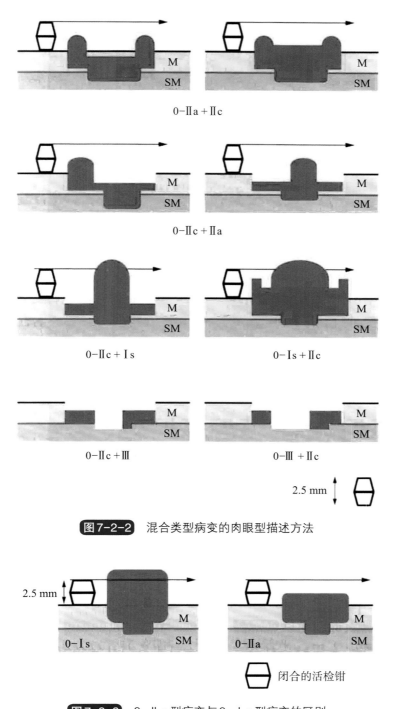

0-Ⅱa+Ⅱc

0-Ⅱc+Ⅱa

0-Ⅱc+Ⅰs   0-Ⅰs+Ⅱc

0-Ⅱc+Ⅲ   0-Ⅲ+Ⅱc

2.5 mm

图 7-2-2 混合类型病变的肉眼型描述方法

2.5 mm

0-Ⅰs   0-Ⅱa

闭合的活检钳

图 7-2-3 0-Ⅱa型病变与0-Ⅰs型病变的区别

T2: 肿瘤侵及肌层。

T3: 肿瘤穿透肌层至浆膜下或至无腹膜的结肠周围或直肠周围组织。

T4: 肿瘤穿透脏器或直接侵犯其他器官或结构。

与上消化道不同,结直肠肿瘤中由于sm1以上的肿瘤淋巴结转移风险较低,因此sm1浸润肿瘤仍为T1a,可以采用内镜下切除的方式达到治愈性切除的目的。

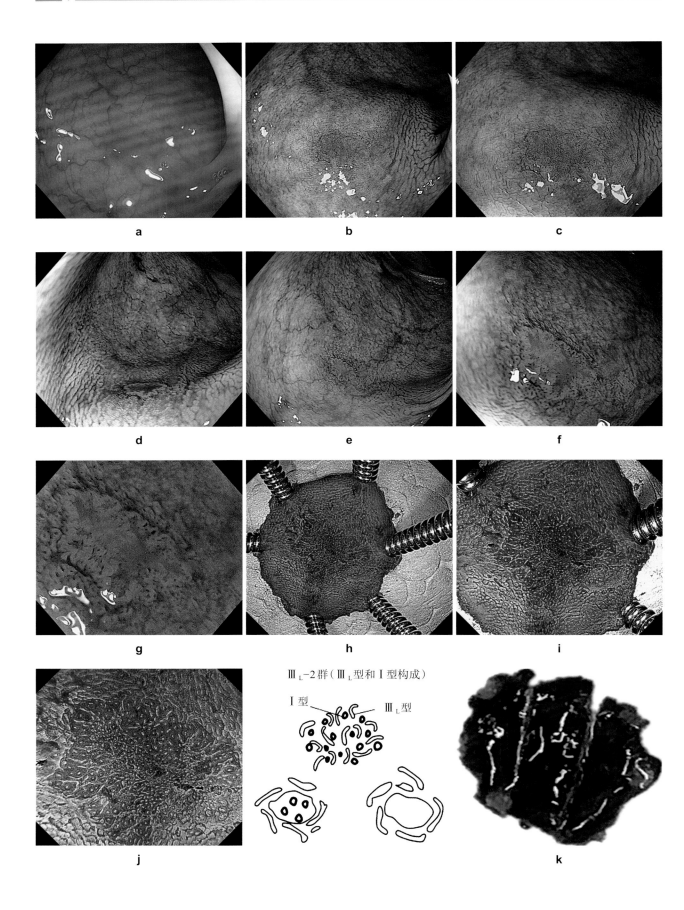

a

b

c

d

e

f

g

h

i

j

Ⅲ_L-2群（Ⅲ_L型和Ⅰ型构成）

Ⅰ型 Ⅲ_L型

k

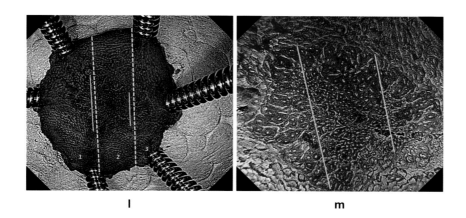

l　　　　　　　　　　　m

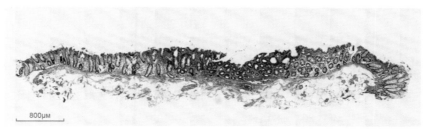

n

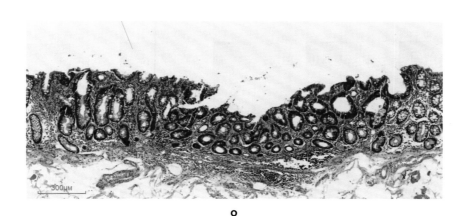

o

图7-2-4 降结肠Ⅱa+dep病变一例（重庆市中医医院唐昭荣提供）。a. 普通内镜白光：降结肠距肛门约38 cm处见一发红平坦病灶，血管纹理模糊，大小约4 mm；b. NBI非放大图：病灶呈褐色，NICE 2型；c. ME-NBI：Near focurs模式下JNET 2A型；d. 靛胭脂染色非放大：病变切线位观察，中央轻微凹陷、呈棘状不整，边缘轻微隆起；e. 靛胭脂染色非放大：正向观察，呈Ⅱa+dep；f. 靛胭脂染色＋放大：Near focus模式下边缘pit pattern呈小型ⅢL型，局部呈ⅢL-2群，中央pit显示不清晰；g. 靛胭脂染色＋放大：Near focus+电子放大1.8倍模式下边缘pit pattern呈小型ⅢL型，局部呈ⅢL-2群，中央局部pit仍显示不清；k. 标本取材图；l. 标本复原图；m. 标本放大复原图；n. 绿色线条所示范围为管状腺瘤，低级别瘤变；o. 图n红框的放大图，可见"双层楼"样结构，表层管状腺瘤，局部下层可见正常腺管结构。

病例小结：① 此病例比较平坦，凹凸感不明显，容易遗漏，要求肠道准备良好，白光发现病灶时需注意色泽的变化，血管纹理的中断消失；② 充分利用靛胭脂染色，凸显病灶的表面轮廓，调整角度观察病灶；③ 注意此类Ⅱa+dep与Ⅱc病灶（de novo）的鉴别。

参 考 文 献

［1］ 大腸癌研究会（編）. 大腸癌取扱い規約. 第8版. 金原出版, 2013.

［2］ 日本胃癌学会（編）. 胃癌取扱い規約. 第14版. 金原出版, 2010.

［3］ Participants in the Paris Workshop. The Paris endoscopic classification of superficial neoplastic lesions: esophagus, stomach and colon: November 30 to December 1, 2002. Gastrointest Endosc, 2003, 58: S3-43.

［4］ Kudo S, Lambert R, Allen JI et al. Nonpolypoid neoplastic lesions of the colorectal mucosa. Gastrointest Endosc, , 2008, 68(Suppl): S3-47.

（沈煜枫）

7.3　早期结肠癌质的性质诊断与深度诊断

2001年佐野（Sano）等人报道了NBI技术在胃肠道疾病诊断中的有效性[1]。此后对NBI在结直肠疾病中的应用前景展开了大量研究，方向主要集中在病灶发现率，肿瘤性、非肿瘤性病灶的鉴别，病灶组织病理学判断，肿瘤浸润深度，与其他内镜技术的对比，以及NBI技术对治疗策略的影响等方面。已有的研究结果证实了NBI技术在结肠镜检查中的有效性和易用性，因此了解和掌握NBI技术的重要性不言而喻。

7.3.1　结直肠黏膜在NBI下的表现

NBI技术采用窄带蓝绿色光代替宽带白色光观察病灶，结合影像增强技术获得不同于普通内镜检查的图像，因此可以观察到黏膜浅层增粗的毛细血管结构（capillary pattern）和特有的黏膜表面结构（surface pattern）。

1. 毛细血管结构

NBI光源中的蓝光处于血红蛋白的吸收波长范围，而且短波光穿透的组织深度较浅，因此在蓝光照射下容易观察到黏膜浅层的微血管。正常黏膜和增生性组织中的浅层微血管直径绝大多数小于12 µm，即使结合目前的放大内镜技术凭肉眼也很难观察到明显的毛细血管结构。但是腺瘤或腺癌组织的浅层微血管直径明显增粗，甚至可达

20～30 µm，NBI模式下就很容易观察到病灶表面的棕褐色毛细血管网结构。因此通过判断是否能观察到毛细血管网，所观察到的毛细血管的直径、均一性及其分布特点，可以获得更多的诊断信息。

2. 黏膜表面结构

NBI采用的蓝绿色光穿透性弱，更容易显示黏膜浅层的结构，结合影像增强技术可以清晰地表现黏膜的表面结构。NBI模式下棕色的毛细血管围绕在白色的小凹周围，形成特有的黏膜表面结构，即小凹样结构，白区或微表面结构，目前统称为表面结构（图7-3-1、7-3-2）。

7.3.2　基于窄带成像技术的国际结直肠内镜（NICE分型）

NICE分型是一种不需要放大内镜技术的NBI分类，即使使用普通内镜也可以采用该分型对病灶进行鉴别诊断。这个分型系统于2010年由佐野医院和广岛大学共同提出，并有望成为国际统一的NBI分型标准[2-4]。鉴于目前放大内镜在日本以外的地区并不普及，尤其是欧美国家及我国的基层医院并没有广泛开展放大内镜检查，这种分型的确立是十分有应用前景的。NICE分型根据病灶色泽，微血管结构和表面结构将病灶分为3类（表7-3-1）。1型是增生性息肉或SSP（sessile serrated polyp），2型是腺瘤或sm轻度浸润癌，3型提示sm高度浸润癌。相比于1型和3型的病变，2型中包含了较多的病理类型，因此还是有必要将2型用放大

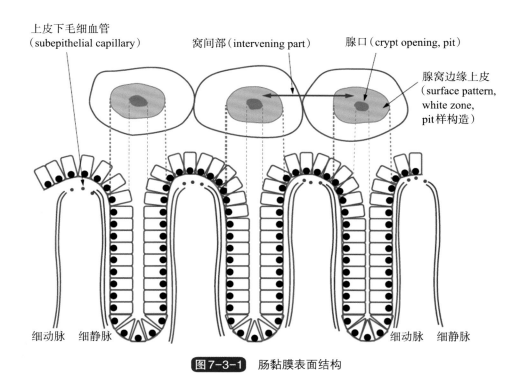

上皮下毛细血管（subepithelial capillary）　　窝间部（intervening part）　　腺口（crypt opening, pit）

腺窝边缘上皮（surface pattern, white zone, pit样构造）

细动脉　细静脉　　　　　　　　　　　　　　　　　　　　　　细动脉　细静脉

图7-3-1 肠黏膜表面结构

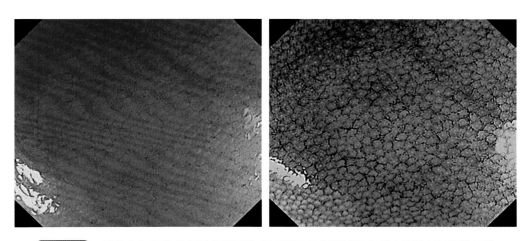

图7-3-2 正常大肠黏膜组织垂直断面和水平断面示意图以及白光内镜及NBI下的图像

内镜技术加以细分，近年来在这方面也有许多的临床研究[5,6]。

7.3.3　JNET分型

是由日本NBI专家团队为统一结直肠病变的放大NBI内镜分型于2001年开始研究，并于2014年达成共识（图7-3-3）。该团队结合之前几种分型（Sano分型，广岛分型，昭和分型，慈惠分型等），根据血管结构和表面结构，把结直肠病变在NBI放大内镜下的表现分为4种类型，即1型、2A型、2B型和3型[7]。该分型是目前被广泛接受并大量在临床中使用的NBI放大内镜对于结直肠病变的分型。1型血管结构不可见，表面结构为规则的黑色或白点，或与周围正常黏膜类似，组织病理对应增生性

表7-3-1　NICE分型

NICE分型*	1　型	2　型	3　型
色泽	无变化或比背景更亮	病灶相对背景偏棕色（需确认颜色变化是血管因素所致）	病灶相对背景呈深棕色，有时伴片状白色区域
血管结构	病灶表面缺乏血管或可能仅有孤立的丝状血管	增粗的棕色血管周围绕白色结构**	部分区域血管明显扭曲或缺失
表面结构	均匀一致的深色或白点，或没有明显的结构	棕色血管围绕卵圆形，管状或分枝状白色结构	结构扭曲或缺乏结构
对应可能的组织学诊断	增生性病变/SSP	腺瘤或黏膜浅层浸润的腺癌	深层浸润癌

*NICE分型可以使用放大内镜进行观察，也可以使用普通结肠镜直接在NBI模式下观察
**白色结构可能包括小凹及隐窝开口的上皮

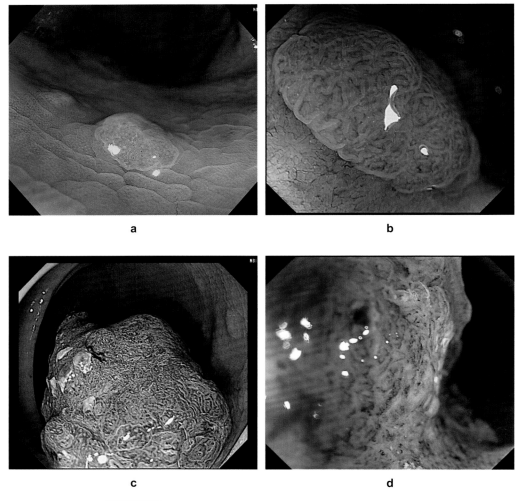

图7-3-3　JNET分型。a. 1型；b. 2A型；c. 2B型；d. 3型

息肉或无蒂锯齿状息肉。2A型血管结构粗细均匀，多层网格样、螺旋状，表面结构规整，呈管状、树枝状或乳头状，对应腺瘤或低级别上皮内瘤变。2B型血管结构粗细不均，分布不均，表面结构不规整或不明了，主要对应高级别上皮内瘤变或黏膜下层浅浸润癌。3型表面有稀疏的血管区域，可见增粗的血管中断现象，表面出现无构造区域，对应黏膜下深浸润癌。但是在实际应用和一些临床研究中，我们发现在JNET 2B的病灶中也含有一部分sm深浸润的癌，因此对于这一部分病灶追加结晶紫染色和/或EUS（endoscopic ultrasonography）检查是十分有必要的[8,9]。关于色素内镜下放大观察的pit pattern分型，我们在下一节早期结肠癌深度诊断中会详细介绍。JNET分型对于肿瘤及非肿瘤病变的鉴别，癌和腺瘤的鉴别，以及癌浸润深度（Tis+T1a vs T1b）的鉴别，在多项研究中被证实是安全和有效的[10-14]。

7.3.4 工藤分型（Pit pattern分型）

众所周知，工藤等提出的pit pattern分类[15,16]，是目前广泛被接受，并被大量研究证实其在结直肠肿瘤与非肿瘤、腺瘤与癌以及癌浸润深度的鉴别中是一种安全有效、基于腺管表面结构的放大色素内镜分类。其将相关开口分为Ⅰ～Ⅴ5种类型（图7-3-4），Ⅰ型pit pattern提示非肿瘤性黏膜，Ⅱ型pit pattern提示增生性息肉，或SSA/P（open-Ⅱ型pit），Ⅲ型pit pattern又可以细分为ⅢL型和Ⅲs型，ⅢL型pit pattern提示腺瘤及轻-中度异型性病变，Ⅲs型pit pattern提示管状腺瘤，Ⅳ型pit pattern提示管状绒毛状腺瘤及黏膜内癌，Ⅴ型pit pattern被细分为Ⅵ型和Ⅴn型，Ⅵ型pit pattern腺管呈高度不规则，提示重度异型腺瘤或SM浅浸润的癌，Ⅴn型pit pattern出现无结构区域，提示SM深部浸润的癌。

NBI技术出现后，NICE分型及JNET分型可以有效地鉴别肿瘤与非肿瘤病变以及腺瘤与癌，其1型、3型与Sano分型、广岛分型、昭和分型是完全一致的[17]。但是有研究表明，在JNET 2B的病变中，存在一部分SM深浸润的情况，因此需要追加色素内镜，使用pit pattern分型加以鉴别，同时在其他类型的病变诊断是确信度较低的情况也应追加色素放大内镜，必要时还需要借助EUS加以鉴别。岩馆（Iwatate）等[18]提出的结直肠病灶放大内镜诊疗流程如图7-3-5。

在色素放大内镜的观察中，靛胭脂染色可以满足大多数情况下的需要，但是对于Ⅴ型pit pattern亚分类的诊断，使用靛胭脂是无法满足诊断需求的，因此在靛胭脂染色后观察到不规则的pit pattern或NBI发现JNET 2B型的病灶时，需要使用结晶紫染色后行放大内镜观察（图7-3-5）。

但在进一步的研究中发现，在pit pattern Ⅵ型的病变中也存在一部分SM深浸润的情况，于是工藤等将Ⅵ型pit pattern进一步细分为Ⅵ轻度不规则pit pattern和Ⅵ高度不规则pit pattern。Ⅵ轻度不规则定义为腺管大小不同，排列紊乱，出现不规则的分支，在组织学上对应黏膜内癌或SM浅浸润癌；Ⅵ高度不规则定义为局部腺管破坏，边缘不规则，腺管轮廓模糊，腺管内部变细，腺管间组织染色不良，组织学上对应SM深浸润癌（图7-3-6至图7-3-9）。

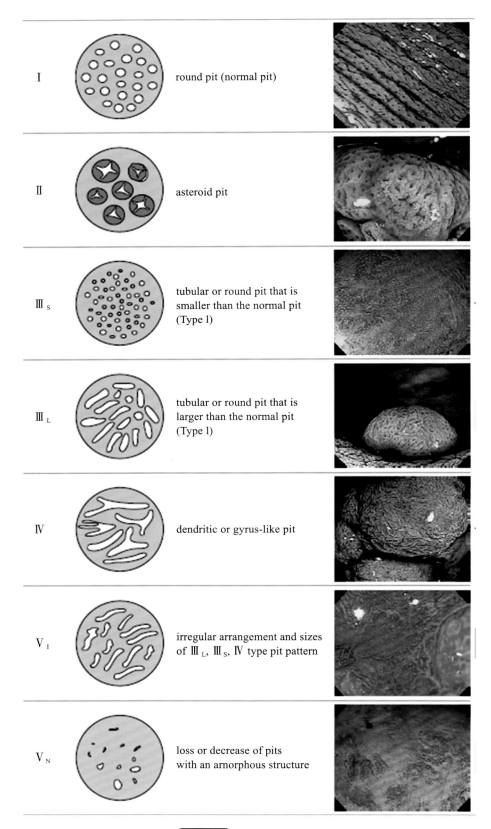

I　　round pit (normal pit)

II　　asteroid pit

III$_S$　　tubular or round pit that is smaller than the normal pit (Type 1)

III$_L$　　tubular or round pit that is larger than the normal pit (Type 1)

IV　　dendritic or gyrus-like pit

V$_I$　　irregular arrangement and sizes of III$_L$, III$_S$, IV type pit pattern

V$_N$　　loss or decrease of pits with an arnorphous structure

图7-3-4　pit pattern 分型

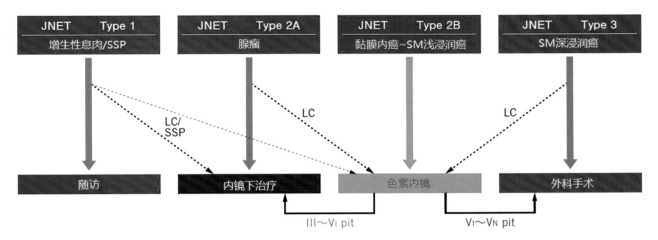

图7-3-5 结直肠病变放大内镜诊断及治疗策略

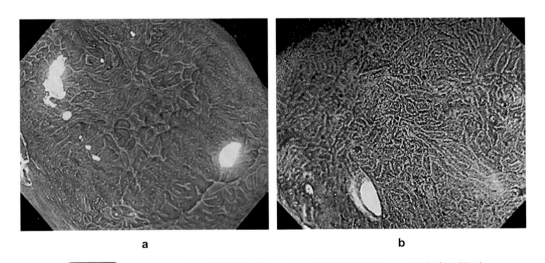

图7-3-6 pit pattern Ⅴi型的亚分类。a. Ⅴi型轻度不规整；b. Ⅴi高度不规则

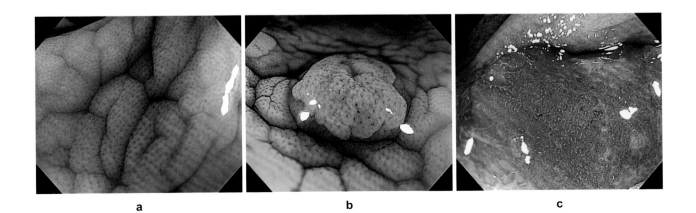

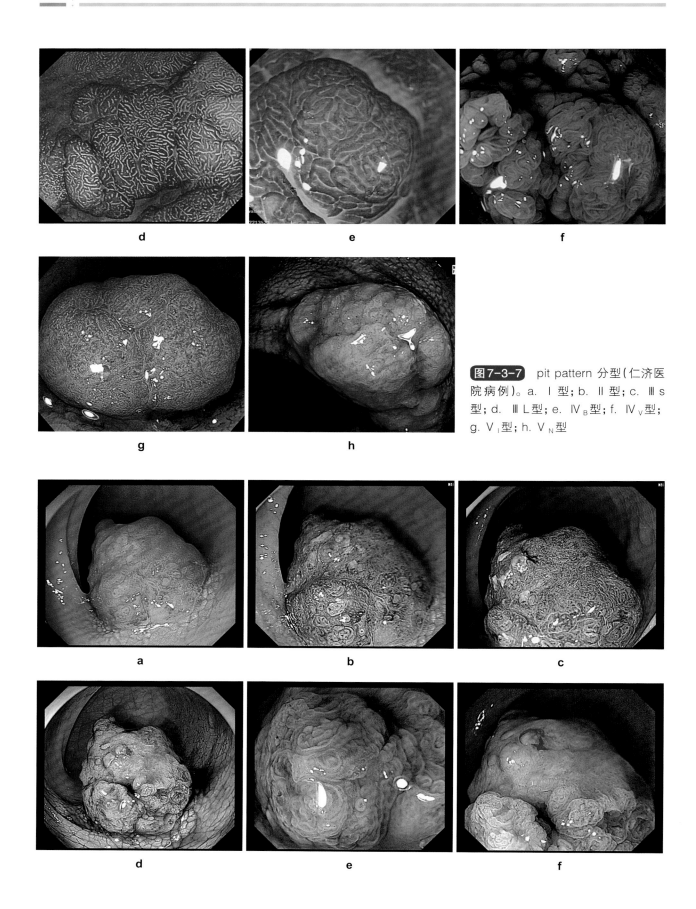

d

e

f

g

h

图 7-3-7 pit pattern 分型（仁济医院病例）。a. Ⅰ型；b. Ⅱ型；c. Ⅲs型；d. ⅢL型；e. Ⅳ$_B$型；f. Ⅳ$_V$型；g. Ⅴ$_I$型；h. Ⅴ$_N$型

a

b

c

d

e

f

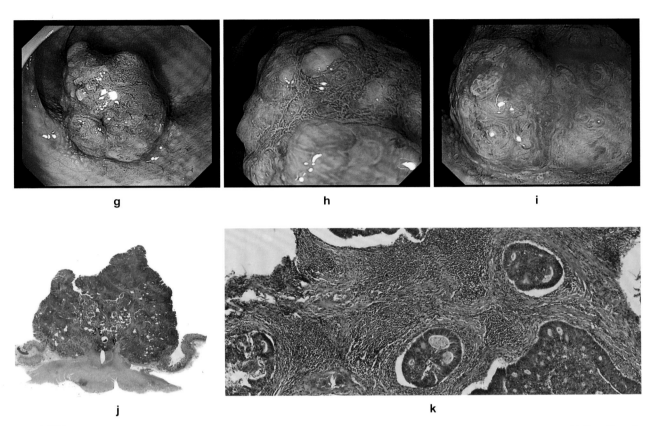

图7-3-8　乙状结肠病灶运用JNET分型及pit pattern分型进行性质深度判断。a. 白光：距肛门25 cm乙状结肠见一大小约1.5 cm×2.0 cm 0-Ⅰs+Ⅱc病灶，呈紧满感；b、c. ME-NBI：JNET分型呈2B型；d～i. 靛胭脂及结晶紫染色可见隆起部分下部pit pattern呈Ⅵ轻度不整，隆起部分上部pit pattern呈Ⅵ轻度及高度不整，考虑为sm深浸润癌，建议外科手术治疗；j、k. 行左半结肠根治术。病理："乙状结肠"腺癌Ⅱ—Ⅲ级（隆起型2 cm×1.5 cm×1.5 cm），侵至浅肌层，脉管内见癌栓，神经束未见侵犯。肿瘤平面肠壁淋巴结（5/5）见癌转移，"上下切缘"、网膜均阴性。

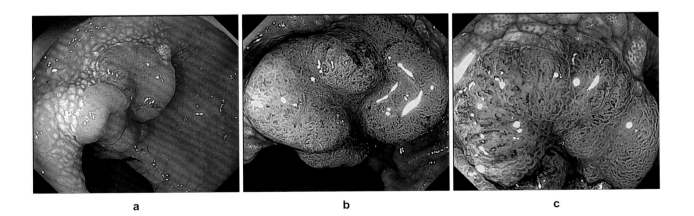

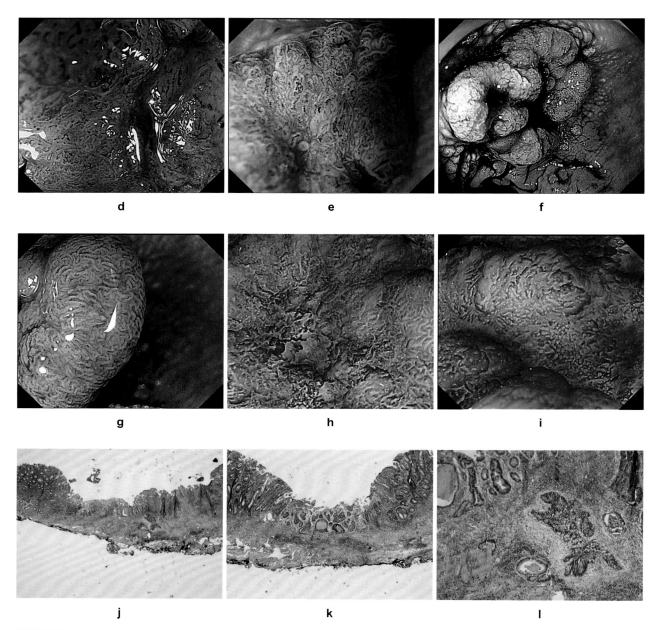

d

e

f

g

h

i

j

k

l

图7-3-9 直肠病灶运用JNET分型及pit pattern分型进行性质深度判断。a. 白光：直肠见一大小约1.0 cm×1.0 cm 0-Ⅱa+Ⅱc病灶；b～e. ME-NBI观察病灶周边可见鸡皮样改变，考虑脂质吸收不良沉积所致，微血管及微结构呈JNET2A-2B型；f～i. 靛胭脂及结晶紫染色可见病灶中央凹陷处pit pattern分型呈Ⅴi型，周边呈Ⅳb型及ⅢL型；j～l. "直肠" ESD术标本（1块，大小24 mm×20 mm）。病理：直肠管状腺瘤伴癌变，管状腺癌，浸润至黏膜下层（距离黏膜肌层约0.8 mm），脉管内无癌栓，出芽Ⅰ级，基底部干净（距离基底部约0.9 mm），黏膜下层见少量钙化的血吸虫虫卵沉着。免疫酶标检查结果：P53（+++），Ki67（40%），D2-40（+），CD34（+），SMA（+）。

（沈煜枫）

参 考 文 献

［ 1 ］ Sano Y, Kobayashi M, Hamamoto Y, et al. New diagnosis method based on color imaging using narrow band imaging(NBI) system for gastrointestinal tract. Gastrointest Endosc, 2001, 53: AB125.

［ 2 ］ Tanaka S. Sano Y. Aim to unify the narrow band imaging (NBI) magnifying classification for colorectal tumors: Current status in Japan from a summary of the consensus symposium in the 79th Annual Meeting of the Japan Gastroenterological Endoscopy Society. Dig Endosc, 2011, 23 Suppl 1: 131-139.

［ 3 ］ Hewett DG, Kaltenbach T, Sano Y, et al. Validation of a simple classification system for endoscopic diagnosis of small colorectal polyps using narrow band imaging. Gastroenterology, 2012, 143(3): 599-607 e1.

［ 4 ］ Hayashi, N, Tanaka S, Hewett DG, et al Endoscopic prediction of deep submucosal invasive carcinoma: validation of the narrow-band imaging international colorectal endoscopic(NICE) classification. Gastrointest Endosc, 2013, 78(4): 625-632.

［ 5 ］ Sano Y, Wada Y, Ikematsu H, et al. Multicenter trial to unify magnified NBI classification using Web test system. Intestine, 2013, 17: 223-231.

［ 6 ］ Sano Y, Tanaka S, Kudo S, et al. Narrow-band imaging (NBI) magnifying endoscopic classification of colorectal tumors proposed by the Japan NBI Expert Team. Dig Endosc, 2016, 28: 526-533.

［ 7 ］ Sano. Tanaka S, Kudo SE, et al. NBI magnifying endoscopic classification of colorectal tumors proposed by the Japan NBI Expert Team (JNET). Dig Endosc; 2016.

［ 8 ］ 佐野宁, 田中信治, 工藤进英, 他. The Japan NBI Expert Team（JNET）大肠扩大 Narrow Band Imaging（NBI）分类. Intestine（Japanese）, 2015, 19: 5-13.

［ 9 ］ Iwatate M, Sano Y, Tanaka S, et al. Validation study for development of the Japan NBI Expert Team classification of colorectal lesion. Dig Endosc, 2018, 30: 642-651.

［10］ 田颜夫估树, 井出大资, 千野晶子, 他. スクリーニング：発見（detection）から質的診断（characterization）NBIを中心に. 消内視鏡, 2017, 29: 2192-219.

［11］ 田中信治, 住元旭, 林奈那, 他. 大腸通常型腺腫, 腺癌の拡大内視鏡診断—深達度診断を中心に. 胃と腸, 2016, 51: 655-671.

［12］ 二上敏樹, 斎藤彰一, 田尻久雄, 他. Narrow Band Imaging(NBI)拡大観察を用いた大腸腫瘍性病変の異型度・深達度診断能の検討. Gastroenterol Endosc, 2009, 51: 10-19.

［13］ 今城真臣, 池松弘朗, 大瀬良省三, 他. 大腸通常型腺腫, 腺癌の拡大内視鏡診断鑑別診断. 胃と腸, 2016, 51: 647-653.

［14］ 和田祥城, 工藤進英, 三澤将史, 他. 拡大診断重視の立場から. 消内視鏡, 2013, 25: 1204-1212.

［15］ Tanaka S, Kaltenbach T, Chayama K, et al. High magnification Colonoscopy. Gastrointest Endosc, 2006, 64: 604-613.

［16］ 田中信治, 岡志郎. 大腸腫pir pattern分類田中信治（編）. 基本からわかる大腸疾患の精密内視鏡診断. 中山書店, 2003: 45-50.

［17］ Tanaka S, Sano Y. Aim to unify the narrow band imaging (NBI) magnifying classification for colon tumors: current status in Japan from a summary of the consensus symposium in the 79th annual meeting of the Japan Gastroenterological Endoscopy Society. Dig Endosc, 2011, 23: S131-139.

［18］ Hiyama S, Iijima H, Shinzaki S, et al. Narrow band imaging with magnifying endoscopy for Peyer's patches in patients with inflammatory bowel disease. Digestion, 2013, 87(4): 269-280.

［19］ Kanao H, Tanaka S, Oka S, et al. Clinical significance of type Vi pit pattern subclassification in determining the depth of invasion of colorectal neoplasms. World J Gastroenterol, 2008, 14: 211-217.

7.4　侧向发育型肿瘤的定义及分类

　　结肠侧向发育型肿瘤（laterally spreading tumor, LST）是指结肠以横向生长为特征，且直径大于10 mm的一类病变的统称，是由工藤等于1993年提出的概念[1]。该名称虽然在日本，欧美及我国被大量使用，但其并不是大体学分型的术语，在描述病变的肉眼型时，仍应使用巴黎分型（如0-Ⅱa或0-Ⅱa+Ⅰs等）来记录。

　　LST按其形态可分为颗粒型（LST granular type, LST-G）和非颗粒型（LST non-granular type, LST-NG），其中LST-G又可细分为颗粒均一型（homogeneous type, LST-GH），和结节混合型（nodular mixed type, LST-GM）；而LST-NG可细分为平坦隆起型（flat elevated type）和假凹陷型（pseudo-depressed type）。一般来说LST-GH对应的肉眼型为0-Ⅱa；LST-GM对应的肉眼型为0-Ⅱa，0-Ⅰs+Ⅱa或0-Ⅱa+Ⅰs；平坦隆起型对应的肉眼型为0-Ⅱa，假凹陷型对应的肉眼型为0-Ⅱa+Ⅱc或0-Ⅱc+Ⅱa（图7-4-1至图7-4-4）[1]。

　　LST近年来越来越受到内镜医师的重视，主要原因是由于其侧向生长的特性使得其即使在直径较大时也较少发生黏膜下深部浸润，因此大多可以在内镜下治疗。但是相对于LST-GH，LST-GM和LST-NG也会有不少发生深部浸润的情况，因此对于这2种病变应在内镜下治疗前予以充分的评估。对于LST-GM绝大多数深浸润发生在大结节处，而LST-NG的深浸润大多发生在凹陷部位，另外LST-NG在不存在黏膜下深浸润的情况下也容易发生黏膜下的纤维化，对后续内镜下治疗带来困难。因此对于上述区域应用放大内镜结合结晶紫染色着重观察评估后再选择合适的治疗方案[2]。

　　在临床实践中，LST-GM和LST-GH有时会难以区分，通常来说，当颗粒型病灶的颗粒均小于5 mm（2个关闭的活检钳大小）时，可以诊断为LST-GH，反之当出现大于5 mm的结节时，需要诊断为LST-GM。

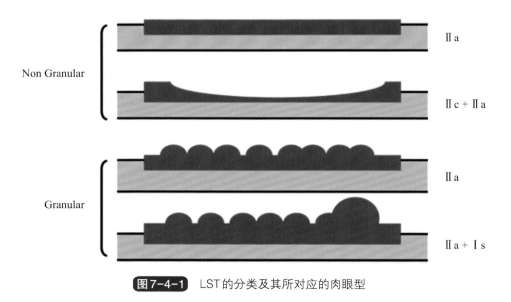

图7-4-1　LST的分类及其所对应的肉眼型

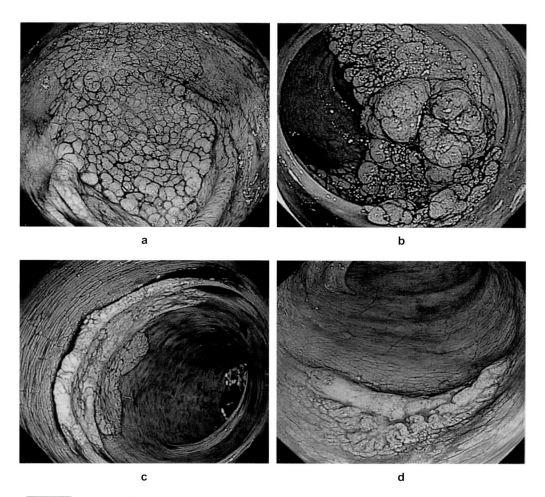

图7-4-2　LST各种亚分类的靛胭脂染色图像。a. LST-GH；b. LST-GM；c. LST-NG-F；d. LST-NG-PD

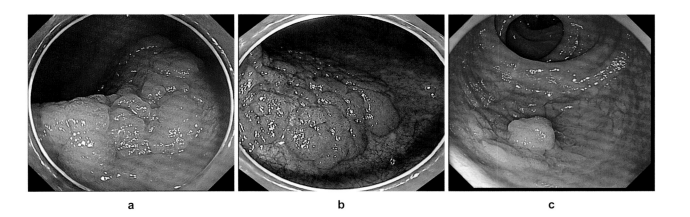

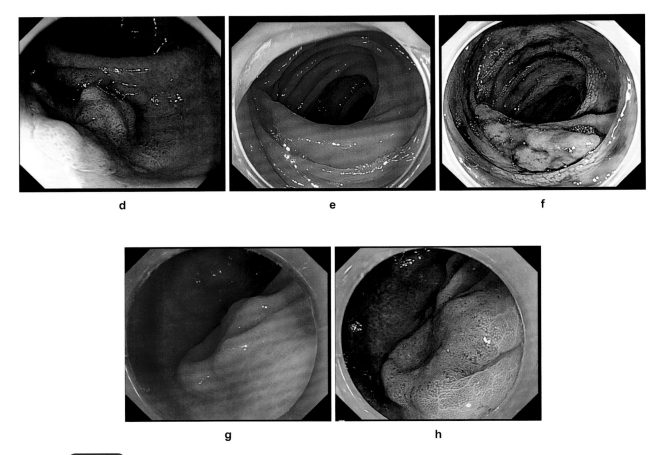

d　　　　　　　　　e　　　　　　　　　f

g　　　　　　　　　h

图7-4-3 LST各种亚分类。a、b. LST-G-H；c、d. LST-G-M；e、f. LST-NG-F；g、h. LST-NG-PD

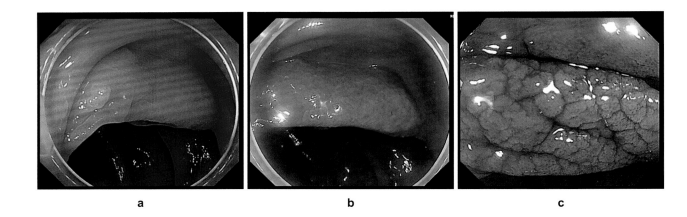

a　　　　　　　　　b　　　　　　　　　c

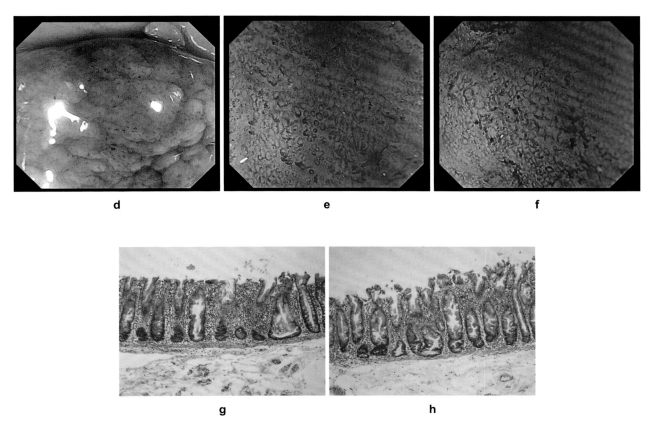

d　　　　　　　　e　　　　　　　　f

g　　　　　　　　h

图7-4-4 LST-NG平坦隆起型病灶。a～f. 升结肠见一LST-NG-F病变，大小约1.5 cm×2.0 cm，NBI下微血管及微结构呈JNET 1型；靛胭紫及结晶紫染色可见pit pattern分型以Ⅱ-O为主；g～h. 术后病理：无蒂锯齿状病变（SSA/P, SSL）。

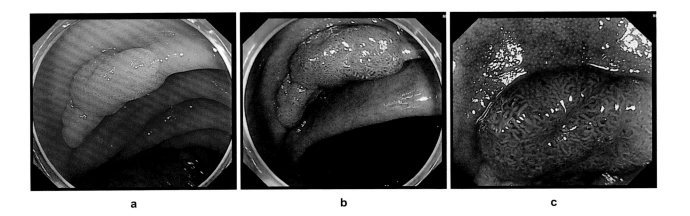

a　　　　　　　　b　　　　　　　　c

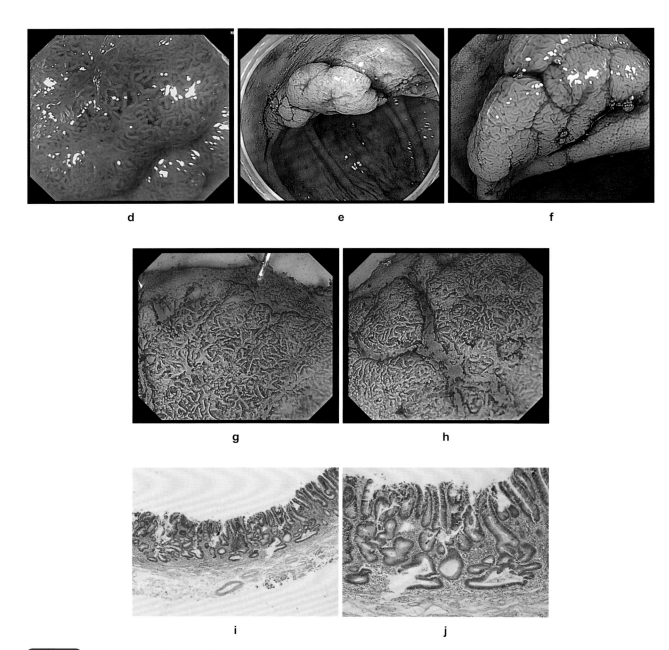

图7-4-5 LST-G颗粒均一型病灶。a～h. 回盲部见一LST-GH，大小约1.5 cm×1.5 cm，NBI下微血管及微结构呈JNET 2A，靛胭紫及结晶紫染色可见pit pattern分型以Ⅲ-L为主；i、j. 术后病理：管状腺瘤伴上皮轻-中度异型增生。

(沈煜枫)

参 考 文 献

[1] Kudo S. Lambert R, Allen JI, et al. Nonpolypoid neoplastic lesions of the colorectal mucosa. Gastrointest Endosc, 2008, 68: S3–47.

[2] Tanaka S, Kashida H, Sairo Y, et al. JGES guidelines for colorectal endoscopic submucosal dissection/endoscopic mucosal resection guidelines. Dig Endosc, 2015, 27(4): 417–434.

7.5 结肠癌的组织发生途径

通常来说结肠癌生长较为缓慢，早期大多无症状，直至肿瘤长到一定程度后才出现梗阻、疼痛、血便等症状。大多数结直肠肿瘤在生长过程中伴随有组织学、形态学及分子生物学（基因）上的改变[1]。本节将详述其不同阶段的组织学，形态学及基因上的改变。

绝大多数结肠癌由结肠息肉发展而来，这些息肉由肠黏膜来源的异常细胞聚合而成并凸向腔内[2]。这些细胞需要积累足够多的基因变化才能具备结肠癌的能力，入侵至肠壁内，最终扩张至淋巴结并形成远处转移[2]。幸运的是只有一小部分息肉具有恶变的潜质，而且即使发生恶变，其过程也需要数年至10～20年的时间[3]。

在所有的息肉中，传统腺瘤和无蒂锯齿状腺瘤/息肉（SSA/P）是大多数结肠癌的来源，但是其癌变的风险及过程却是不同的。一般来说大多数腺瘤都有管状的组织学结构，表现为较小的、圆形的、不典型的腺体结构，但是在发展过程中往往会有区域性的丝状结构，病理报告上表现为绒毛状或管状绒毛状腺瘤。当绒毛状结构超过25%时，息肉往往容易体积较大，有着更高的癌变倾向。与此相反，锯齿状病变往往是扁平的或是像地毯状生长的，有着锯齿状的腺管结构，锯齿状病变包括增生性息肉、无蒂锯齿状腺瘤，TSA和混合型息肉，其中后三者都和结肠癌的发生密切相关[4,5]。

腺瘤癌变的风险随着体积的增大而上升[4]。虽然即便在高级别腺瘤（≥1 cm且绒毛状成分≥25%或任意大小的腺瘤伴有重度异型增生）中也只有不到10%会最终进展为癌，但是60%～70%的腺瘤都是由腺瘤发展而来，剩下的25%～35%是由锯齿状病变发展而来[5-7]。其中右半结肠的息肉（往往是SSA/P）由于其表现为扁平或凹陷，同时很少有溃疡和出血的症状，因此难以被发现[4]。

当息肉内的细胞增生，息肉的体积增大，基因突变和表观遗传学的改变开始积聚，最后表现为细胞学和组织学上的异型性[1,8]。当细胞DNA受到的损伤越来越多，重度异型的表现开始出现，这意味着该病变极有可能发展为浸润性癌[1]。如果不通过内镜或手术去除，该病变会逐渐发展出浸润周边组织和穿透肠病的能力，在这个阶段，肿瘤开始产生新生血管，从而导致淋巴管和血管转移，导致肿瘤侵犯远处脏器[1,9]。因此早期发现并切除癌前病变是预防进展期结肠癌的重要手段。

组织学上从息肉到癌的过程其实是一系列基因学和表观遗传学改变的结果。DNA突变可以是获得性的，也可以是先天的，如MLH1、MSH2、PMS2和APC基因突变等。真正意义上的先天性基因突变是很少见的，只占结肠癌的不足5%。但是通过对这些先天性基因突变的研究，尤其是APC和DNA错配修复等，为我们了解从息肉到腺癌的基因逐步变化过程提供了一条捷径[9-11]。

从息肉到结肠癌的基因发生途径主要有2种，腺瘤-腺癌途径和锯齿状旁路途径，这也分别是腺瘤和锯齿状病变发生癌变的途径[12]。腺瘤-腺癌途径以染色体不稳定和瀑布式基因突变为特点，占到结肠癌发生的65%～70%。一般首先发生变异的基因是APC，其会影响细胞分裂时染色体分离。最后发生变异的是癌基因KRAS，其会影响细胞生长，分化等。最后这些突变会导致p53失去功能，p53负责控制细胞凋亡和DNA转录，从而影响一系列的细胞功能，最终导致癌的发生[13]。

而在锯齿状旁路途径中，首先发生突变的是BRAF基因，从而导致生长信号改变以及失去凋亡功能[15,12,14,15]。锯齿状病变癌变途径中KRAS也会发生突变，但是其较腺瘤-腺癌途径发生率小的多[12,14]。另一个在锯齿状旁路途径中常见的表观遗传学改变是基因启动子异常超甲基化。启动子超甲基化会阻止基因的转录和表达。这一现象会影响许多基因的表达,尤其是许多常规的生长促进基因[14]。和CpG岛甲基化相关的一系列异常甲基化基因包括BMP3和NDRG4[16,17]。

另一个导致结肠癌基因多样性的机制是微卫星不稳定(mircosatellite instability, MSI),其是由于基因修复错误造成的。MSI可导致短非编码区(微卫星)重复DNA序列的不均匀复制,并增加对额外基因突变的易感[5,12,14,18,19]。

以上2种结肠癌发生途径都需要经过息肉阶段,其发生过程较长,可以通过结肠镜筛查并摘除所有发现的息肉的方式预防。但还有一种少见的结肠癌发生途径,其不经过息肉阶段,称之为de novo途径,由于其发展过程较短,且发生初期就是结肠癌,故难以预防。其生长过程中易发生病变中央凹陷,从而形成NPG形态,易发生早期黏膜下浸润及淋巴转移。

(沈煜枫)

参 考 文 献

[1] Frank SA. Dynamics of Cancer: Incidence, Inheritance, and Evolution. Princeton (NJ): Princeton University Press; 2007. Chapter 3, Multistage Progression. Available from: http: //www. ncbi. nlm. nih. gov/books/NBK1562/. Accessed June 15, 2016.

[2] American Cancer Society. Colorectal Cancer Facts & Figures 2011−2013. Atlanta, GA: American Cancer Society; 2011.

[3] Stracci F, Zorzi M, Grazzini G. Colorectal cancer screening: tests, strategies, and perspectives. Front Public Health. 2014; 2: 210.

[4] Conteduca V, Sansonno D, Russi S, Dammacco F. Precancerous colorectal lesions (review). Int J Oncol, 2013, 43(4): 973−984.

[5] Yamane L, Scapulatempo-Neto C, Reis RM, et al. Serrated pathway in colorectal carcinogenesis. World J Gastroenterol, 2014, 20(10): 2634−2640.

[6] East JE, Vieth M, Rex DK. Serrated lesions in colorectal cancer screening: detection, resection, pathology and surveillance. Gut, 2015, 64(6): 991−1000.

[7] Snover DC. Update on the serrated pathway to colorectal carcinoma. Hum Pathol, 2011, 42(1): 1−10.

[8] Lochhead P, Chan AT, Giovannucci E, et al. Progress and opportunities in molecular pathological epidemiology of colorectal premalignant lesions. Am J Gastroenterol, 2014, 109(8): 1205−1214.

[9] Nagy JA, Chang SH, Dvorak AM, Dvorak HF. Why are tumour blood vessels abnormal and why is it important to know? Br J Cancer, 2009, 100(6): 865−869.

[10] Heinen CD, Schmutte C, Fishel R. DNA repair and tumorigenesis: lessons from hereditary cancer syndromes. Cancer Biol Ther, 2002, 1(5): 477−485.

[11] Kinzler KW, Vogelstein B. Lessons from hereditary colorectal cancer. Cell, 1996, 87(2): 159−170.

[12] Bateman AC. Pathology of serrated colorectal lesions. J Clin Pathol, 2014, 67(10): 865−874.

[13] Pino MS, Chung DC. The chromosomal instability pathway in colon cancer. Gastroenterology, 2010, 138(6): 2059−2072.

[14] Kang GH. Four molecular subtypes of colorectal cancer and their precursor lesions. Arch Pathol Lab Med, 2011, 135(6): 698−703.

[15] Kambara T, Simms LA, Whitehall VL, et al. BRAF mutation is associated with DNA methylation in serrated polyps and cancers of the colorectum. Gut, 2004, 53(8): 1137−1144.

[16] Loh K, Chia JA, Greco S, et al. Bone morphogenic protein 3 inactivation is an early and frequent event in colorectal cancer development. Genes Chromosomes Cancer, 2008, 47(6): 449−460.

[17] Melotte V, Lentjes MH, van den Bosch SM, et al. N-Myc downstream-regulated gene 4 (NDRG4): a candidate tumor suppressor gene and potential biomarker for colorectal cancer. J Natl Cancer Inst, 2009, 101(13): 916−927.

[18] Boland CR, Goel A. Microsatellite instability in colorectal cancer. Gastroenterology, 2010, 138(6): 2073. e3−2087. e3.

[19] O'Brien MJ, Yang S, Mack C, et al. Comparison of microsatellite instability, CpG island methylation phenotype, BRAF and KRAS status in serrated polyps and traditional adenomas indicates separate pathways to distinct colorectal carcinoma end points. Am J Surg Pathol, 2006, 30(12): 1491−1501.

7.6 结肠锯齿状病变

近年来,欧美国家针对大肠锯齿状病变的癌变途径做了许多研究,认为锯齿状旁路途径(serrated pathway),是其发生癌变的主要途径[1-4]。由此大肠锯齿状病变在我国也受到广大学者的关注。2010年的WHO分型[5]中,大肠锯齿状病变包括增生性息肉(hyperplastic polyp, HP)、SSA/P(sessile serrated adenoma/polyp)以及传统锯齿状腺瘤(traditional serrated adenoma, TSA)。其中SSA/P伴有异型增生时,由于其高概率出现BRAF变异,CIMP(CpG island methylator phenotype)阳性以及孤立性微卫星不稳定(microsatellite instability, MSI),因此被认为极易发展为大肠癌,因此在内镜下发现并鉴别SSA/P就显得尤为重要。但是无论是JNET分型还是pit pattern分型都难以将SSA/P和增生性息肉区分开。本节重点对于SSA/P的特点和放大内镜下的表现加以描述,有助于各位读者在日常工作中加强SSA/P的检出和鉴别。

雷克斯(Rex)及萨诺(Sano)等[5,6]对SSA/P的研究表明,SSA/P的发病率在0.6%～5%,绝大多数SSA/P都位于右半结肠,其占左半结肠息肉的0.2%～0.9%,占右半结肠息肉的4.3%～10.9%,且99%以上内镜发现的SSA/P直径均大于5 mm,且大部分(70%)直径大于10 mm。因此临床上SSA/P并不少见,尤其是发现近端结肠较大的病灶时,一定要警惕SSA/P的可能。此外,SSA/P在放大NBI及色素内镜下也有一定特征性的表现,哈泽温克尔(Hazewinkel)等[7]总结SSA/P的NBI特征为云雾状表面、边界不清晰、形状不规则和隐窝内黑点,OR值分别为4.91、2.38、3.17和2.05。根据该特征诊断SSA/P的敏感性、特异性和准确性分别为89%、96%和93%。

山科(Yamashina)[8]等认为放大NBI观察SSA/P时表面可以观察到“扩大的隐窝开口”(expanded crypt openings, ECOs)和“增粗并分支的血管”(thick and branched vessels, TBVs)。诊断为NICE1型的病灶中,通过ECOs诊断SSA/P的敏感性、特异性和准确性分别为84.3%、81.%和82.4%;通过TBVs诊断SSA/P的敏感性、特异性和准确性分别为45.1%、68.9%和59.2%;两者结合敏感性达到98%,特异性为59.5%。

山田(Yamada)[9]等总结了5个SSA/P的NBI放大内镜特征,包括扩张和分支血管(dilated and branching vessels, DBVs)、不规则黑点(irregular dark spots, iDSs)、规则网状结构、紊乱的网状结构和致密结构,其中DBV在SSA/Ps中的OR值相比增生性息肉达到2.3倍(敏感性、特异性和准确性分别为56%、75%和65%)。结合病灶的分布范围和大小,综合DBVs、近端结肠(盲肠至横结肠)和病灶≥10 mm三者诊断SSA/P的阳性预测值达到92%,但是敏感性非常差,仅46%,特异性为97%,准确性为72%。

伊斯佩特(Jspeert)[10]等提出WASP(workgroup serrated polyps & polyposis)分类方法,首先运用NICE分型将结肠息肉分为1型和2型,然后将各型中具有哈泽温克尔4项特征的息肉判断为SSA/P,余下的息肉分别诊断为增生性息肉和腺瘤。研究表明准确性最高可达84%,高度确信为腺瘤和SSA/P的阴性预测值总计可达91%。

无论是TBVS还是DBVs,ECOs还是iDSs模式下对SSA/P的诊断仍然是公认的难点。由于SSA/P大多为平坦病灶,大多位于皱襞较深的近端结肠,容易发生漏诊。目前而言,增加SSA/P的发现率或许比提高内镜下的实时鉴别诊断能力更值得关注(图7-6-1至图7-6-4)。

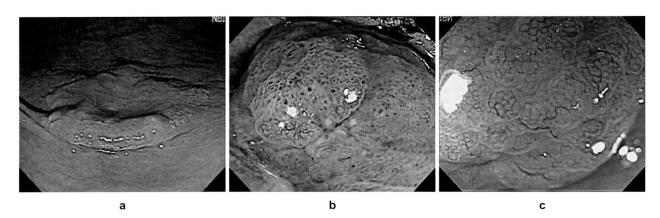

图7-6-1 SSA/P在放大NBI及色素内镜下的特征性表现。a. 云雾状外观；b. 扩大的隐窝开口或不规则黑点；c. 增粗分支的血管或扩张分支的血管

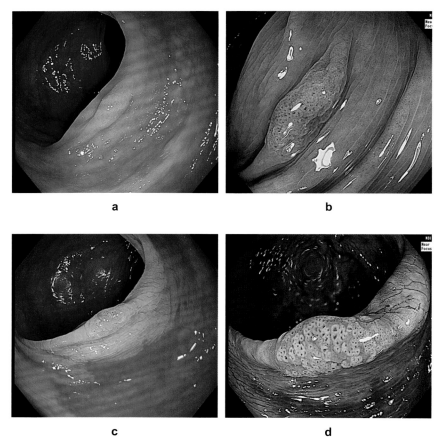

图7-6-2 SSA/P白光与染色后特点。a. 横结肠普通白光内镜图：横结肠近肝区见一处0-Ⅱa型病变，表面发白，与周围分界不清；b. 病变弱放大NBI全景图：病变边界清晰可见，呈浅棕色调，可见少量开大的腺管开口；c. 病变醋酸染色白光图：染色后周围黏膜发白，病变边界清晰；d. 醋酸染色+NBI near focus图：病变可见大量开大的Ⅱ型腺管开口（Ⅱ-o），与周围正常黏膜分界清晰

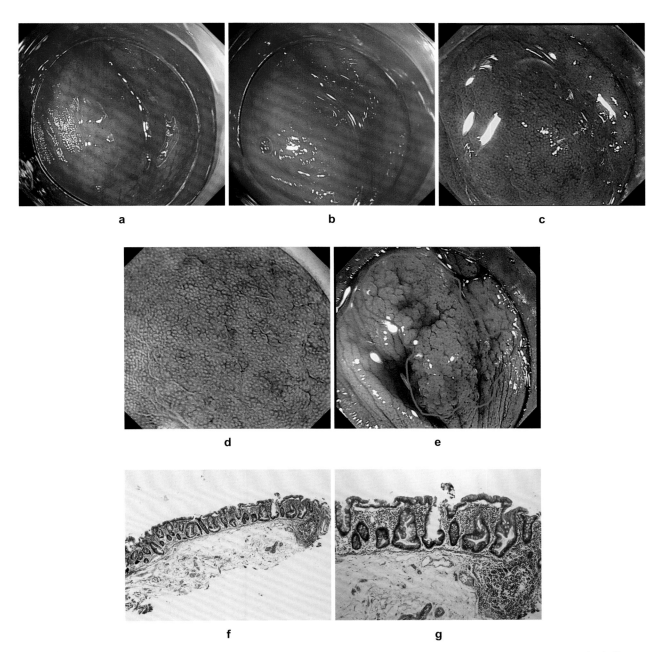

图7-6-3 升结肠SSA/P。a. 升结肠普通内镜白光图：升结肠可见一处黏液附着；b. 图a黏液冲洗后：局部隐约可见 0-Ⅱa型病变，边界不清，表面发红，深部血管不可见，大小约12 mm；c. 升结肠NBI非放大全景：病变范围隐约可见，中央可见散在扩张的树枝样血管（TBV）；d. 水下NBI放大图：病变边界欠清晰，色调与周围相似，可见大量TBV，pit pattern呈Ⅱ型，JNET 1型；e. 病变靛胭脂染色非放大图：病变边界清晰可见，中央可见少许开大的Ⅱ型腺管开口（Ⅱ-o）；f、g. 切除标本H-E染色病理图：隐窝扩张，基底部呈锯齿状，局部呈"L型、倒T"样结构，符合SSA/P的组织学表现。

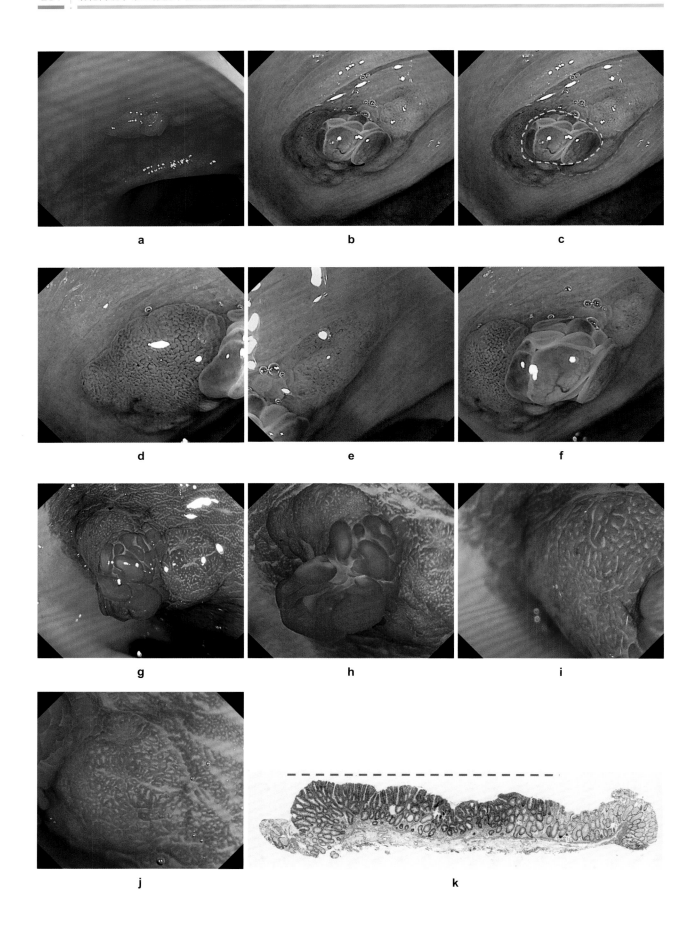

a

b

c

d

e

f

g

h

i

j

k

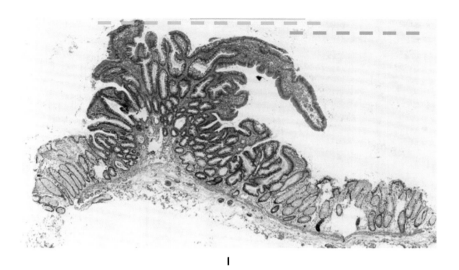

图7-6-4 管状腺瘤合并TSA（南方医科大学南方医院陈振煜提供）。a. 白光内镜：乙状结肠可见1处0-Ⅱa+Ⅰs型病变，大小约15 mm×12 mm，Ⅰs区域位于病变中央，呈粗大分叶状结构；b. NBI非放大全景：病变边界清晰可见，Ⅰs区域两侧为Ⅱa结构；c. 图b分区示意图：黄线部分为Ⅰs型，呈棕色调改变，可见粗大分支血管；蓝线为Ⅱa型，呈浅棕色改变；绿线区域为Ⅱa型，与周围色调相似；d. 图c蓝线区域NBI放大图：微血管呈网格样，网格里可见ⅢL型腺管开口，sano分型为Ⅱ型，JNET分型为2A型；e. 图c绿线区域NBI放大图：微血管局部隐约可见，与蓝色框区域比，显露不明显，sano分型为Ⅰ型，JNET分型为1型；f. 图c黄线区域NBI放大图：分叶状结构，透见粗大的墨绿色分支血管，分叶结构相互层叠，整体形态呈现松塔样外观；g. 结晶紫染色白光非放大图；h. 图c黄线区域结晶紫放大图：叶片状结构边缘有毛刺感，呈现微锯齿样表现，考虑为Ⅳ-H型的pit；i. 图c蓝线区域结晶紫放大图：腺管开口呈短线条状形态，少部分拉长呈分支状，考虑ⅢL型pit pattern为主，少量Ⅳ型pit pattern；j. 图c绿线区域结晶紫放大图：腺管开口主要呈星芒状，考虑为Ⅱ型pit pattern；k. 图c蓝线区域对应H-E染色病理图：蓝线部分为管状腺瘤，腺瘤上皮累及腺管全层；l. 图c黄线+绿线区域对应H-E染色病理图：黄线部分对应图c黄线区域，组织学表现符合传统锯齿状腺瘤TSA，深部可见管状腺瘤的成分，绿线部分对应图c绿线区域，组织学表现符合杯状细胞型增生性息肉的表现

结肠肝曲病变一例（四川省人民医院胡晓提供）

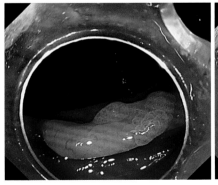

图a：结肠肝区病变白光图

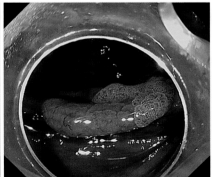

图b：结肠肝区病变NBI图

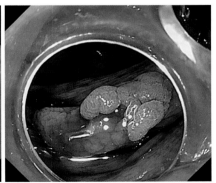

图c：结肠肝区病变靛胭脂染色图

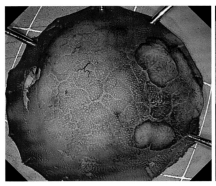

图d：ESD术后标本结晶紫染色图

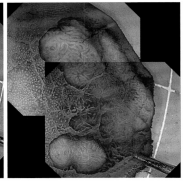

图e：病变隆起区域术后标本结晶
紫染色图

Q1：该病灶隆起区域的PIT分型主要为：

A．Ⅰ型

B．Ⅱ型

C．Ⅲs型

D．ⅢL型

E．Ⅳ型

F．Ⅴ型

（E）

Q2：该病灶平坦区域的PIT分型主要为：

A．Ⅰ型

B．Ⅱ型

C．Ⅲs型

D．ⅢL型

E．Ⅳ型

F．Ⅴ型

（B）

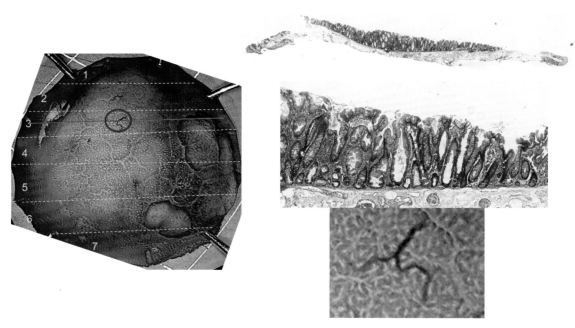

图f：可见扩张的隐窝，腺体延伸至黏膜肌层，部分管腔呈全层锯齿化，底部能看到杯状细胞和黏液细胞的分化，固有层的浅层能看到大管径的微血管切面对应红色圈内的分支样血管

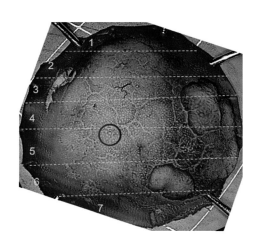

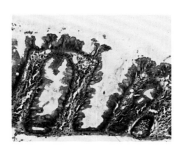

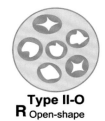

图 g：紫色圈内可见扩张的 II 型 Pit，可见隐窝开口明显扩张

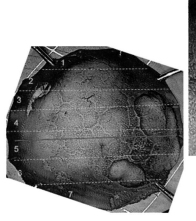

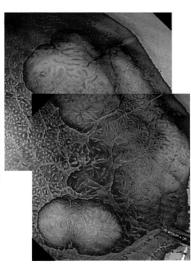

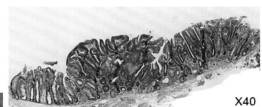

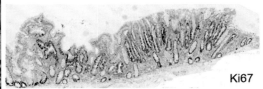

图 h

图 h ～ i：隆起区域表面上皮呈分枝状结构，细胞胞质丰富呈嗜酸性，核呈纤细杆状，可见平台现象及少量裂隙样结构，Ki67 表达也印证了表层区域的上皮细胞增殖活性不高，考虑该区域为平坦型 TSA

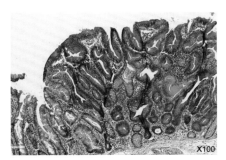

图 i

综上，考虑该病变为 SSL 合并平坦型 TSA。

（沈煜枫）

参 考 文 献

［1］Hawkins NJ, Bariol C, Ward RL. The serrated neoplasia pathway. Pathology, 2002, 34: 548-555.

［2］Kambara T, Simms LA, Whitehall VL, et al. BRAF mutation is associated with DNA methylation in serrated polyps and cancers of the colorectum. Gut, 2004, 53: 1137-1144.

［3］Shen L, Toyota M, Kondo Y, et al. Integrated genetic and epigenetic analysis identifies three different subclasses of colon cancer. Proc Natl Acad Sci USA, 2007, 104: 18654-18659.

［4］Jass JR. Classification of colorectal cancer based on correlation of clinical, morphological and molecular features. Histopathology, 2007, 50: 113-130.

［5］Prasanna P, Jingmei L, DK Rex, et al. Prevalence of sessile serrated adenoma/polyp in hyperplastic-appearing diminutive rectosigmoid polyps. Gastrointest Endosc, 2017, 85: 622-627.

［6］Sano W, Sano Y, Iwatate M, et al. Prospective evaluation of the proportion of sessile serrated adenoma/polyps in endoscopically diagnosed colorectal polyps with hyperplastic features. Endosc Int Open, 2015, 3(4): E354-E358.

［7］Hazewinkel Y, Lopezceron M, East JE, et al. Endoscopic features of serrated adenomas: validation by international experts using high-resolution white-light endoscopy and narrow-b imaging. Gastrointest Endosc, 2013, 77(6): 916-924.

［8］Yamashina T, Takeuchi Y, Uedo N, et al. Diagnostic features of sessile serrated adenoma/polyps on magnifying narrow band imaging: a prospective study of diagnostic accuracy. J Gastroenterol Hepatol, 2015, 30(1): 117-123.

［9］Yamada M, Sakamoto T, Otake Y, et al. Investigating endoscopic features of sessile serrated adenomas/polyps by using narrow-band imaging with optical magnification. Gastrointest Endosc, 2015, 82(1): 108-117.

［10］Ijspeert JE, Bastiaansen BA, van Leerdan ME, et al. Development and validation of the WASP classification system for optical diagnosis of adenomas hyperplastic polyps and sessile serrated adenomas/polyps. Gut, 2016, 65(6): 963-970.

7.7 De novo癌的诊断与特征

7.7.1 发展背景

术语"de novo"结直肠癌的提出可以追溯到20世纪50年代前后[1]，在腺瘤癌变途径被广泛接受之前。它定义了一种癌变途径，不经过腺瘤等前驱病变，由正常黏膜直接癌变。这一观点主要基于当时发现的大多数结肠癌是已经引起肠梗阻或出血的大肿块，在病灶周围很少有腺瘤残留[2]。随着结肠镜检查的发展，越来越小的癌和大量的腺瘤可用于病理学研究，腺瘤癌变途径的观点逐步确立并成为主导地位[3]。

1977年由日本医师Kariya[4]等报道了第一例大肠0-Ⅱc病变，80年代又在日本陆续报道了一些非常小的结直肠癌[5-7]，其中许多直径小于1 cm，由于周围没有腺瘤成分，因此命名为de novo癌。1993年工藤(Kudo)[8]总结了一系列扁平及凹陷型大肠肿瘤，并进行了内镜分型。但当时0-Ⅱc型大肠癌仍被认为是日本特有的病变。1996年工藤获邀在法国举办的欧洲消化内镜学会上进行演示，并发现了一例凹陷型早期大肠癌，引起了很大的反响，由此推动了在西方国家开展的一系列研究：1998—2001年，在英国、美国等国家由日本内镜专家参与或使用日本内镜设备、方法陆续发现了凹陷型早期大肠癌，证实了这类病变在英语国家的存在[9-11]。

但de novo癌仍然存在很多争议，没有一个普遍接受的定义，其基本特征是癌周围没有任何组织学上可识别的腺瘤成分。如果仅以此作为诊断依据，超过80%的大肠癌会被诊断为de novo癌[5,7]。但事实并非如此，通过结肠镜筛查并切除腺瘤的方法可明显地减少大肠癌的发生，说明de novo癌真正占的比例不高。此外，还存在病理诊断标准的问题[12]，日本和西方病理诊断存在较大差异，在日本基于细胞核和结构异型来诊断大肠癌，其中有些病例在西方病理学家看来甚至会诊断为非浸润性病变伴低级别异型增生；而癌与腺瘤的鉴别，即便是日本国内也没有完全统一。最后，从显微镜上看的癌，已经发展到形态学上可以识别的大小，观察从发病开始的经过是不可能的[13]。因此，即使整个病变仅由癌症构成，也不能排除腺瘤成分因癌症进展而破坏、消失的情况[14-15]（图7-7-1）。所以西方学者[16]提出了另外的de novo癌定义：① 表现为平坦的隆起，伴或不伴中央凹陷；② 在直径达到1 cm之前发生侵袭性生长；③ 没有任何腺瘤成分。穆勒（Mueller）等[17]观点类似，将de novo癌限定在≤1 cm大小，认为在这样小的癌中发生腺瘤成分被破坏、完全消失的可能性要小得多。代市味冈（Yoichi Ajioka）[13]则认为，严格意义上来说，现实中从病理形态学上是不能诊断de novo癌的，应谨慎使用"de novo癌"术语，可以用"de novo型癌"

代替。

7.7.2 内镜诊断

作为de novo癌代表的凹陷型早期大肠癌，即便直径很小，与其他肉眼形态相比却有较高的sm浸润癌概率[18]，这表明凹陷型肿瘤发育非常快。工藤[19-20]从推测的早期大肠癌生长发育模式（图7-7-2）的角度出发，将与周围相比具有明显高低差、并伴有凹陷面的肿瘤群称为凹陷型（图7-7-3）[21]：Ⅱc、Ⅱc+Ⅱa是低于或几乎等同于周围正常黏膜的绝对凹陷，后者的凹陷周围有反应性隆起；Ⅱa+Ⅱc、Ⅰs+Ⅱc是凹陷面高于周围正常黏膜的相对凹陷，两者之间的区别在于凹陷内有没有隆起。

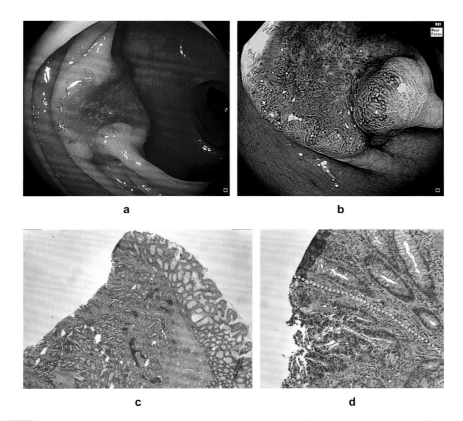

a

b

c

d

图7-7-1 （上海中医药大学附属曙光医院张训兵提供）无腺瘤成分的进展期大肠癌。a. 位于乙状结肠的溃疡性病变，伴有皱襞牵拉；b. NBI+near focus：凹陷处呈JNET 3型，边缘处JNET 1型，可见扩张的血管；c、d. 外科术后病理：中分化管状腺癌，大小18 mm，浸润至固有肌层，脉管内可见癌栓，4枚淋巴结转移；无腺瘤成分。

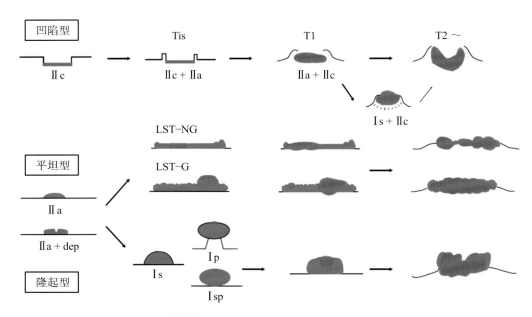

图7-7-2 早期大肠癌的生长发育模式

(资料来源:工藤进英.大肠内镜治疗.孟尼丽(译).沈阳:辽宁科学技术出版社,2007:9.工藤进英.大肠 pit pattern诊断图谱.张慧晶(译).沈阳:辽宁科学技术出版社,2014:5.)

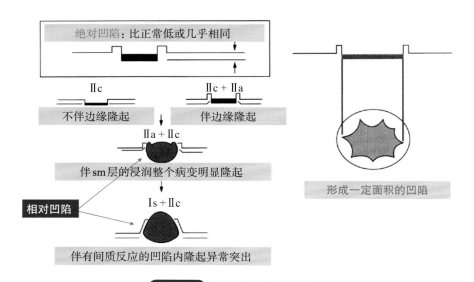

图7-7-3 凹陷型大肠肿瘤定义

(资料来源:工藤進英,原栄志.平坦·陥凹型大腸癌の歴史と臨床:形態学的特徴を含めて.日本消化 器病学会雑誌,2002,99(5):463-468.)

内镜下Ⅱc型病变容易和Ⅱa+depression(Ⅱa+dep)型病变混淆,两者本质上有很大区别,后者被认为是腺瘤初期阶段的形态[19-20],几乎不存在sm癌。其内镜特点有:① 没有形成凹陷面,表面可见平坦的低洼及浅沟,靛胭脂染色呈不规则棘状或"鲑鱼卵/藤壶"状(图7-7-4[22]);② pit pattern呈Ⅲ_L型;如肿瘤中有残留的正常腺管,则pit pattern为混有Ⅰ型的Ⅲ_L-2型。Ⅱc型凹陷部分一般为

Ⅲs型或Ⅴ型pit pattern。

需要注意的是,巴黎分型中的"Ⅱa+Ⅱc、Ⅰs+Ⅱc"通常用来描述局部出现凹陷的隆起性病变,

包含两层结构、两种成分(图7-7-5),肿瘤边缘高于正常黏膜,是PG型(polypoid growth)生长模式;而Kudo认为是de novo癌的"Ⅱa+Ⅱc、

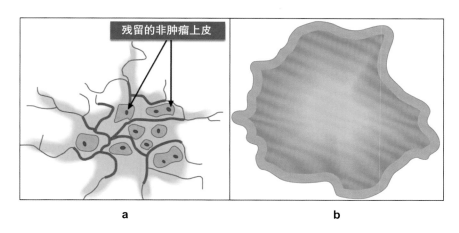

图7-7-4 Ⅱa+dep型与Ⅱc鉴别。a. Ⅱa+dep型,表面呈鲑鱼卵/藤壶状,没有形成凹陷面,pit pattern为混有Ⅰ型的Ⅲ∟-2型;b. Ⅱc型,有明显的凹陷面,边缘呈湖床状。

(资料来源:Sano Y, Tanaka S, Teixeira CR, et al. Endoscopic detection and diagnosis of 0-IIc neoplastic colorectal lesions. Endoscopy, 2005, 37(3): 261-267.)

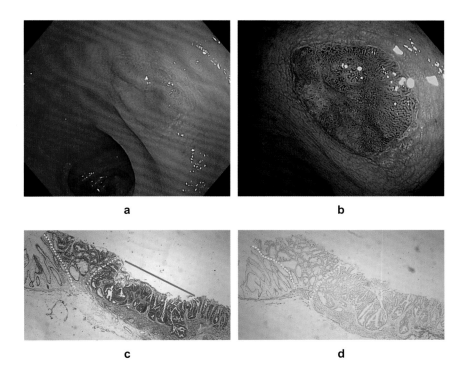

图7-7-5 通常意义上的Ⅱa+Ⅱc型病变(上海中医药大学附属曙光医院张训兵提供)。a. 白光:位于直肠的浅表隆起病变,局部凹陷;b. NBI近景观察,可见明显不同的两种结构,Ⅱa部分呈茶褐色、JNET 2A型,考虑为腺瘤成分;Ⅱc部分(红色箭头)为乏血管区域、JNET 2B-3型,考虑为腺癌成分;c、d. ESD术后病理证实Ⅱa部分为腺瘤(黄色虚线),Ⅱc部分(红线)为腺癌(sm1),PG生长模式

"Ⅰs+Ⅱc"型病变只有癌的成分，仅有Ⅱc一层结构（图7-7-6），可以理解为生长发育过程中形成的不同高度（Ⅱa或Ⅰs）的Ⅱc型大肠癌，因此是相

对凹陷，其边缘部分的高度小于或等于邻近正常黏膜的高度，是NPG型（non polypoid growth）生长模式（图7-7-7[23-24]）。只从肉眼分型术语来看容易

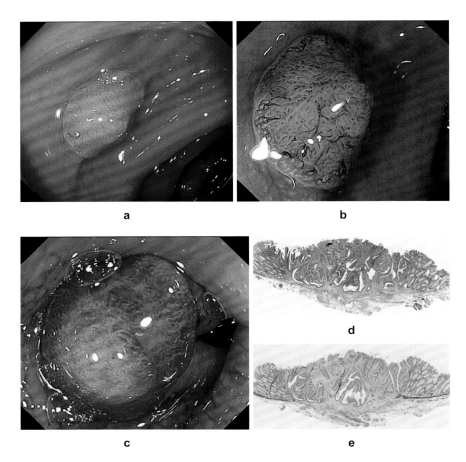

图7-7-6 Ⅰs+Ⅱc病变（"Ⅰs"型Ⅱc）（余姚市人民医院黄戬提供）。a. 白光下病变整体呈隆起形态；b. NBI弱放大：边缘部分为JNET 1型，考虑为正常黏膜；内部呈JNET 3型，考虑为腺癌，有明确的边界线，虽然中央明显高于边缘部分，但邻近区域却是相同高度或略低于边缘部分，应考虑为一个相对凹陷面，所以是Ⅰs+Ⅱc（"Ⅰs"型Ⅱc）；c. 结晶紫染色：Ⅴi+Ⅴn型；d、e. 术后病理为腺癌，SM2（1555um），无腺瘤成分，NPG生长模式

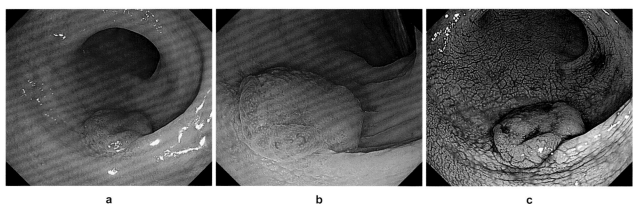

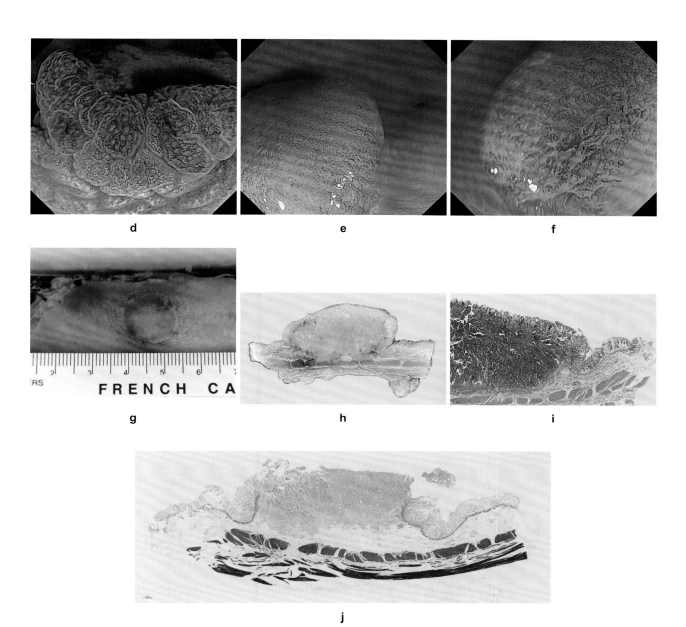

图7-7-7 直肠 I s+ II c病灶（兰州大学第二医院王鹏飞提供）。a、b. 直肠距离肛门约6 cm见一出 I s+ II c型病灶，顶端凹陷，色发红，似溃烂样破坏；c. 靛胭脂染色后中央低洼处明显褪红；d. NBI-ME观察，病变外侧面黏膜及血管形态基本同正常黏膜，伴有少量鸡皮样改变；e. 病变口侧右侧在结晶紫染色后细微的结构尚存。Pit pattern 为 V i轻度不整；f. 病变肛侧左侧血管破坏明显的区域，结构破坏亦很严重，Pit pattern 为 V n判断为深浸润的癌，所以选择了外科手术；g. 外科切除的标本很完整；h. 将标本切开后的剖面上，肉眼就可以看到病变浸润很深，紧贴固有肌层；i. HE染色后组织病理像与内镜下所见一致，边缘为正常黏膜；j. Desmin染色清晰的显示MM完全断裂，癌组织侵犯接近肌层。

产生混淆，如果将后者标注为（ II a/ I s+） II c或者"II a/ I s"型 II c可能有助于区分，从生长模式的角度也更容易理解。内镜医师则可以通过靛胭脂染色、图像增强内镜、放大内镜来识别凹陷面，鉴别

II a+ II c、I s+ II c和单纯的 I s、II a病变，更好的选择治疗策略。

凹陷型病变在放大内镜下主要为 III s、V i、V N 型pit pattern；ME-NBI下JNET 2B或3型出现的概

率更高[25]。在NBI非放大下，67%的凹陷型病变可观察到"O-ring征"[26-27]，即凹陷边缘的反应性隆起看起来像环状的茶褐色，中央凹陷面是正-褪色调的特征表现（图7-7-9）。

除了Ⅱc、Ⅱc+Ⅱa、Ⅱa+Ⅱc、Ⅰs+Ⅱc等凹陷型病变以外，Ip+Ⅱc型病变也值得关注（图7-7-10）。余领为贝（Yoshiro Tamegai）等[28]的研究结果表明，Ip+Ⅱc型病变平均大小12.7 mm，91%出现黏膜下浸润，在黏膜下浸润、淋巴结转移率等方面明显高于Ip型病变，与凹陷型病变无

明显差异、具有类似的生物学行为；有3例伴有腺瘤成分；并且观察到2例肉眼形态从Ip+Ⅱc转变为Ⅱa+Ⅱc的病例，最终病理不伴腺瘤成分。

早期大肠癌以PG型为主，进展期大肠癌以NPG型为主[7]；随着大肠癌的进展，PG型可以演变为NPG型[29-32]；因此，即使没有腺瘤成分，进展期大肠癌也不能轻易诊断为de novo癌。推测Ip+Ⅱc型可能是Ip型病变进展过程中的中间状态，也不排除部分为de novo起源。

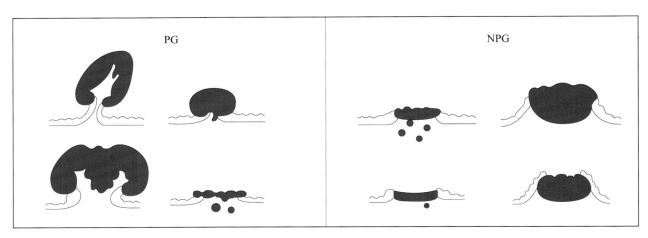

图7-7-8　PG与NPG。PG型：肿瘤（腺瘤/腺癌）主要为黏膜内增殖，在其边缘部分，肿瘤高于邻近的正常黏膜；NPG型：在肿瘤边缘部分，病变高度小于或等于邻近正常黏膜（或增生黏膜）

（资料来源：Ikegami M, Hirooka S, Nakamura M, et al. Differences Between Early PG-type and NPG-type Colorectal Carcinomas-Including Growth and Progression Patterns. Stomach Intestine, 2019, 54(6): 810-818. Ouchi A, Tsuruta O, Araki T, et al. Differences in Biological Grade between Polypoid Growth and Non-polypoid Growth Types in Protruded Early Colon Cancer. Stomach Intestine, 2019, 54(6): 889-896.）

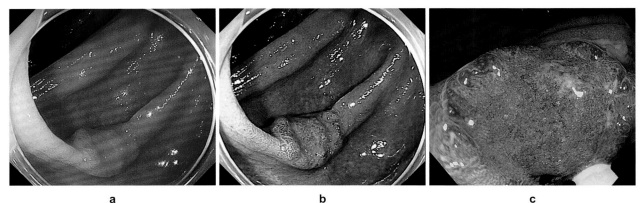

a　　　　　　　　　　　　　b　　　　　　　　　　　　　c

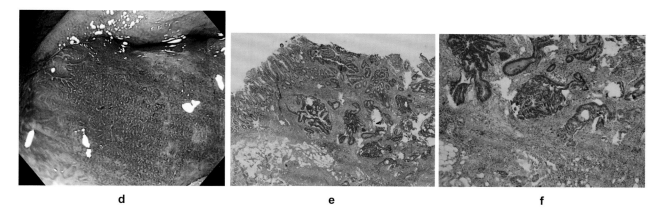

图7-7-9 升结肠Ⅱa+Ⅱc病变。a、b. 位于升结肠的凹陷型病变，NBI非放大可见O-ring征：病变周围一圈呈茶褐色，凹陷部分呈正-褪色调；c. ME-NBI：边缘呈JNET 1型，凹陷部分JNET 3型；d. 结晶紫染色：Ⅴi高度不整；e、f. 腺癌，SM深浸润，无腺瘤成分

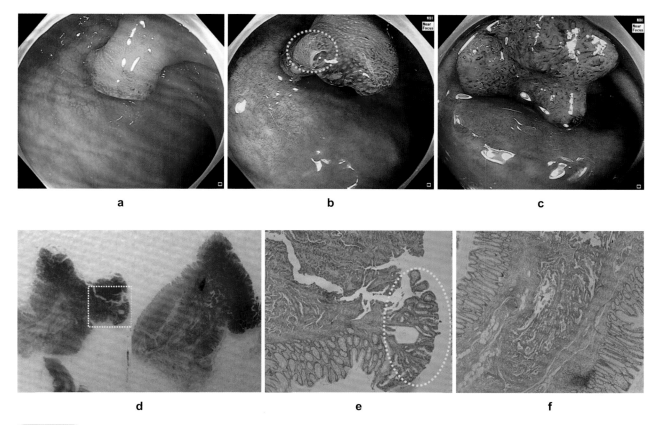

图7-7-10 Ip+Ⅱc病变（上海中医药大学附属曙光医院张训兵提供）。a. 位于乙状结肠的带蒂病变，顶端凹陷；b. NBI+near focus：边缘处大部分为JNET 1型，局部呈JNET 2A型（黄圈）；c. 凹陷面：JNET 2B+3型；d～f. 大部分区域为腺癌，浸润至黏膜下深层（红色箭头），边缘有残留的腺瘤成分（黄圈）。

7.7.3　病理诊断

中村恭一[33]认为，病变在组织学上只由癌构成，为de novo癌。但是，如果病变只由癌成分构成，有可能包含真正的de novo癌，以及前驱病变如腺瘤、锯齿状病变成分因癌症进展而消失的情况。严格意义上来说，仅从病理学上来诊断de novo癌是很难的。一般de novo癌，多指1 cm以下的不伴腺瘤成分的腺癌[34]，代表性的肉眼形态有Ⅱc、Ⅱc+Ⅱa、Ⅱa+Ⅱc、Ⅰs+Ⅱc等凹陷型[13、19、20、35]。Kawachi等[35]提出凹陷型de novo癌的组织学特点：癌腺管垂直于黏膜肌整齐而紧密排列，也有分支、吻合等不规则形态的腺管；细胞核深染，呈圆形、椭圆形、或不规则形态，有沿着基底侧排列的，也有排列紊乱的，从表层到深部，或从深部到表层的细胞分化倾向缺乏。而凹陷型腺瘤的腺管一般与黏膜肌层垂直、整齐的排列，细胞核在表层稍大，朝黏膜深部逐渐小型化，核质比降低，深部的细胞质内黏液量有增多的倾向，出现从表面到深层的细胞分化，在黏膜深部残留非肿瘤腺管的情况也很常见。一般伴有腺瘤成分的癌，因异型度差异，两种成分之间界限清晰。

根据西方病理学家的诊断标准，出现黏膜下浸润才能诊断为大肠癌[12]；而如果对活检标本的高级别细胞学特征缺乏认识，即便已经是深浸润的癌，也有低诊为低级别上皮内肿瘤的可能[36]。因此，临床医师不应仅仅依赖活检标本的病理诊断，还需结合内镜下的评估，和病理医师之间的良好沟通至关重要。

最后，如果对凹陷型病变进行内镜下切除，除了精细的术前放大内镜及影像学评估以外，术后病理评估同样至关重要。需要注意的是，凹陷型病变黏膜肌保留概率较低[28]，Ⅱc型病变为63%，Ⅱa+Ⅱc、Ⅰs+Ⅱc型病变仅有23.3%、25.9%；如黏膜肌完全毁损，则黏膜下层浸润深度应从肿瘤表面开始测量（图7-7-11）[37]。

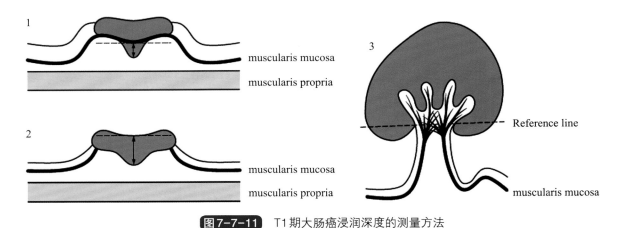

图7-7-11　T1期大肠癌浸润深度的测量方法

（资料来源：Japanese Society for Cancer of the Colon and Rectum. Japanese Classification of Colorectal, Appendiceal, and Anal Carcinoma: the 3d English Edition [Secondary Publication]. J Anus Rectum Colon. 2019 Oct 30; 3(4): 175-195.）

（张训兵）

参 考 文 献

[1] Helwig EB. The evolution of adenomas of the large intestine and their relation to carcinoma. Surg Gynecol Obstet, 1947, 84(1): 36-49.

［ 2 ］ Crawford BE, Stromeyer FW. Small nonpolypoid carcinomas of the large intestine. Cancer, 1983, 51(9): 1760−1763.

［ 3 ］ Morson BC. Evolution of cancer of the colon and rectum. Cancer, 1974, 34(3): 845−849.

［ 4 ］ Kariya A. A case of early colonic cancer type IIc associated with familial polyposis coli. Stomach Intestine, 1977, 12: 1359−1364.

［ 5 ］ Kuramoto S, Oohara T. Flat early cancers of the large intestine. Cancer, 1989, 64(4): 950−955.

［ 6 ］ Kuramoto S, Oohara T. Minute cancers arising de novo in the human large intestine. Cancer, 1988, 61(4): 829−834.

［ 7 ］ Shimoda T, Ikegami M, Fujisaki J, et al. Early colorectal carcinoma with special reference to its development de novo. Cancer, 1989, 64(5): 1138−1146.

［ 8 ］ Kudo S. Endoscopic mucosal resection of flat and depressed types of early colorectal cancer. Endoscopy, 1993, 25(7): 455−461.

［ 9 ］ Fujii T, Rembacken BJ, Dixon MF, et al. Flat adenomas in the United Kingdom: are treatable cancers being missed? Endoscopy, 1998, 30(5): 437−443.

［10］ Rembacken BJ, Fujii T, Cairns A, et al. Flat and depressed colonic neoplasms: a prospective study of 1000 colonoscopies in the UK. Lancet, 2000, 355(9211): 1211−1214.

［11］ Saitoh Y, Waxman I, West AB, et al. Prevalence and distinctive biologic features of flat colorectal adenomas in a North American population. Gastroenterology, 2001, 120(7): 1657−1665.

［12］ Schlemper RJ, Itabashi M, Kato Y, et al. Differences in the diagnostic criteria used by Japanese and Western pathologists to diagnose colorectal carcinoma. Cancer, 1998, 82(1): 60−69.

［13］ Ajioka Y. de novo cancer. Stomach Intestine, 2012, 47(5): 828.

［14］ Namikawa K, Saito S, Igarashi M, et al. Development and Progression of Polypoid Growth Type (PG) Early Colorectal Cancer, Report of a Case. Stomach Intestine (Tokyo), 2019, 54(6): 927−932.

［15］ Oono Y, Fu K, Ohura M, et al. Natural progression of a nonpolypoid colon cancer: endoscopic morphological changes over 3 years. Endoscopy, 2010, 42 Suppl 2: E19−E20.

［16］ Blank M, Klussmann E, Krüger-Krasagakes S, et al. Expression of MUC2−mucin in colorectal adenomas and carcinomas of different histological types. Int J Cancer, 1994, 59(3): 301−306.

［17］ Mueller JD, Bethke B, Stolte M. Colorectal de novo carcinoma: a review of its diagnosis, histopathology, molecular biology, and clinical relevance. Virchows Arch, 2002, 440(5): 453−460.

［18］ Oka S, Tanaka S, Nakadoi K, et al. Endoscopic features and management of diminutive colorectal submucosal invasive carcinoma. Dig Endosc, 2014, 26 Suppl 2: 78−83.

［19］ 工藤进英. 大肠内镜治疗. 孟尼丽译. 沈阳：辽宁科学技术出版社, 2007: 9.

［20］ 工藤进英. 大肠 pit pattern 诊断图谱. 张慧晶译. 沈阳：辽宁科学技术出版社, 2014：5.

［21］ 工藤进英, 原荣志. 平坦・陷凹型大腸癌の歴史と臨床：形態学的特徵を含めて. 日本消化器病学会雑誌, 2002, 99（5）：463−468.

［22］ Sano Y, Tanaka S, Teixeira CR, et al. Endoscopic detection and diagnosis of 0−IIc neoplastic colorectal lesions. Endoscopy, 2005, 37(3): 261−267.

［23］ Ikegami M, Hirooka S, Nakamura M, et al. Differences Between Early PG-type and NPG-type Colorectal Carcinomas-Including Growth and Progression Patterns. Stomach Intestine, 2019, 54(6): 810−818.

［24］ Ouchi A, Tsuruta O, Araki T, et al. Differences in Biological Grade between Polypoid Growth and Non-polypoid Growth Types in Protruded Early Colon Cancer. Stomach Intestine, 2019, 54(6): 889−896.

［25］ Iwatate M, Sano Y, Tanaka S, et al. Japan NBI Expert Team (JNET). Validation study for development of the Japan NBI Expert Team classification of colorectal lesions. Dig Endosc, 2018, 30(5): 642−651.

［26］ Nakamura H, Ikematsu H, Osera S, et al. Visual assessment of colorectal flat and depressed lesions by using narrow band imaging. Endosc Int Open, 2017, 5(12): E1284−E1288.

［27］ Takahiro FUJII. The challenge of screening for De novo cancer. Intestine, 202024(1): 13−21.

［28］ TAMEGAI Y, MORISHIGE K, OSUMI H, et al. Clinicopathological features of Ip+IIc type early colorectal cancer. Gastroenterological Endoscopy. Vol. 59(11), Nov. 2017: 2592−2600.

［29］ Jun KUSAKA, Takashi SUZUKI, Naotaka FUJITA, et al. A CASE OF EARLY COLON CANCER, SHOWING DRASTIC MORPHOLOGICAL CHANGE FROM TYPE-IP IN THE SHORT TERM. Gastroenterological Endoscopy. Vol. 55(4), Apr. 2013: 1488−1493.

［30］ Matsui T, Tsuda S, Iwashita A, et al. Retrospective endoscopic study of developmental and configurational changes of early colorectal cancer: Eight cases and a review of the literature. Digestive Endoscopy, 2004, 16(1): 1−8.

［31］ Nakamura H, Fu K, Parra-Blanco A, et al. A sessile colonic polyp showing striking morphological changes within a 2−month period. Endoscopy. 2007 Feb; 39 Suppl 1: E279−80.

［32］ Oono Y, Fu K, Ohura M, et al. Natural progression of a nonpolypoid colon cancer: endoscopic morphological changes over 3 years. Endoscopy. 2010; 42 Suppl 2: E19−20.

［33］ 中村恭一：大腸癌の構造（第二版）. 2010. 医学書院. 東京

［34］ Koga Y, Hirahashi M, Ohishi Y, Oda Y. Clinicopathological features and phenotypic classification of de novo-type colorectal carcinomas differ from those of colorectal carcinomas derived from flat adenomas. Pathol Int, 2019, 69(6): 331−340.

［35］ Hiroshi Kawachi, Kaoru Nakano. Pathological diagnosis of de novo cancer of the colon and rectal. Intestine, 2020, 24(1): 45−53.

［36］ R Fujita, JR Jass, M Kaminishi, RJ Schlemper. Early Cancer of the Gastrointestinal Tract: Endoscopy, Pathology, and Treatment. Springer-Verlag Tokyo 2006: 86−91.

［37］ Japanese Society for Cancer of the Colon and Rectum. Japanese Classification of Colorectal, Appendiceal, and Anal Carcinoma: the 3d English Edition [Secondary Publication]. J Anus Rectum Colon. 2019 Oct 30; 3(4): 175−195.

7.8　结肠良性疾病

7.8.1　先天异常、解剖学异常

肠重复畸形：消化道重复畸形是一种罕见的先天性畸形，可累及消化道的任何部分，在肠道可表现为重复的肠管：① 内衬消化道黏膜；② 壁内具有平滑肌层；③ 与正常的肠管连接，并且与正常肠管有共同的肌层。依据解剖特点将肠重复畸形分为球状和管状型，又分为相通性和非相通型，在结肠的多是管状型、相通型的重复肠管，发生部位为肠系膜附着侧。

7.8.2　炎症（感染性）

7.8.2.1　肠结核

肠结核是结核分枝杆菌引起的肠道慢性特异性感染，常继发于肺结核。肠结核多由人型结核分枝杆菌引起。最好发于回盲部（占肠结核90%），累及回盲瓣时回盲瓣口固定、开放，呈"鱼嘴样"表现，多为单发灶；其次为升结肠＞阑尾＞空肠＞乙状结肠＞直肠。

内镜下可表现为增殖型和溃疡型，前者容易形成包块及息肉，有铺路石样外观；溃疡型可形成不规则溃疡或者环形溃疡，溃疡的周围呈"鼠咬状"改变，一般累及肠段小于4段（图7-8-1）。

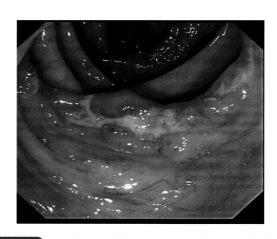

图7-8-1　肠结核。病变处可见环形溃疡、边缘呈鼠咬状，周边黏膜充血、水肿

7.8.2.2　艰难梭菌感染性肠炎

又称为假膜性肠炎，是由于广谱抗生素的应用或者其他因素所致宿主肠道菌群紊乱，产毒素的艰难梭状芽孢杆菌clostridium difficile过度生长所致；多累及远端的乙状结肠及直肠，10%累及近端结肠。

内镜表现：轻度病例中病灶很难与黏液区别；中度的病变为具有特征性的黄白色、多发、低平、半球形隆起样病灶，呈散在分布，病灶周边充血；重症

病例中假膜相互融合呈地图状，水肿更加明显，进一步加重假膜向全周扩散，易出血性，假膜脱落表现为溃疡形成。

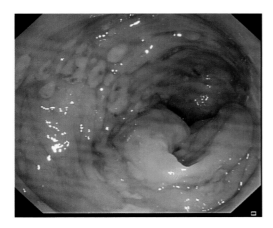

图7-8-2 假膜性肠炎。可见黏膜充血，表面有圆形和斑块状的黄色假膜，部分融合，假膜附着较紧，病变间黏膜稍水肿

7.8.3 炎症（非感染性）

7.8.3.1 帽状息肉病

帽状息肉病，是一种病因未明的疾病，与直肠黏膜脱垂相关，局限性的黏膜脱垂致缺血、坏死，形成溃疡后黏膜再生、腺体异位形成息肉样病变。从病因学角度考虑与炎性泄殖腔息肉、黏膜脱垂性息肉、孤立性直肠溃疡综合征、深在性囊性结肠炎是一组具有共性的疾病。有部分日本病例报道结肠和胃同时存在的帽状息肉病经清除幽门螺杆菌后好转的病例。

内镜表现：广泛分布于直肠至远端降结肠之间的炎性息肉

组织学表现：丰富的炎性肉芽组织与表面黏液相混合形成"黏液帽"覆盖于病变的表面。

7.8.3.2 缺血性肠病

定义：指因肠道血供不足引起的损伤。临床多表现为腹痛、便血、呕吐及发热，疾病累及降结肠、乙状结肠及脾曲较为多见，直肠少见。

内镜下表现：急性期主要表现为黏膜苍白，散在斑点、颗粒，出血肠管深蓝紫色，腔内充满血液，肠壁变薄，黏膜脱落、灰绿色假膜形成，病程48小时以后可出现散在多发纵行溃疡，病变区域与非病变区域分界明显；慢性期，肠壁增厚、纤维化、肠腔狭窄，有时需要与克罗恩病鉴别（图7-8-4）。

7.8.3.3 溃疡性结肠炎

溃疡性结肠炎是炎症性肠病的一种，为病因未明的累及浅层黏膜的结肠炎性病变（表7-8-1）。

内镜表现：病变总体呈连续性、弥漫性分布，多累及直肠；病变处黏膜充血、水肿、质脆、黏膜粗糙呈细颗粒状，血管纹理模糊、紊乱或者消失；可

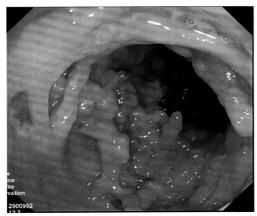
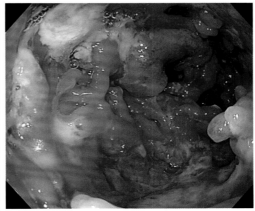

图7-8-3 帽状息肉病。内镜下表现为多发性广基隆起型病变，多位于半月形皱襞顶端的中心，病变表面附着黏液

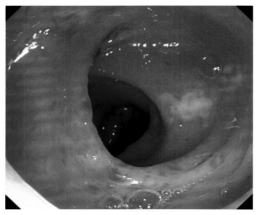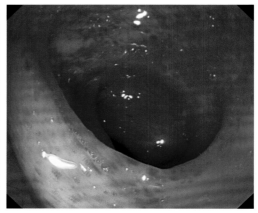

图7-8-4 缺血性肠病。片状溃疡及边界清楚的充血红斑、黏膜呈暗红色且水肿,病变呈节段性

表7-8-1 溃疡性结肠炎病变范围的蒙特利尔分型

分型	分布	结肠镜下所见炎症病变累及的最大范围
E1	直肠	局限于直肠,未达乙状结肠
E2	左半结肠	累及左半结肠(脾曲以远)
E3	广泛结肠	广泛病变累及脾曲以近乃至全结肠

有自发性出血或者接触性出血;有脓性分泌物及黏液附着;病变明显处可见弥漫性、多发性糜烂或者溃疡;结肠袋变浅、变钝或者消失;可有假性息肉以及桥样黏膜形成。可同时见到黏膜修复与活动性炎症表现,一段病变之内病变呈现连续性弥漫性分布,很少出现孤立性溃疡或者糜烂;溃疡型结肠炎患者较少合并肠腔狭窄,如果合并肠腔狭窄多呈中心性狭窄,这与克罗恩疾病的偏心性狭窄是不同的;另外部分溃疡型结肠炎的患者会因为大量的息肉样增生、部分表面水肿糜烂造成狭窄。

UCEIS评分表:血管纹理、出血、糜烂溃疡三方面评价:0 ～ 8分,分数越高疾病活动风险越高(图7-8-5至图7-8-7)。

7.8.3.4 克罗恩病

克罗恩病是炎症性肠病的一种,病因不明确,可累及全消化道。

内镜表现:阿弗它溃疡、鹅卵石样改变、纵行裂隙样溃疡,病变呈跳跃式分布,可伴有肠腔狭窄及肠壁僵硬(图7-8-8)。

7.8.3.5 肠道白塞病

肠道白塞病以回肠和结肠最常发生,常累及回肠远端和回盲部,少数病变也可累及升结肠。

内镜表现:溃疡常呈多发性,可跳跃分布,多呈类圆形,溃疡底深、苔厚,呈穿透性,边界清,边缘可呈环堤,溃疡间见正常黏膜(图7-8-9)。

7.8.3.6 嗜酸细胞性胃肠炎

嗜酸细胞性胃肠炎是以嗜酸细胞性炎症累及胃肠道任何部分为特征的一组疾病,病因及发病机制不明。

内镜表现:差异性大,可表现为正常、黏膜红斑、糜烂、溃疡、结节等各种表现,诊断依赖活检组织病理。

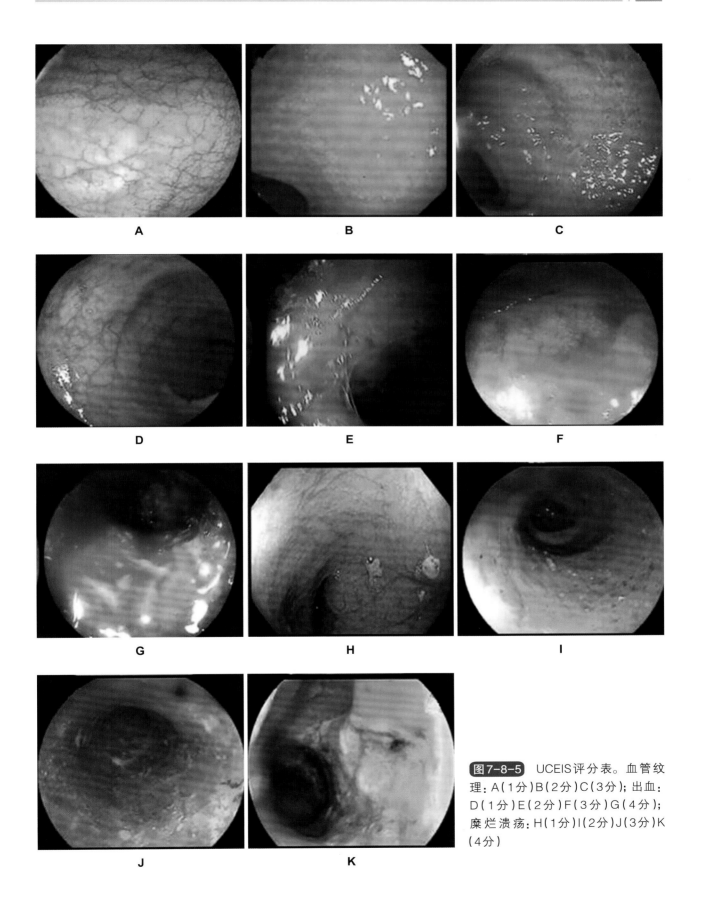

图7-8-5 UCEIS评分表。血管纹理：A（1分）B（2分）C（3分）；出血：D（1分）E（2分）F（3分）G（4分）；糜烂溃疡：H（1分）I（2分）J（3分）K（4分）

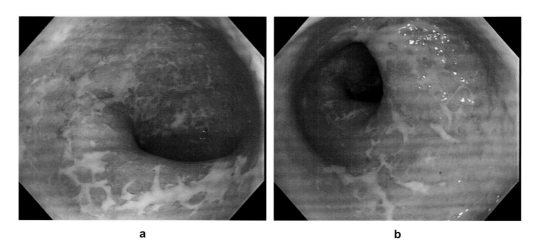

a

b

图7-8-6 溃疡性结肠炎表现。a、b. 可见黏膜呈弥漫性、连续性、浅表性溃疡，其上覆白苔及脓性分泌物

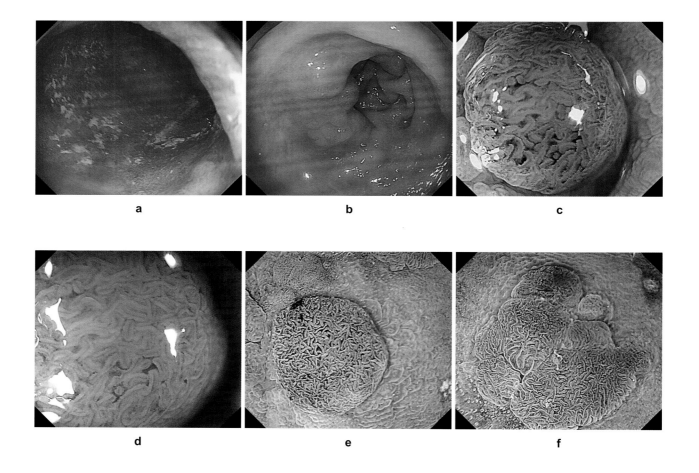

a

b

c

d

e

f

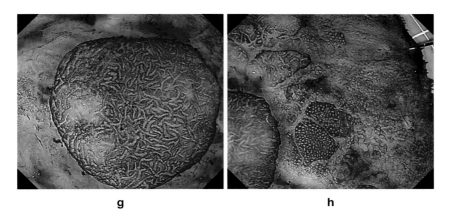

g　　　　　　　　　　　　h

图7-8-7　溃疡性结肠炎伴异型增生。a. 黏膜粗糙呈颗粒样不平，同时可见弥漫性的连续的浅溃疡，结合其病史诊断为溃疡性结肠炎活动期；b. 在乙状结肠可见一片黏膜处有多个Ⅱa型病灶；c. ME-NBI可见腺管不规整，呈管状及树枝状，微血管呈网格状，粗细及分布不均匀，属JNET 2A型，初步诊断为腺瘤；d. 喷洒靛胭脂后观察腺管开口呈管状、树枝状，PP分型属Ⅲ_L型和Ⅳ_B型，初步诊断为腺瘤，拟行ESD术；e、f. ESD术后水下观察标本同样可见管状及树枝状腺管；g、h. 离体标本龙胆紫染色后观察病变中央区域管状及树枝状腺管，病变周边腺管呈Ⅱ～Ⅲ_L型。乙状结肠ESD病理：管状腺瘤伴上皮轻-中度异型增生

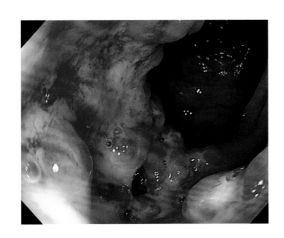

图7-8-8　克罗恩病。可见黏膜病变呈铺路石样不平沿纵轴分布，可见深大溃疡及厚白苔，肠腔狭窄

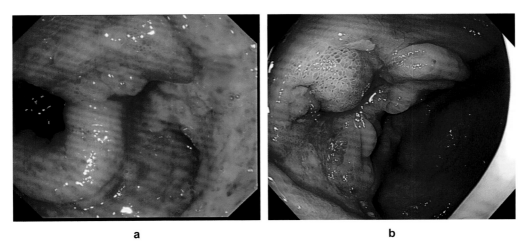

a　　　　　　　　　　　　b

图7-8-9　肠白塞病。a、b. 可见深溃疡，溃疡底深、苔厚，呈穿透性，边缘呈环堤或结节状

7.8.4 脉管性疾病

蓝色橡皮疱痣综合征（blue rubber bleb nevus syndrome, BRBNS）：是以皮肤或者消化道为主的全身脏器合并血管瘤的综合征。

内镜下表现：小肠和结肠病灶多样化，小病变呈现蓝紫色单房性黏膜下肿瘤样形态，而大病变呈现广基或者亚蒂的凹凸不平的隆起。

7.8.5 其他大肠病变

7.8.5.1 子宫内膜异位症

内镜表现：结肠子宫内膜异位症多呈黏膜下肿物样隆起、皱襞牵拉、肠腔变窄等表现，无内镜特异性；若在结肠黏膜面上露出子宫内膜组织，则多呈现特征性的发红的结节状隆起，放大内镜观察对于疾病的诊断意义目前并不明确（图7-8-10）。

7.8.5.2 结肠气囊肿

结肠气囊肿症是一类罕见的消化道疾病，表现为肠黏膜下或/和浆膜下多发性充气囊泡形成，病变可累及从食管至直肠的全部或者部分胃肠道，但临床主要发病在小肠和结肠，亦可发生于肠系膜、大网膜、肝胃韧带和其他部位。

内镜表现：光滑、类息肉样膨胀病变，病变透明或者半透明，直径为数毫米至厘米不等，活检钳触压有弹性，可压缩，当在深部咬取时，可使囊肿破裂，气体排出，肿块塌陷消失（图7-8-11）。

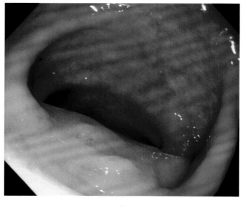
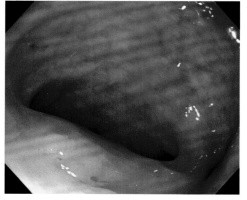

a   b

图7-8-10 子宫内膜异位症。a、b. 可见腔内黏膜微隆起，充血、水肿，其上可见炎性息肉。

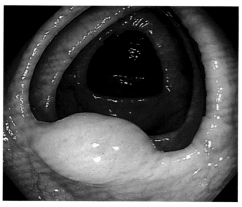
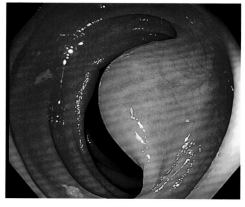

a   b

图7-8-11 结肠气囊肿。a、b. 内镜下可见透亮的半球状柔软的黏膜下隆起突入肠腔，表面苍白，触之软弱而具弹性

7.8.6 上皮非肿瘤性增生

7.8.6.1 Peuts-Jeghers息肉以及其综合征（Peuts-Jeghers syndrome, PJS）

PJS是一种常染色显性遗传的疾病，发病率为1/120 000 ～ 200 000，半数患者并无家族史。主要特征是：① 口唇以及口腔黏膜以及皮肤的色素沉着，在手指、手掌以及足底也会有色素的沉着，并随着年龄的增长而有消褪的倾向；② 发生在除食管以外的全消化道的错构瘤性息肉，最多见的部位为小肠，27%患者在结肠出现。

内镜表现：多为有蒂或亚蒂；呈粗大结节状，其结节与腺瘤相比更加大小不同也有分叶；表面可见绒毛状或者脑回状的纹理；色彩多种多样；一般直径大于1 cm；放大内镜下可以看到腺瘤样的腺窝开口和增生性息肉样的腺窝开口混在一起，即ⅢL型或Ⅳ型和Ⅱ型混合出现；腺窝开口形态多样化，可以与腺瘤相鉴别（图7-8-12）。

7.8.6.2 幼年性息肉和幼年性息肉病（puvenile polyp syndrome）

幼年性息肉病是常染色体显性遗传疾病，发病率1/1 600 ～ 100 000，单发的幼年性息肉，也称为黏液性或者潴留性息肉，几乎没有癌变的风险，主要发生于儿童，可引起便血，也可见见于成人，常无症状。

内镜下表现为：① 多为有蒂、亚蒂性息肉；② 直径1 ～ 2 cm大小的球形息肉；③ 表面光滑，明显充血呈暗红色；④ 也有表面凹凸不平呈分叶倾向者；⑤ 可见围绕腺窝开口的红色类圆形充血——"野草莓"；⑥ 常伴有上皮脱落从而性呈糜烂和浅溃疡，可伴有白色渗出物，易出血。

ME-NBI：可见类圆形、类管状的腺窝开口或者星芒状的腺窝开口稀疏排列，pit pattern为Ⅰ型和Ⅱ型，腺窝开口的周边可见密集的毛细血管分布。

7.8.6.3 Cronkhite-Canada syndrome（CCS）

定义：为发病机制不明的后天性疾病，伴有脱毛、指（趾）甲萎缩、皮肤色素沉着、腹泻以及体重减少的消化道多发息肉病；息肉可见于全消化道，多发于胃和结肠，小肠极少，食管几乎没有。

内镜表现：息肉较低、无蒂，直径数毫米到20 mm不等，多伴有明显发红；放大内镜观察可见Ⅱ型开口，开口之间间距大可反映明显的间质水肿。CCS息肉之间的黏膜在内镜下观察呈水肿、有黏液附着或者呈颗粒状改变，无血管透见。

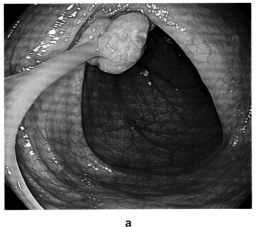
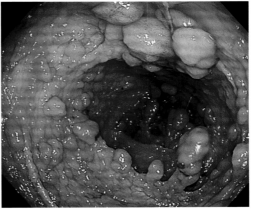

a b

图7-8-12 PJ综合征。a、b. 可看到肠道多发的多种形态的息肉（包括无蒂、亚蒂、长蒂），表面多呈分叶或者脑回状，机械刺激后常伴有糜烂、出血

7.8.6.4　Cowden病

Cowden病是由于抑癌基因PTEN（phosphatase and tensin homolog deleted on chromosome）异常引起的常染色体显性遗传病，发病率1/200 000，因为PTEN存在各种各样的上皮细胞，因此极易伴有多脏器的错构瘤样增生及恶性肿瘤，同时出几乎全部病例可见颜面部或者体表的小丘疹、口腔内有乳头状瘤，四至末端的角化症等皮肤黏膜病变。Cowden病于其他消化道多发息肉病的最大鉴别点就是食管可见多发弥漫性的大小不同的白色扁平隆起。

内镜表现：特征是波及全消化道的息肉病，结肠可见比较均一的半球状隆起，尤其具有从直肠到乙状结肠的密集存在倾向，隆起部表面光滑，顶部未见凹陷或者糜烂，病理一般为增生性息肉。

7.8.6.5　结节性硬化症

定义：结节性硬化症一种常染色体显性遗传病，发病率约1/6000，主要以面部皮脂腺瘤、癫痫发作和智能减退为主要临床表现

内镜表现：消化道多发息肉改变，主要累及胃和直肠，胃内镜下表现为多发微小的半球状隆起，以胃体部大弯为中心出现。

（李亚其　燕　麟）

参 考 文 献

［1］de Jong DC, Löwenberg M, Koumoutsos I, et al. , *Validation and Investigation of the Operating Characteristics of the Ulcerative Colitis Endoscopic Index of Severity.* Inflamm Bowel Dis, 2019, 25(5): 937−944.

7.9　结直肠特殊类型肿瘤

根据第五版（2019年）WHO消化系统肿瘤分类[1]，结直肠肿瘤分为良性上皮性肿瘤和恶性上皮性肿瘤；为避免不同部位、不同章节之间的重复叙述，将胃肠道淋巴造血系统肿瘤、间叶性肿瘤、遗传性肿瘤和其他肿瘤单独成章。前文中已详细阐述了上皮性肿瘤及遗传性肿瘤的部分内容，如腺瘤、锯齿状病变、结直肠癌、息肉病等，因此本章节"特殊类型结直肠肿瘤"主要概述一下淋巴造血系统肿瘤、间叶性肿瘤以及神经内分泌肿瘤等的内镜特点；阑尾黏液性肿瘤因突出于肠腔内，因此也简单介绍一下。

7.9.1　淋巴造血系统肿瘤

胃肠道是结外淋巴瘤最常见的原发部位，占所有结外淋巴瘤的30%～40%；其中最好发于胃部（50%～60%），其次是小肠（30%）和大肠（10%）。大肠的原发性淋巴瘤最常见的类型是弥漫性大B细胞淋巴瘤（DLBCL），其次为MALT淋巴瘤、滤泡性淋巴瘤、套细胞性淋巴瘤和Brukitt淋巴瘤；好发于盲肠或升结肠，其次为直肠。中村（Nakamura）等[2]将肠道淋巴瘤的内镜表现分成5型，息肉型、溃疡型、多发性淋巴瘤性息肉病（MLP）型、弥漫型及混合型；溃疡型大多数是DLBCL，而息肉型的大多为MALT淋巴瘤或DLBCL；尽管MLP型是套细胞淋巴瘤的特点，但其他淋巴瘤，如滤泡性淋巴瘤、Malt淋巴瘤也可表现为MLP型[3]。发生在直肠部位的呈多发颗粒样的淋巴组织增殖性疾病，除了淋巴瘤，还可见于淋巴滤泡性直肠炎（图7-9-1）、衣原体直肠炎、溃疡性结肠炎（直肠型）[4]；后两者内镜下可出现糜烂、背景黏膜发红等炎症性表现，临床上可表现为便血、里急后重等症状；免疫组化染色可进行鉴别。

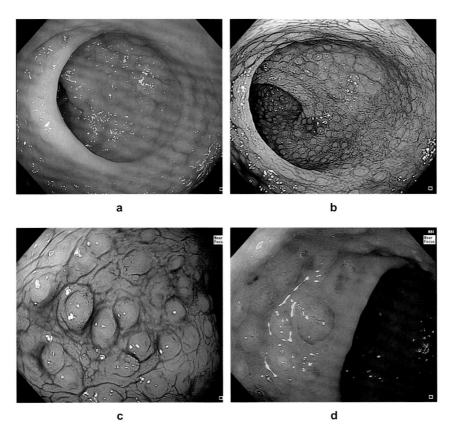

图7-9-1 淋巴滤泡性直肠炎。a. 白光下可见散在的反光点；b. 靛胭脂染色可见密集的鱼籽样隆起；c. 靛胭脂染色+Near focus：约2 mm大小的白色隆起，表面呈Ⅰ型pit，顶端pit结构消失；d. NBI+Near focus：顶端发白，可见扩张的毛细血管。

7.9.2 神经内分泌肿瘤

结直肠神经内分泌肿瘤虽然是上皮性肿瘤，但起源于黏膜深层，多表现为黏膜下肿瘤（submucosal tumor, SMT）样形态。大部分结直肠神经内分泌肿瘤发生在直肠，66%～80%的病例≤1 cm；结肠神经内分泌肿瘤预后较差，一般发现时已经出现转移，早期病例罕见。结直肠神经内分泌肿瘤内镜下一般呈SMT样隆起，黄色调，表面常可见扩张的血管，与上皮下的肿瘤组织挤压有关（图7-9-2、7-9-3）。

得益于结肠镜筛查，越来越多的结直肠神经内分泌肿瘤在早期被发现[5]。对于小于等于1 cm、局限于黏膜及黏膜下层、分化较好（G1/G2）的直肠神经内分泌肿瘤，可以选择内镜下切除，手术方式包括传统的EMR方法、ESD以及改良的EMR，如使用透明帽辅助的EMR-C、使用套扎器辅助的EMR-L等；EMR-C、EMR-L、ESD等在完整切除率方面明显优于传统的EMR方法[6-8]。另外，韩国一项研究提示ESD完整切除率显著低于EMR-L，主要体现在垂直切缘方面[9]；因此，建议有经验的内镜医师进行ESD治疗并选择相对较深的剥离层面或采取EMR-L等改良EMR方式进行治疗。

需要注意的是，小于10 mm的直肠NET也有可能发生淋巴结转移；在日本一项研究中[10]，9.2%的手术切除病例证实有淋巴结转移，且均为G1型。近期日本另外一项全国性的多中心回顾性研究提示[11]，结直肠神经内分泌肿瘤的淋巴结转移预测因素有：肿瘤直径＞10 mm、浸润深度达固有肌层

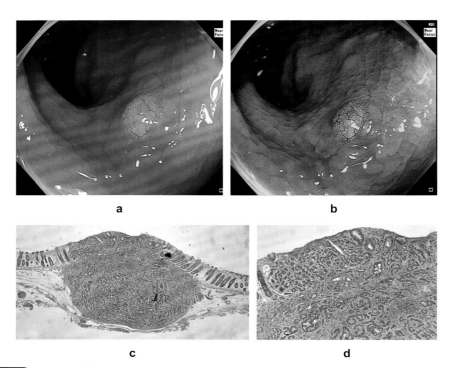

a　　　　　　　　　b

c　　　　　　　　　d

图7-9-2 伴有血管扩张的直肠NET。a、b. 位于直肠的黄白色隆起,大小约2mm,表面光滑,可见明显的扩张血管;c、d. ESD术后病理:肿瘤位于黏膜层、黏膜下层,呈不规则的梁状排列,黏膜层可见残留的少量正常腺管。

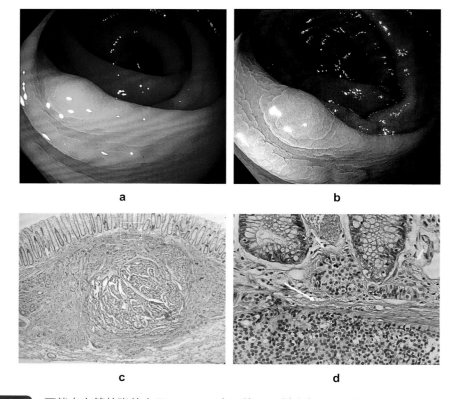

a　　　　　　　　　b

c　　　　　　　　　d

图7-9-3 不伴有血管扩张的直肠NET。a. 直肠的SMT样隆起,大小约5mm,略发黄;b. NBI未见异常;c. ESD术后病理:肿瘤几乎完全位于黏膜下层,表面覆盖正常的黏膜;d、c. 黄框区域高倍:黏膜深层、黏膜肌上方(白色箭头)可见少量的肿瘤组织(黄色箭头)

或以深、肿瘤分级G2、凹陷形态和淋巴血管浸润；其中凹陷形态和淋巴血管浸润是独立预测因素；预测因素越多，淋巴结转移率越高。因此，考虑内镜切除的病例需要进行详细的术前内镜、影像评估及术后病理评估。

7.9.3　间叶性肿瘤

消化系统间叶性肿瘤分为胃肠道间质瘤（gastrointestinal stromal tumor, GIST）、脂肪组织及（肌）纤维母细胞肿瘤、平滑肌及骨骼肌肿瘤、血管及血管周细胞肿瘤、神经肿瘤、分化不确定肿瘤等几大类[1]。大部分胃肠道间叶性肿瘤是GIST和平滑肌肿瘤；直肠GIST占所有GIST的4%；而结肠GIST非常罕见，约占所有GIST的1%，多见于乙状结肠。结直肠GIST内镜下呈半球状、表面光滑的SMT样隆起，有时顶端有凹陷或伴随溃疡。平滑肌瘤是起源于黏膜肌或固有肌层的良性肿瘤，通常小于1 cm，呈圆形结节样，活动性良好（图7-9-4）。

7.9.4　阑尾黏液性肿瘤

由于阑尾腔内黏液潴留导致囊性扩张，称为黏液囊肿，是描述性诊断。病理组织学上可分为良性的黏液性增生以及黏液性肿瘤；第五版（2019年）WHO标准将后者分为低级别阑尾黏液性肿瘤（low-grade appendiceal mucinous neoplasm, LAMN）和高级别阑尾黏液性肿瘤（high-grade appendiceal mucinous neoplasm, HAMN），不推荐使用"恶性潜能不确定的黏液性肿瘤、黏液囊腺瘤、黏液囊腺癌、

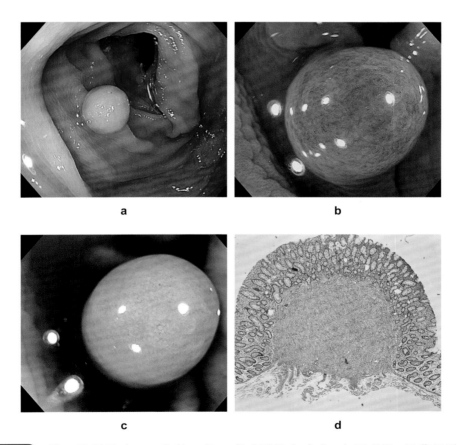

a

b

c

d

图7-9-4　结肠平滑肌瘤。a. 降结肠见一半球形隆起病变，表面光滑、同背景黏膜；b. ME-NBI：表面黏膜未见异常；c. 靛胭脂染色：可见正常的圆形腺管开口；d. EMR术后病理：起源于黏膜肌的平滑肌瘤

阑尾交界性肿瘤"等术语[1]。

LAMN虽然在形态上是类似于腺瘤的低级别肿瘤,但可以在阑尾以外以恶性方式浸润,并产生腹膜假黏液瘤、甚至远处转移。LAMN特征为内衬绒毛状、锯齿状、波浪状或单层平坦轻度异型黏液性上皮,与腺瘤不同的是,肿瘤上皮位于纤维组织之上,而非固有层。HAMN的肿瘤性黏液上皮呈高级别异型,出现微乳头或筛状的复杂结构。阑尾黏液性肿瘤在内镜下表现为SMT样的半球状隆起,表面光滑,隆起顶部可见阑尾开口部的凹陷(图7-9-5);CT检查表现为类圆形的囊性病变,边界清楚。

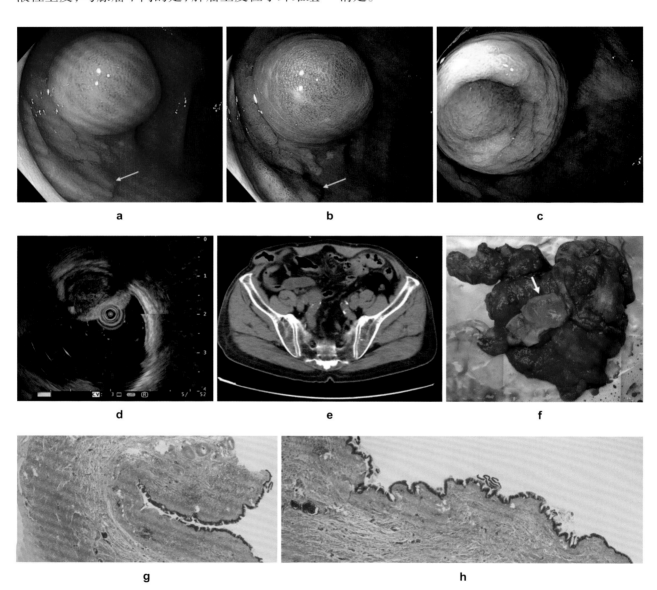

图7-9-5 低级别阑尾黏液性肿瘤(河南省人民医院李亚其提供)。a、b. 盲肠处见一SMT样隆起,质软,表面光滑,顶端半透明状,可见Ⅰ型pit;隆起边可见一侧向发育型肿瘤(黄色箭头),两者之间为正常黏膜;c. 靛胭脂染色:隆起顶端见一环状凹陷,考虑为阑尾开口处;d. EUS:边界清晰的类圆形混合回声病变;e. 腹部CT:可见阑尾区域的囊性占位(红色箭头);f. 手术标本:阑尾增粗,切面呈囊性,囊内充满胶冻样黏液;g、h. 肿瘤上皮呈锯齿状或波浪状形态,位于纤维之上,缺乏固有层。

(张训兵)

参 考 文 献

[1] WHO Classification of Tumours Editorial Board. WHO Classification of Tumors: Digestive System Tumours. 5th ed. Lyon, France, 2019.

[2] Nakamura S, Matsumoto T, Iida M. Endoscopic diagnosis of intestinal malignant lymphoma. Gastroenterol Endosc, 2009, 51: 3−9. (in Japanese).

[3] TAKASHIMA S, IWAMURO M, INABA T, et al. A case of follicular lymphoma involving the colon. Gastroenterol Endos, 2014, 56(8): 2393−2399.

[4] Sanomura M. Diagnosis of Submucosal Tumor-like Protrusion of the Colorectum. Stomach and Intestine (Tokyo), 2020, 55(5): 701−717.

[5] Scherübl H. Rectal carcinoids are on the rise: early detection by screening endoscopy. Endoscopy, 2009, 41(2): 162−165.

[6] Yang DH, Park Y, Park SH, et al. Cap-assisted EMR for rectal neuroendocrine tumors: comparisons with conventional EMR and endoscopic submucosal dissection (with videos). Gastrointest Endosc, 2016, 83(5): 1015−1022.

[7] Kim J, Kim JH, Lee JY, et al. Clinical outcomes of endoscopic mucosal resection for rectal neuroendocrine tumor. BMC Gastroenterol, 2018, 18(1): 77.

[8] Zhou X, Xie H, Xie L, et al. Endoscopic resection therapies for rectal neuroendocrine tumors: a systematic review and meta-analysis. J Gastroenterol Hepatol, 2014, 29(2): 259−268.

[9] Lim HK, Lee SJ, Baek DH, et al. Resectability of Rectal Neuroendocrine Tumors Using Endoscopic Mucosal Resection with a Ligation Band Device and Endoscopic Submucosal Dissection. Gastroenterol Res Pract, 2019, 2019: 8425157.

[10] Kojima M, Ikeda K, Saito N, et al. Neuroendocrine Tumors of the Large Intestine: Clinicopathological Features and Predictive Factors of Lymph Node Metastasis. Front Oncol, 2016, 6: 173.

[11] Yamaguchi T, Takahashi K, Yamada K, et al. A nationwide, multi-institutional collaborative retrospective study of colorectal neuroendocrine tumors in Japan. Ann Gastroenterol Surg, 2020, 5(2): 215−220.

8 超放大内镜与镜下分类简介

自1990年代以来，具有放大功能的内镜一直在研发，至2014年具有放大功能的内镜已可以放大观察约80倍，并且可以详细观察黏膜表面。为了进一步提高诊断性能，像显微镜一样放大观察细胞水平，2000年超放大细胞内镜（Endocyto）就已经进入了研发过程。使用超放大内镜进行诊断的新分型也在不断地探讨和研究中。

1. Endocyto的特点

（1）使用高精度和高加工难度的透镜，具有高达520倍的光学放大功能，实现细胞水平上的体内观察。通过化学染色，可以实时查看细胞核及细胞周围结构，在不破坏组织的前提下实现光学活检（图8-1-1）。

（2）从正常观察到放大观察，仅通过操作手部的变焦杆（图8-1-2）就可以执行从正常观察到放大观察，再到超放大细胞观察（图8-1-3至图8-1-5）。

（3）内镜直径较原来更细（表8-1-1）。

表8-1-1　Endocyto与放大内镜比较

型号	放大倍率	前端直径
上消化道		
Endocyto GIF-H290EC	520倍	9.7 mm
放大内镜 GIF-H290Z	85倍	9.9 mm
下消化道		
Endocyto CF-H290ECI	520倍	12.8 mm
放大内镜 CF-HQ290Z	80倍	13.2 mm

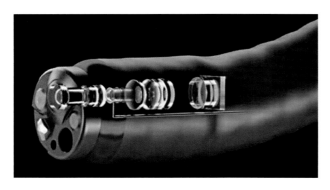

图8-1-1　Endocyto先端结构

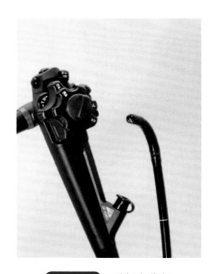

图8-1-2　手部变焦杆

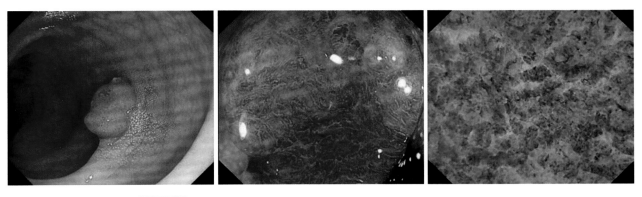

图8-1-3 通过变焦实现从正常观察到放大观察,再到超放大细胞观察

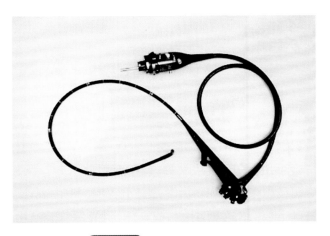

图8-1-4 Endocyto 整体观

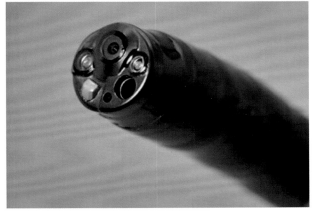

图8-1-5 先端外观

2. Endocyto观察流程

要拍摄质量良好的图像,先需要了解 Endocyto 的使用流程。具体过程为:白光观察 —NBI观察 —Endocyto NBI(EC-NBI)观察 —Endocyto色素(EC-色素)观察。以结肠病变诊疗流程为例,观察前首先应当将黏液及杂质充分冲洗干净,在进行 EC-NBI观察后,对血管及表面结构会有初步的判断,此时再进行结晶紫染色,做出 pit pattern 诊断,最后再进行甲基蓝染色,判断细胞核的形态[1]。这一流程可以使术者具有清晰的诊断思路,先使用既往的经验进行内镜下的判断,再进行活体细胞学的进一步证实。

3. Endocyto 变焦杆调整技巧

Endocyto 与普通放大内镜操作相似,对可熟练应用放大内镜的医师而言,操作并不困难。但不同点在于,放大至最大倍率520倍时,需要两个步骤,首先内镜先端部必须无缝紧贴病变表面,然后将变焦杆逆时针拨到底部,这样就能获得清晰的视野和结构。Endocyto 变焦杆具有两档变焦功能,第一档功能与普通放大内镜相同,继续逆时针拨动变焦杆进入第二档就可以达到进一步的放大。拨动变焦杆时,可以使用左手中指或无名指固定大小旋钮,再使用左手拇指进行变焦杆的调整,与放大内镜操作时采取的策略相似,但由于 Endocyto 的放大倍率较大,对于操作者的内镜操作稳定性存在更高的要求。

4. 调整画面质量的方法

Endocyto 在进行 EC-NBI观察时,由于内镜本身将部分光源滤过,且内镜先端紧贴病变,图像有时会比较暗从而难以观察,对于隆起型病变,可以选择稍稍向水平位置倾斜,而非垂直于肠壁,这样可以使光量增加,使画面更加明亮,另一个方法是适当调整内镜先端接触黏膜的力度,也可以找到光量最佳的位置。EC-NBI进行观察时,可以看到表层血管内血流的情况,如果接触压力过大,会阻断血流状况,造成血管评价困难的情况。特别对于一些容易出血的病变,在进行EC-NBI后可能会使之后的染色环节出现染色不良的情况,因此在这种情况下需要尽量减少观察时间或者省略EC-NBI的步骤直接进行染色。对于较易出血的病灶,为了尽量避免接触出血,在观察时可同时配合微量注水,这样可以使内镜先端与黏膜保持一定的距离,切勿使用较大力度的附送水,否则也可以导致病变出血。

5. 染色剂使用注意点

进行细胞核及腺腔染色使用的染色剂结晶紫和亚甲蓝会存在使用安全性的问题,有一些报道显示在消化道黏膜喷洒此类染色剂会损伤人体DNA[2],故因谨慎使用黏膜染色剂。

目前在日本国内使用亚甲蓝及结晶紫作为染色剂非常普遍,但尚未有因染色剂而导致癌症病例的报道,故使用喷洒管进行少量低浓度染色,如1%亚甲蓝,0.05%结晶紫染色,目前看来还是比较安全的。染色时,可以按一定的顺序以获得良好的染色效果。首先进行充分的水洗,其次染色时需要使用喷洒管少量缓慢滴染,染色后静止1分钟,之后再进行冲洗,将黏液和剩余的染色剂冲洗干净。将内镜先端与病变接触,放大至最大倍率获得EC图像,如果细胞核颜色不鲜明,可以重复以上的染色步骤。使用结晶紫进行pit pattern诊断后,如果结晶紫染色与亚甲蓝染色之间间隔时间过长,图像会不鲜明,所以在结晶紫染色后应当迅速进行pit pattern的观察,之后迅速开始亚甲蓝染色。

6. Endocyto使用时设定

使用奥林巴斯EVIS LUCERA ELITE光源系统时,推荐白光使用B8模式,NBI下使用A8模式。由于观察比较耗时,故使用二氧化碳气泵会较使用空气更佳。在最大倍率观察时,为了能更接近病灶,最好不使用先端帽,这是因为先端帽会固定内镜先端与黏膜的距离,不容易继续靠近,从而不能进行最大倍率的观察。另外,观察时需要配备附送水装置。

7. Endocyto镜下分型简介

目前对超放大内镜镜下分型有许多研究和探索。2011年工藤等人发表了使用EC分类进行结肠病变诊断的研究,主要对超放大内镜下血管及细胞的非典型性,如管腔形态及细胞核的变化进行了描述[1]。超放大内镜通过与NBI的结合可以对微血管结构,如扩张、变细和连续性变化进行评估,称为结肠EC-V分类。EC-V分类为:EC-V1是几乎无法识别血管,为增生性病变的表现,EC-V 2是血管清晰可辨,为腺瘤性改变,或SM浅层癌,EC-V 3是明显扩张的不规则血管,是SM深浸润癌的表现。另外,通过结晶紫与甲基蓝染色,可显示腺腔结构与细胞核,称为结肠EC分类,分为EC1a、1b、2、3a和3b几类。EC1a和1b为非肿瘤性病变,EC2、3a、3b为肿瘤性病变。EC1a是正常的黏膜,EC1b提示增生性息肉,EC2提示腺瘤,EC3a为M-SM癌,EC3b是SM深浸润癌(图8-7-1、8-7-2)。

井上等人基于结肠EC分类进行了改编,对食管放大内镜下表现进行了EC分类,将病变分为非肿瘤性、交界性和肿瘤性,并将其分别分类为EC1、EC2和EC3。该分类的研究重点同样是细胞排列、形态及细胞核结构。基于常规的组织病理学将非肿瘤性病描述为细胞排列规则、小圆形、核均匀的病变。交界性病变表现为细胞密度,形态或排列改变,但是细胞核仍然较小,形状和大小规则,可有轻度扩大。另一方面,肿瘤性病变是那些细胞排列和形态不规则的病变。细胞核变化是形状和大小不均一,色素沉着过多明显肿胀。

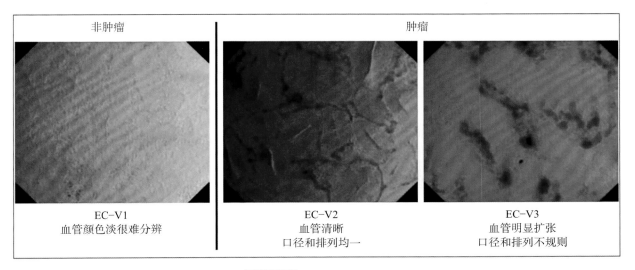

非肿瘤   肿瘤

EC-V1
血管颜色淡很难分辨

EC-V2
血管清晰
口径和排列均一

EC-V3
血管明显扩张
口径和排列不规则

图8-7-1 结肠EC-V分类

（资料来源：Inoue H, Sasajima K, Kaga M et al. Endoscopic in vivo evaluation of tissue atypia in the esophagus using a newly designed integrated endocytoscope: a pilot trial. Endoscopy, 2006, 38: 891-895.）

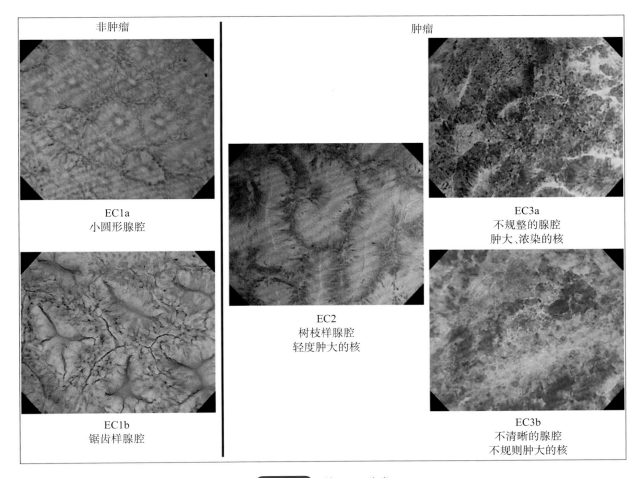

非肿瘤   肿瘤

EC1a
小圆形腺腔

EC2
树枝样腺腔
轻度肿大的核

EC3a
不规整的腺腔
肿大、浓染的核

EC1b
锯齿样腺腔

EC3b
不清晰的腺腔
不规则肿大的核

图8-7-2 结肠EC分类

图8-7-3显示食管EC分类。EC1a显示规则排列的大菱形细胞,提示正常结构。EC1b显示边缘钝化以及较多的圆形细胞提示食管炎。EC2显示细胞密度增加,但仍具有可识别的细胞结构,提示上皮内肿瘤。EC3显示完全缺失细胞结构,细胞密度显著增加,提示鳞状细胞癌。

但目前日本国内使用较多的食管超放大内镜分型为Type分型[4],它分为三型,Type1型为非癌,

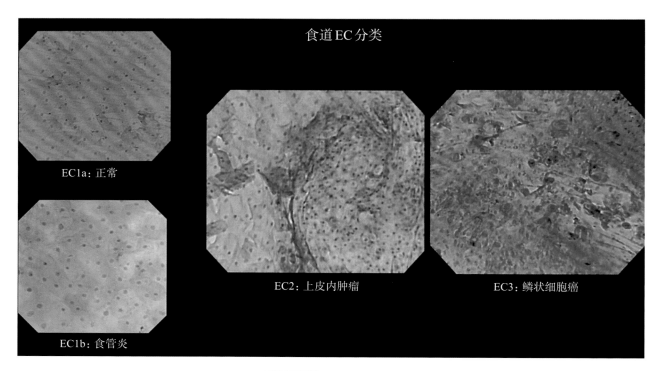

图8-7-3 食道EC分类

(资料来源: Inoue H, Sasajima K, Kaga M et al. Endoscopic in vivo evaluation of tissue atypia in the esophagus using a newly designed integrated endocytoscope: a pilot trial. Endoscopy, 2006, 38: 891-895.)

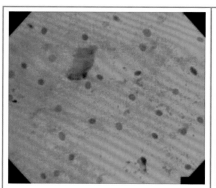
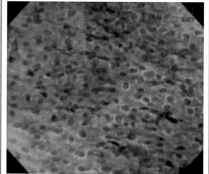
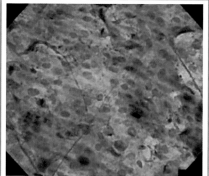

Type1(非癌):核密度低,扁平上皮细胞N/C比低,无核异型。

Type2:(临界病变)核密度高,细胞间边界不清,核异型低。

Type3(恶性):核肿大,核密度高,核异型。

图8-7-4 食管超放大内镜Type分类

(资料来源:川田研郎,門馬久美子,河内　洋ほか.Contact endoscopy が拓く食道ヨード不染帯の鑑別.胃と腸,2006,41:225-232.)

其核密度低,未见明显异型细胞核;Type2为临界病变,核密度增高,细胞间的界限不清晰,核异型较弱;Type3为恶性病变,核肿大,密度增高。

基于病理学诊断,井上等人同时还提出了胃EC分类[3]。图8-7-5显示胃EC分类。EC1显示规则排列的腺体,具有一致的模式和保留的内腔,提示非肿瘤性,EC2显示管腔变窄,腺体排列更紧凑,提示腺瘤、EC3显示腺体结构完全变形,细胞核明显肿胀(核体增大),提示癌。另外,一些研究还显示,超放大内镜可以在体外观察到幽门螺杆菌,但目前尚无在放大内镜下观察活体幽门螺杆菌的报道。

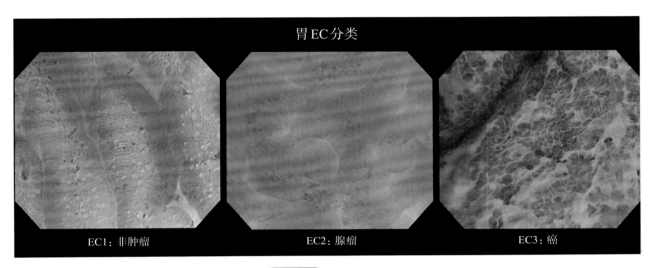

胃EC分类

EC1:非肿瘤 EC2:腺瘤 EC3:癌

图8-7-5 胃EC分类

(资料来源: Inoue H, Sasajima K, Kaga M et al. Endoscopic in vivo evaluation of tissue atypia in the esophagus using a newly designed integrated endocytoscope: a pilot trial. Endoscopy, 2006, 38: 891-895.)

8. 展望

超放大内镜的应用及分类目前仍在研究和探索中,超放大内镜结合人工智能的研究目前也正在进行中,目前的大规模临床研究已证实,对于直乙结肠微小腺瘤Endocyto-NBI及Endocyto染色的敏感性及特异性均在90%左右[5],在不久的将来,这一技术也会更多的进入我们的视野,运用到内镜同质化管理和诊断中去[6](图8-8-1至图8-8-3)。

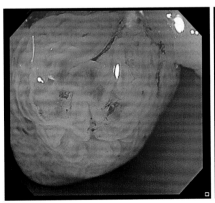 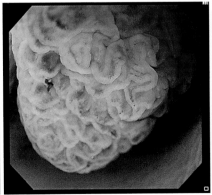 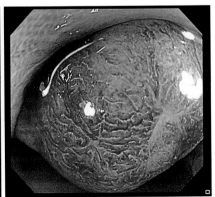

a b c

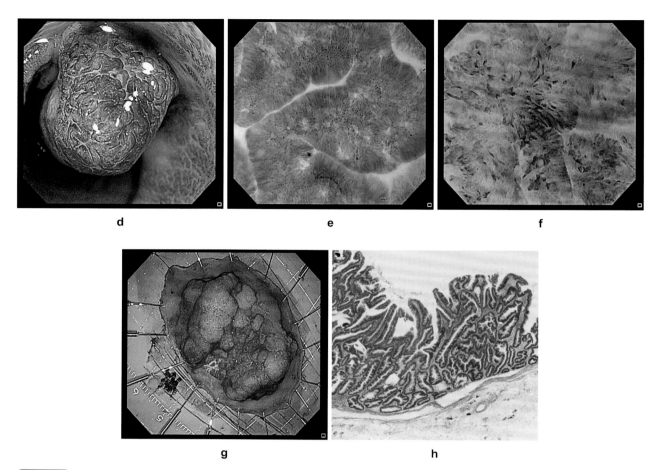

图8-8-1 直肠LST。a. 肛缘15 cm直径3.0 cm隆起型病灶；b. ME-NBI下呈JNET 2A；c、d. 结晶紫染色后呈Pit pattern IV型；e. 超放大内镜下整体可见树枝样腺腔和轻度肿大的核，为EC2型；f. 局部区域可见不规则腺腔，呈EC3a型；g、h. ESD术后病理提示绒毛状管状腺瘤伴上皮内瘤变，局灶可疑高级别上皮内瘤变

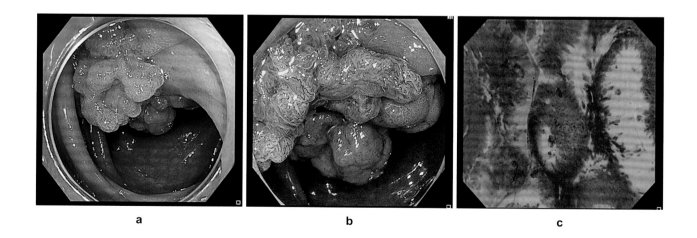

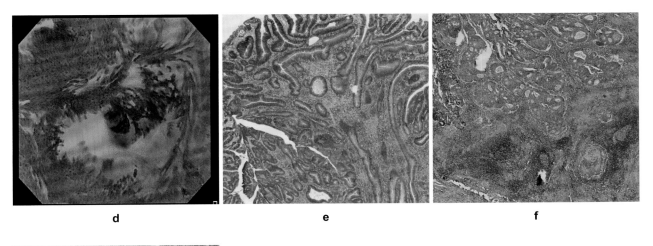

d
e
f

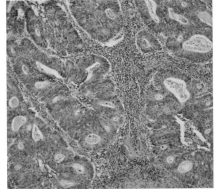

g

图8-8-2 升结肠病灶1例。a. 升结肠1处LST-G（结节混合型），大小约3.0 cm×3.5 cm，活检病理提示管状腺瘤（高级别）伴癌变，管状腺癌；b. NBI模式下呈JNET 2B型；c、d. Endocyto模式下可见不规则腺腔及浓染的核，呈EC3a型；e ~ g. 术后病理提示管状腺瘤（高级别）伴癌变，管状腺癌

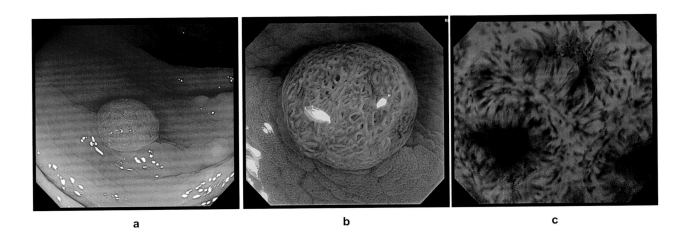

a
b
c

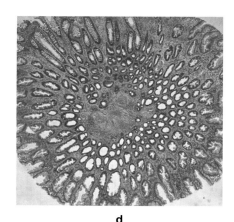

d

图8-8-3　直肠0-Ⅰsp型息肉。a. 直肠可见1处0-Ⅰsp型息肉，大小约0.5 cm；b. NBI模式下可见扩大的Ⅱ型腺管开口（type Ⅱ-O）；c. Endocyto模式下可见锯齿样腺腔，呈EC1b型；d. 术后病理提示锯齿状病变（增生性息肉型）

（陈　晔）

参 考 文 献

[1] Kudo S, Wakamura K, Ikehara N, et al. Diagnosis of colorectal lesions with a novel endocytoscopic classification—a pilot study. Endoscopy, 2011, 43: 869-875.

[2] Abad MRA, Inoue H. Endocytoscopy: technology and clinical application in upper gastrointestinal tract. Transl Gastroenterol Hepatol, 2020, 5: 28.

[3] Inoue H, Sasajima K, Kaga M et al. Endoscopic in vivo evaluation of tissue atypia in the esophagus using a newly designed integrated endocytoscope: a pilot trial. Endoscopy, 2006, 38: 891-895.

[4] 川田研郎, 門馬久美子, 河内　洋ほか. Contact endoscopy が拓く食道ヨード不染帯の鑑別. 胃と腸, 2006, 41: 225-232.

[5] Mori Y, Kudo SE, Misawa M, et al: Real-time use of artificial intelligence in identification of diminutive polyps during colonoscopy: a prospective study. Ann Intern Med 2018 [Epub ahead of print].

[6] Kimura S, Inoue H, Sato Y, et al. Ex vivo visualization of Helicobacter pylori using an endocytoscopic probe. Biomed Res, 2006, 27: 255-257.

9 › 胃肠道早期肿瘤的内镜下切除

对于食管、胃、结直肠早期肿瘤，内镜切除治疗（endoscopic resection, ER）在日本已是标准的治疗方法，在西方和亚太地区也日益被接受。内镜切除术适合于没有或仅有极低淋巴结转移危险的患者，与传统手术方法相比具有侵袭性小的优点；与电灼等其他内镜治疗方法相比，则具有获得完整病理标本的优点，以利于明确肿瘤浸润深度、分化程度、血管及淋巴管侵犯情况，评估患者预后，并决定是否追加手术。

1. 从EMR到ESD

内镜黏膜切除术（endoscopic mucosal resection, EMR）的应用最早开始于1984年，至1992年即有报道应用透明帽辅助的EMR法（EMR-C）治疗食管、胃和结直肠黏膜病变。小于2 cm并局限于黏膜层的早期肿瘤是传统EMR的适应证。随着研究的深入，发现即使在超过2 cm的黏膜内癌，其淋巴结转移率也不超过3%，因此也适合内镜切除治疗，但采用EMR的方法很难将15 mm以上的病灶整块切除，而整块切除的标本对于病理学研究至关重要，系病灶是否完全治愈的评价标准之一；同时也发现通过EMR分块切除病灶的缺陷暴露无遗，即切除后复发率相当高，如早期胃癌EMR术后局部复发率可达2%～35%。1999年新的内镜切除方法即内镜黏膜下剥离术（endoscopic submucosal dissection, ESD）应运而生，率先亮相的切除工具是带绝缘头的IT刀[1]，其后又相继出现Hook刀、Flex刀、Hood刀、TT刀、IT-Ⅱ刀以及Dual刀等多种操作工具。研究表明，与EMR相比，ESD操作所需时间较长，技术要求更高，术中出血多见，但对大于10 mm的胃黏膜内癌的整块切除率明显提高，同时病变的残留或复发率也显著降低[2]。

2. ESD适应证

在JGCA第3版胃癌治疗指南[3]中，对于淋巴结转移可能极低的早期胃癌（early gastric cancer, EGC），内镜下治疗的绝对适应证为：直径≤2 cm、不合并溃疡的分化型黏膜内癌。扩大适应证为：① 黏膜内分化型癌，无溃疡形成，直径大于2 cm；② 黏膜内分化型癌，有溃疡形成时肿瘤直径≤3 cm；③ 未分化型黏膜内癌，表面未形成溃疡，且病变直径≤2 cm。Noriaki Hasuike等人[4]在对470例分化型EGC（其中，152例肿瘤直径>2 cm且≤3 cm、不合并溃疡形成；111例肿瘤直径>3 cm且不合并溃疡形成；207例肿瘤直径≤3 cm且合并溃疡形成）进行ESD切除的患者的随访研究中发现，符合根治性切除标准的317例患者均未复发，且没有发生与ESD相关的4级不良事件。这项研究证实了ESD的有效性和安全性。针对病变直径≤2 cm且不伴有溃疡形成的未分化型黏膜内癌的ESD治疗的有效性和安全性问题，Kohei Takizawa等人[5]进行了多中心研究（JCOG1009/1010），发现符合根治性切除标准的195例患者的5年生存率为99.3%（95%CI：97.1% ～ 99.8%），且没有发生与ESD相关的4级不良事件。基于以上研究结果，JGCA第5版胃癌治疗指南将黏膜内分化型癌，无溃疡形成，直径大于2 cm以及黏膜内分化型癌，有溃疡形成时肿瘤直径≤3 cm更改为ESD的绝对适应证[6]，第二版早期胃癌ESD/EMR指南中，又将未分化型黏膜内癌，表面未形成溃疡，且病变直径≤2 cm添加到了ESD的绝对适应证中[7]（表9-2-1）。

对于早期食管病变，日本食管协会指出：原位癌（T1a-EP）以及局限于黏膜固有层（T1a-LPM）的食管癌、且范围不超过2/3食管腔周径是ER切除的绝对适应证[8]。相对适应证包括：① 侵犯至黏膜肌层（T1a-MM）和黏膜下浅层浸润（距黏膜肌层＜200 μm，T1b-SM1）的食管癌，且无淋巴结转移的临床证据；② 范围超过2/3食管腔周径的T1a-EP和T1a-LPM食管癌。而侵犯至SM2或以下者淋巴结转移率超过50%，需手术治疗。同时，日本专家Fujishiro等[8]指出，EMR和ESD治疗的指征须区别开来。范围超过15 mm的T1a-EP和T1a-LPM食管癌、所有无临床淋巴结转移证据的T1a-MM和T1b-SM1食管癌，以及伴有黏膜下纤维增生的病灶，应考虑ESD治疗。2020年日本胃肠内镜学会发布的《食管癌内镜黏膜下剥离术/内镜黏膜切除术指南》[9]中弱推荐对于术前诊断为cT1a-黏膜肌层（MM）/T1b-黏膜下层浅层1/3（SM1）的非环周食管鳞癌，内镜治疗（ER）可以作为一线治疗。同时，对于累及食管环周的T1a-上皮（epithelium, EP）/固有层黏膜（lamina propria mucosa, LPM）浅表食管鳞癌，长度≤50 mm，在有条件采取预防狭窄措施时，弱推荐行ESD治疗。

对浅表巴雷特食管腺癌患者，2017日本胃肠内镜学会发布的《食管癌内镜黏膜下剥离术/内镜黏膜切除术指南》[10]强烈推荐对临床诊断为M期（cM期）的病变行内镜切除治疗。2020指南建议，相比EMR，推荐ESD作为可内镜下切除浅表食管腺癌的根治术[9]。

在结直肠肿瘤中，当淋巴结转移的可能性极低并且可能进行整块切除时，应采用内镜治疗早期大肠癌（Tis/T1）。局限于黏膜层或黏膜下浅层（距黏膜肌层＜1 000 μm，SM1）的早期病变极少发生淋巴结转移，可以通过EMR或ESD进行局部切除。对于平坦凹陷型病灶，尤其当直径＞2 cm时，EMR难以实现整块切除，则是行ESD治疗的良好指征。在此基础上，日本专家Tanaka等提出了比较详尽

表9-2-1　第二版早期胃癌ESD/EMR指南（适应证）

浸润深度	溃疡	分 化 型		未 分 化 型	
cT1a(M)	UL0	≤2 cm	＞2 cm	≤2 cm	＞2 cm
		★			
	UL1	≤3 cm	＞3 cm		
cT1b(SM)					

资料来源：Guidelines for endoscopic submucosal dissection and endoscopic mucosal resection for early gastric cancer (second edition). Digestive Endoscopy, 2021, 33: 4-20.

★ EMR/ESD绝对适应证　　ESD绝对适应证　　相对适应证（相对适应指标准治疗方式为手术，但可根据情况选择内镜治疗，尽管内镜治疗治愈性切除率较低。）

的肠ESD适应证,并被广泛性接受(表9-2-2)[11]。日本胃肠病学会(JSGE)在关于结直肠息肉的管理指南(2020修订版)[12]中指出,术前诊断明确的腺瘤或Tis癌可行分片式EMR。但分片切除的局部复发率较高,因此建议谨慎使用。

表9-2-2 肠ESD适应证

1. 符合内镜下治疗指征,但EMR圈套切除术难以整块切除的大病灶(>2 cm):
   - 非颗粒型侧向发育型肿瘤(LST-NG),尤其是假凹陷型
   - 腺管开口形态表现为 V_I 型
   - 黏膜下浸润癌
   - 大的凹陷型病灶
   - 怀疑癌变的隆起型病灶*

2. 伴随纤维化(因活检或蠕动导致)的黏膜内病灶

3. 在慢性炎症(如溃疡性结肠炎)基础上散发的局灶性肿瘤

4. 内镜切除术后局部残留的早期癌

*包括颗粒型侧向发育型肿瘤(LST-G),结节混合型

3. ESD 术前评估

对于胃肠道早期肿瘤,如其与正常组织的边界或浸润深度诊断错误,将导致切除不完全,局部复发不可避免,因此ESD术前必须对肿瘤的边界和深度作出准确判断。目前可用于ESD术前评估的技术有放大内镜、放大色素内镜、窄带显像内镜(NBI)、红外荧光内镜(IRFE)、激光共聚焦显微内镜(CLE)和超声内镜等。其中,放大色素内镜和NBI应用较多,分别用于观察病灶的表面微细结构和微血管网的改变。常用的放大色素技术包括卢戈液染色、美蓝染色、靛胭脂染色、结晶紫染色、醋酸染色等。有报道表明,预先喷洒1.5%的醋酸有助于判断胃黏膜表面结构分型,其中Ⅳ～Ⅴ型预示早期胃癌的敏感性为100%,特异性89.7%,准确性达到90.4%[13]。对结直肠息肉的前瞻性研究表明:采用腺凹开口分型(pit pattern, PP),NBI结合

放大内镜(ME-NBI)鉴别肿瘤和非肿瘤性病变的敏感性为90.5%、特异性为89.2%,与放大色素内镜基本一致(敏感性91.7%,特异性90%);而采用血管分型,二者特异性相近(分别为89.2%和95%),但NBI的敏感性显著高于后者(93.7%对66.7%)[14]。此外,许多研究资料表明,ME-NBI不仅能有效地鉴别胃肠道的良恶性病变,在预测食管癌和结肠癌的浸润深度、早期胃癌的病理类型上也有良好的准确性,因此能有效地指导治疗方案,具体内容参见其他章节。

4. ESD术后病理评估

ESD术后作出准确的病理学分期判断的先决条件是标本的定向处理,应由术者或其助手在术后迅速将切除标本周缘用细针固定于橡皮或软木上,黏膜下层面与固定板接触。标本浸泡于福尔马林液中固定后,每隔2 mm连续平行切开,以保证侧面和垂直切面都能被完整观察。组织学评估内容包括肿瘤浸润深度(T)、分化程度、淋巴或血管侵犯与否,并根据内镜和组织学判断标本侧缘肿瘤侵犯程度:① 完全切除:标本侧缘边界清晰(局部复发可能性很小);② 不完全切除:肿瘤明确侵犯到标本侧缘(局部复发可能性高);③ 无法评估:内镜切除肿瘤,但标本侧缘由于治疗时灼烧效应、机械性损伤或多块切除难以复原肿瘤面貌而无法作出组织学评估[15]。最终的病理报告应包括组织学分型、肿瘤浸润深度、大小、部位以及肉眼观察的结果。同时,是否有溃疡形成、淋巴和/或血管侵犯、切除边缘的情况等均需详尽描述以明确ESD治疗的治愈可能性。

5. ESD对早期胃肠道肿瘤的疗效

早期胃肠道癌内镜切除术后局部复发率与切除标本的数量相关。2块以内时复发率一般不超过10%,而一旦超过3块复发率即升至20%以上,因此获得整块切除对降低局部复发率至关重要。完整切除(complete resection, CR)定义为一整块切除病

变，同时边缘无癌组织[16]。有研究比较了ESD（IT刀）与传统EMR对早期胃癌的完整切除率，差异显著：ESD和EMR对于直径小于2 cm、2～3 cm和大于3 cm病变的CR比率分别为96%对45%、91%对24%和83%对0%，总体为87%对42%[13]。多项研究中采用不同的ESD器械（IT刀、TT刀等），总结其结果发现，ESD对直径不超过2 cm的早期胃癌的CR切除率为88%～100%，超过2 cm病变为79%～100%；ESD术后早期胃癌的局部复发率仅为0～0.5%[17]。对EMR术后局部复发的早期胃癌，ESD同样可获得高CR切除率（89%）和治愈率（76%）。此外，ESD术中可联合使用多种器械，如IT刀作环周切开、TT刀和hook刀等作黏膜下剥离，同样可获得满意的疗效和相当低的并发症发生率[18]。对于分化型EGC，ESD术后5年生存率和疾病特异生存率分别可达97.1%和100%[19]；对于未分化型EGC，5年疾病特异生存率可达96.7%[20]。Meta分析显示，对于符合ESD绝对适应证和扩大适应证的早期胃癌，ESD完整切除率分别为95.8%和87.8%，治愈性切除率分别为94.0%和82.4%，术后复发率仅为0.6%和1.5%[21]。混合型早期胃癌ESD疗效相关报道较少。Min等回顾性分析了169例行ESD治疗的混合型早期胃癌，整块切除率为94.1%，完全切除率为81.7%，虽然治愈性切除的病例ESD术后随访均未发现淋巴结转移或远处转移，但仅有53.9%的混合型早期胃癌达到治愈性切除[22]。

ESD术治疗早期食管癌较外科手术风险小、创伤小，且疗效肯定。Ono等[23]在对早期食管癌ESD治疗的长期随访中，将病灶分为两组：A组为高级别上皮内瘤变和局限在黏膜固有层以内的食管癌，B组为浸润至固有层以下的食管癌。该研究中，食管ESD的整体切除率和完整切除率分别为100%和88%，穿孔率为4%；A组和B组的5年疾病特异生存率分别为100%和85%。同样地，在

Toyonaga等[24]的研究中，138例食管ESD的完整切除率达95.7%，ESD绝对适应证和相对适应证病例的5年总体生存率分别为81.6%和57.3%。而对于胃食管交界处的早期癌，ESD也取得了满意的疗效[25]：整块切除率和治愈率分别达100%和79%，5年生存率和疾病特异生存率分别为91.2%和100%。

和上消化道ESD相比，下消化道ESD开展相对较晚。结直肠肠壁较软较薄，发生穿孔等并发症的风险较大，对ESD的操作技术要求更高。对来自13个临床中心共达2719例的病例资料分析中得出[26]，肠ESD的完整切除率和穿孔率分别约为82.8%（61%～98.2%）和4.7%（1.4%～8.2%），局部复发率为1.2%（0～11%）。此外，Niimi等[27]对310例肠道肿瘤（146例腺瘤、164例腺癌）的随访中表明，肠ESD的3年、5年总体生存率和疾病特异生存率分别为97.1/100%、95.3/100%。

6. ESD并发症及其处理

ESD并发症包括术后疼痛、出血、穿孔和狭窄。黏膜下切除术后出现的疼痛往往是比较轻微的，一般给予标准剂量的质子泵抑制剂，每日2次，连续使用8周。术后应禁食24 h，第二天流质饮食，第三天半流质饮食。

出血是最多见的并发症，标准胃ESD术引起出血的概率高达7%[28]，切除位于上三分之一胃部病变时则更易发生即刻出血。结肠ESD术引起出血的概率为1.4%～2%[26,29-30]。术中轻微出血相当常见，但通过对出血血管使用热活检钳或双极止血钳一般均能成功止血。对于术中较大的出血，常使用金属夹止血。迟发性出血在ESD术后并不少见，常表现为术后0～30天发生的便血或黑便，与病变部位和大小密切相关，胃中下三分之一的发生率（7%～8%）显著高于上三分之一（1%）；一般认为病变越大则出血概率越高[31]。对于迟发性出血的处理，在补充体液后多需要紧急内镜下止

血,采用的方法与术中即刻出血时所述相近。为预防迟发性出血,现多强调ESD术后应对创面裸露的血管(即使是微细的血管)仔细搜寻并作凝固处理。

EMR造成穿孔非常少见,但在ESD操作过程中则相对多见,发生胃穿孔的危险性约为4%,有报道老年患者(75～88岁,平均年龄78.9岁)发生率并未见增高(仅2%)[32]。研究表明,肿瘤位于胃部上或中三分之一时其穿孔发生率(7%～8%)显著高于下三分之一(1%);肿瘤直径超过3 cm时发生率(8%)显著高于3 cm以下者(3%);而有溃疡形成时其发生率(6%)也显著高于无溃疡者(3%)[31]。因此,初学者以选择胃下三分之一3 cm以下病变为宜。ESD治疗过程中结肠穿孔的危险性为4.7%(1.4%～8.2%)[26-27]。

为降低穿孔发生,现主张使用聚乙二醇或透明质酸钠作为黏膜下注射剂,报道表明,新型注射剂能够在黏膜下层停留更长时间,切除时分层更为清晰,从而使ESD操作更简便、更安全[33]。发生穿孔时,在没有大量腔内容物溢漏至纵隔、腹腔、腹膜后时,应首先判断有无内镜治疗可能。胃穿孔不超过1 cm时经金属夹处理多能完全闭合,成功率达到98.3%,当穿孔超过1 cm时还可通过内镜吸引网膜到胃内,将其作为补片,再使用金属夹缝补;食管、十二指肠或结肠穿孔,由于没有网膜,小于1 cm时采用金属夹处理,大于1 cm时即需手术治疗。ESD

操作过程中需要密切观察血压、氧饱和度等生命体征及心电图变化[34]。如穿孔引起严重气腹,则可能导致呼吸受阻或神经性休克,为预防这一并发症(称为腹部间隔综合征)发生,当出现胃穿孔时,可在经腹超声引导下采用带侧孔的14-G穿刺针进行腹腔穿刺减压。当出现纵隔气肿或腹膜后气肿时,一般难以通过经皮穿刺排气,前者可引起严重的纵隔压迫,常需紧急手术处理;后者多无症状,保守治疗即可。因此,在采用金属夹缝合时应注意尽量少注气体。

环食管半周以上病变ESD术后易出现狭窄,有时单纯扩张治疗疗效不甚理想,而生物降解型支架留置术可能是更好的解决方法,放置半年后可使食管腔保持长期通畅[35]。近期日本学者的几项研究发现,食管ESD术后早期于创面注射糖皮质激素能够降低术后狭窄的发生率,减少所需球囊扩张的次数[36]。口服激素也是预防食管环周ESD术后狭窄的有效方法,但激素全身用药具有潜在副作用[37]。激素预防食管狭窄的疗程及给药途径等仍需进一步研究。

总之,ESD技术的迅速发展使早期胃肠道肿瘤的内镜治疗成为可能,并逐渐被广大医师认可。随着新的器械和技术的不断推出,ESD未来发展的方向将是更简便、更安全,使一般内镜医师亦能操作,从而得到广泛地普及。

(李晓波　章庆伟　汪欣媛)

参 考 文 献

[1] Gotoda T, Kondo H, Ono H, et al. A new endoscopic mucosal resection (EMR) procedure using an insulation-tipped diathermic (IT) knife for rectal flat lesions. Gastrointest Endosc, 1999, 50: 560-563.

[2] Shimura T, Sasaki M, Kataoka H, et al. Advantages of endoscopic submucosal dissection over conventional endoscopic mucosal resection. J Gastroenterol Hepatol, 2007, 22 (6): 821-826.

[3] Japanese gastric cancer treatment guidelines 2010 (ver. 3). Gastric Cancer, 2011, 14: 113-123.

[4] Hasuike N, Ono H, Boku N, et al. A non-randomized confirmatory trial of an expanded indication for endoscopic submucosal dissection for intestinal-type gastric cancer (cT1a): the Japan Clinical Oncology Group study (JCOG0607). Gastric Cancer, 2018, 21(1): 114-123.

［5］ Takizawa K, Ono H, Hasuike N, et al. A nonrandomized, single-arm confirmatory trial of expanded endoscopic submucosal dissection indication for undifferentiated early gastric cancer: Japan Clinical Oncology Group study (JCOG1009/1010). Gastric Cancer, 2021, 24(2): 479−491.

［6］ Japanese Gastric Cancer Association. Japanese gastric cancer treatment guidelines 2014(ver. 4). Gastric Cancer, 2017, 20: 1−19.

［7］ Guidelines for endoscopic submucosal dissection and endoscopic mucosal resection for early gastric cancer (second edition). Digestive Endoscopy, 2021, 33: 4−20.

［8］ Fujishiro M, Kodashima S. Indications, techniques, and outcomes of endoscopic submucosal dissection for esophageal squamous cell carcinoma. Esophagus, 2009, 6(3): 143−148.

［9］ Ishihara R, Arima M, Iizuka T, et al. Endoscopic submucosal dissection/endoscopic mucosal resection guidelines for esophageal cancer. Dig Endosc, 2020. 32(4): p. 452−493.

［10］ Kitagawa Y, Uno T, Oyama T, et al. Esophageal cancer practice guidelines 2017 edited by the Japan esophageal society: part 2. Esophagus, 2019, 16(1): 25−43.

［11］ Tanaka S, Terasaki M, Kanao H, et al. Current status and future perspectives of endoscopic submucosal dissection for colorectal tumors. Dig Endosc, 2012, 24 (Suppl 1): 73−79.

［12］ Tanaka S, Saitoh Y, Matsuda T, et al. Evidence-based clinical practice guidelines for management of colorectal polyps. J Gastroenterol, 2021, 56(4): 323−335.

［13］ Tanaka K, Toyoda H, Kadowaki S, et al. Surface pattern classification by enhanced-magnification endoscopy for identifying early gastric cancers. Gastrointest Endosc, 2008, 67: 430−437.

［14］ Tischendorf J, Wasmuth H, Koch A, et al. Value of magnifying chromoendoscopy and narrow band imaging (NBI) in classifying colorectal polyps: a prospective controlled study. Endoscopy, 2007, 39: 1092−1096.

［15］ Ono H. Early gastric cancer: diagnosis, pathology, treatment techniques and treatment outcomes. Eur J Gastroenterol Hepatol, 2006, 18: 863−866.

［16］ Tanaka M, Ono H, Hasuike N, et al. Endoscopic submucosal dissection of early gastric cancer. Digestion, 2008, 77(suppl 1): 23−28.

［17］ Fujishiro M. Endoscopic submucosal dissection for stomach neoplasms. World J Gastroenterol, 2006, 12(32): 5108−5112.

［18］ Chiu PWY, Chan KF, Lee YT, et al. Endoscopic submucosal dissection used for treating early neoplasia of the foregut using a combination of knives. Surg Endosc, 2008, 22: 777−783.

［19］ Isomoto H, Shikuwa S, Yamaguchi N, et al. Endoscopic submucosal dissection for early gastric cancer: a large-scale feasibility study. Gut, 2009, 58(3): 331−336.

［20］ Okada K, Fujisaki J, Yoshida T, et al. Long-term outcomes of endoscopic submucosal dissection for undifferentiated-type early gastric cancer. Endoscopy, 2012, 44(2): 122−127.

［21］ Peng LJ, Tian SN, Lu L, et al. Outcome of endoscopic submucosal dissection for early gastric cancer of conventional and expanded indications: systematic review and meta-analysis. J Dig Dis, 2015, 16(2): 67−74.

［22］ Han JP, Hong SJ, Kim HK. Long-term outcomes of early gastric cancer diagnosed as mixed adenocarcinoma after endoscopic submucosal dissection. J Gastroenterol Hepatol, 2015, 30(2): 316−320.

［23］ Ono S, Fujishiro M, Niimi K, et al. Long-term outcomes of endoscopic submucosal dissection for superficial esophageal squamous cell neoplasms. Gastrointest Endosc. 2009, 70(5): 860−866.

［24］ Toyonaga T, Man-I M, East JE, et al. 1,635 Endoscopic submucosal dissection cases in the esophagus, stomach, and colorectum: complication rates and long-term outcomes. Surg Endosc, 2013, 27(3): 1000−1008.

［25］ Hirasawa K, Kokawa A, Oka H, et al. Superficial adenocarcinoma of the esophagogastric junction: long-term results of endoscopic submucosal dissection. Gastrointest Endosc, 2010, 72(5): 960−966.

［26］ Tanaka S, Terasaki M, Kanao H, et al. Current status and future perspectives of endoscopic submucosal dissection for colorectal tumors. Dig Endosc, 2012, 24 (Suppl 1): 73−79.

［27］ Niimi K, Fujishiro M, Kodashima S, et al. Long-term outcomes of endoscopic submucosal dissection for colorectal epithelial neoplasms. Endoscopy, 2010, 42(9): 723−729.

［28］ Oda I, Gotoda T, Hamanaka H, et al. Endoscopic submucosal dissection for early gastric cancer: technical feasibility, operation time and complications from a large consecutive cases. Dig Endosc, 2005, 17: 54−58..

［29］ Saito Y, Uraoka T, Matsuda T, et al. Endoscopic treatment of large superficial colorectal tumors: a case series of 200 endoscopic submucosal dissections. Gastrointest Endosc, 2007, 66: 966−973.

[30] Tanaka S, Oka S, Kaneko I, et al. Endoscopic submucosal dissection for colorectal neoplasia: possibility of standardization. Gastrointest Endosc, 2007, 66: 100−107.

[31] Gotoda T. Endoscopic resection of early gastric cancer: the Japanese perspective. Curr Opin Gastroenterol, 2006, 22: 561−569.

[32] Kakushima N, Fujishiro M, Kodashima S, et al. Technical feasibility of endoscopic submucosal dissection for gastric neoplasms in the elderly Japanese population. J Gastroenterol Hepatol, 2007, 22: 311−314.

[33] Fujishiro M, Yahagi N, Nakamura M, et al. Successful outcomes of a novel endoscopic treatment for GI tumors: endoscopic submucosal dissection with a mixture of high-molecular-weight hyaluronic acid, glycerin, and sugar. Gastrointest Endosc, 2006, 63: 243−249.

[34] Minami S, Gotoda T, Ono H, et al. Complete endoscopic closure of gastric perforation induced by endoscopic resection of early gastric cancer using endoclips can prevent surgery (with video). Gastrointest Endosc, 2006, 63(4): 596−601.

[35] Saito Y, Tanaka T, Andoh A, et al. Novel Biodegradable Stents for Benign Esophageal Strictures Following Endoscopic Submucosal Dissection. Dig Dis Sci, 2008, 53: 330−333.

[36] Hanaoka N, Ishihara R, Takeuchi Y, et al. Intralesional steroid injection to prevent stricture after endoscopic submucosal dissection for esophageal cancer: a controlled prospective study. Endoscopy, 2012, 44(11): 1007−1011.

[37] Sato H, Inoue H, Kobayashi Y, et al. Control of severe strictures after circumferential endoscopic submucosal dissection for esophageal carcinoma: oral steroid therapy with balloon dilation or balloon dilation alone. Gastrointest Endosc, 2013, 78(2): 250−257.